Angst- und Panikerkrankungen

Ätiologie - Diagnostik - Therapie

UNI-MED

UNI-MED Verlag AG

Bremen - London - Boston

Bandelow, Borwin:
Angst- und Panikerkrankungen/Borwin Bandelow.-
2. Auflage - Bremen: UNI-MED, 2006
(UNI-MED SCIENCE)
ISBN 3-89599-840-0

Printed in Europe

UNI-MED. Die beste Medizin.

In der Reihe UNI-MED SCIENCE werden aktuelle Forschungsergebnisse zur Diagnostik und Therapie wichtiger Erkrankungen "state of the art" dargestellt. Die Publikationen zeichnen sich durch höchste wissenschaftliche Kompetenz und anspruchsvolle Präsentation aus. Die Autoren sind Meinungsbildner auf ihren Fachgebieten.

Vorwort zur 1. Auflage

Die Angststörungen stellen die häufigsten psychischen Störungen dar. Dennoch werden sie in der Primärversorgung oft nicht erkannt und noch seltener adäquat behandelt. Gerade in den letzten 20 Jahren hat es eine sprunghafte Zunahme der wissenschaftlichen Publikationen über die Angsterkrankungen gegeben. In dieser Zeit haben sich im Bereich der Psychotherapie und der medikamentösen Behandlung zahlreiche Neuerungen ergeben. Wird ein Angstpatient heute nach dem derzeitigen Stand der Kenntnis behandelt, kann er in den meisten Fällen mit einer deutlichen Besserung oder einer Remission rechnen. Chronischen Verläufen kann heute erfolgreich vorgebeugt werden.

In diesem Buch werden die drei Angststörungen behandelt, die am häufigsten zur Behandlung kommen: die Panikstörung mit oder ohne Agoraphobie, die generalisierte Angststörung sowie die soziale Phobie.

Bei diesen drei Erkrankung werden zunächst diagnostische Aspekte und die am häufigsten diskutierten ätiologischen Hypothesen dargestellt. Wissenschaftliche Befunde zu psychotherapeutischen und medikamentösen Behandlungsmodalitäten sowie Kombinationsbehandlungen werden - streng im Sinne der evidence based medicine - ausführlich dargestellt. Ärzte und Psychologen, die Patienten mit Angststörungen behandeln, finden konkrete und praktische Hinweise zur Durchführung der Therapie.

Göttingen, im Dezember 2002 *Borwin Bandelow*

Vorwort zur 2. Auflage

Erfreulicherweise fand dieses Buch, zu dem führende Angstforscher beigetragen haben, hohen Anklang, so dass ein zweite Auflage notwendig wurde.

Vor allem im Bereich der pharmakologischen Therapie haben sich in den drei Jahren seit dem Erscheinen der ersten Auflage neue Behandlungsmöglichkeiten ergeben; daher wurden die entsprechenden Kapitel komplett überarbeitet.

Göttingen, im März 2006 *Borwin Bandelow*

Autoren

Prof. Dr. med. Dipl.-Psych. Borwin Bandelow
Klinik für Psychiatrie und Psychotherapie
Georg-August-Universität Göttingen
von-Siebold-Str. 5
37075 Göttingen

Kap. 1.1.; 2.1.; 2.1.1.; 2.2.4.; 2.3.3.; 2.3.4.; 3.1.2.; 3.2.3.; 3.2.4.; 4.2.; 4.3.3.; 4.3.4.; 5.1.

Priv.-Doz. Dr. med. Markus Bassler
Am Eselsweg 7
55128 Mainz

Kap. 2.2.2.; 2.3.2.; 3.2.2.; 3.4.; 4.3.2.

Prof. Dr. Eni Becker
Institute for Behavioural Science
Klinische Psychologie
Postbus 9104 6500 HE
Nijmegen
Niederlande

Kap. 3.2.1.

Dr. Dr. Dipl.-Psych. Reinhard J. Boerner
Klinik für Psychiatrie und Psychotherapie
Christliches Krankenhaus Goethestr. 10
49610 Quakenbrück

Kap. 1.2.; 4.1.

Prof. Dr. med. Dieter F. Braus
Klinik für Psychiatrie und Psychotherapie
Dr. Horst Schmidt Klinik (HSK)
Ludwig-Erhard-Straße 100
65199 Wiesbaden

Kap. 2.2.6.

Prof. Dr. med. Andreas Broocks
Helios-Kliniken Schwerin
Carl-Friedrich-Flemming-Klinik
Wismarsche Str. 393-397
19055 Schwerin

Kap. 2.2.1.; 2.3.3.; 2.3.4., 3.1.2.

Prof. Dr. med. Jürgen Deckert
Klinik und Poliklinik für Psychiatrie und Psychotherapie
Bayerische Julius-Maximilians-Universität
Füchsleinstrasse 15
97080 Würzburg

Kap. 2.2.7.

Dr. med. Katharina Domschke, M.A. (USA)
Klinik und Poliklinik für Psychiatrie und Psychotherapie
Westfälische Wilhelms-Universität Münster
Albert-Schweitzer-Straße 11
48149 Münster

Kap. 2.2.7.

Dipl.-Psych. Jan Lehmbeck
NeuroImage Nord
Klinik für Psychiatrie und Psychotherapie
Universitätsklinik Hamburg-Eppendorf
Martinistr. 52
20246 Hamburg

Kap. 2.2.6.

Prof. Dr. Jürgen Margraf
Fakultät für Psychologie der Universität Basel
Abteilung für Klinische Psychologie und Psychotherapie
Missionsstrasse 60/62
CH-4055 Basel
Schweiz

Kap. 2.3.1.; 3.2.1.; 4.3.1.

Dr. phil. Simone Munsch
Fakultät für Psychologie der Universität Basel
Abteilung für Klinische Psychologie und Psychotherapie
Missionsstrasse 60/62
CH-4055 Basel
Schweiz

Kap. 4.3.1.

Priv.-Doz. Dr. med. Helmut Peter
Universität Hamburg-Eppendorf
Klinik für Psychiatrie und Psychotherapie
Martinistr. 52
20246 Hamburg

Kap. 2.2.3.

Dr. med. Michael Rufer
Universitätsspital Zürich
Psychiatrische Poliklinik
Culmannstr. 8
CH-8091 Zürich
Schweiz

Kap. 2.2.3.

Dr. rer. nat. Martina Ruhmland
Georg-Elias-Müller-Institut für Psychologie
Goßlerstr. 14
37075 Göttingen

Kap. 2.3.1.

Prof. Dr. med. Sabine Schlegel
Markus-Krankenhaus
Wilhelm-Epstein-Str., 2
60431 Frankfurt

Kap. 2.2.6.

Dr. med. Tarik Ugur
Rheinische Kliniken Essen
Kliniken der Universität Duisburg-Essen
Virchowstraße 174
45147 Essen

Kap. 3.1.1.

Prof. Dr. med. Hans-Peter Volz
Krankenhaus für Psychiatrie, Psychotherapie und Psychosomatische Medizin
Schloss Werneck
Balthasar-Neumann-Platz 5
97440 Werneck

Kap. 3.1.1.

Dr. med. Dirk Wedekind, MSc
Poliklinik für Psychiatrie und Psychotherapie
Georg-August-Universität Göttingen
von-Siebold-Str. 5
37075 Göttingen

Kap. 2.2.5.

Inhaltsverzeichnis

Angststörungen

1. Angststörungen

1.1. Angststörungen - ein Überblick

(B. Bandelow)

Im Jahre 1980 wurden im DSM-III (Diagnostic and Statistical Manual for Mental Disorders; APA, 1980) die Angststörungen neu definiert. Die aktuelle DSM-IV-TR-Einteilung (APA, 2000) wurde weitgehend von dem WHO-System ICD-10 (International Classification of Diseases; WHO, 1994) übernommen.

Die Tab. 1.1 gibt einen kurzen Überblick über die einzelnen Angststörungen.

Auch die Zwangsstörung wird im weitesten Sinne zu den Angststörungen gerechnet; sie wird in diesem Buch jedoch nicht abgehandelt.

Auf spezifische Phobien wird in diesem Buch nicht eingegangen, da die davon Betroffenen selten einen ausgeprägten Leidensdruck empfinden und sich daher kaum in ärztliche oder psychologische Behandlung begeben.

Obwohl im hausärztlichen Bereich sehr viele Patienten mit Mischbildern aus ängstlichen und depressiven Symptomen angetroffen werden, bei denen allerdings die Kriterien für Angststörungen oder Depressionen nicht voll erfüllt werden, wird auf Störungsbild "Angst und depressive Störung, gemischt" in diesem Buch ebenfalls nicht eingegangen, da die wissenschaftliche Literatur zur Klassifikation, Ätiologie und Therapie dieses Symptomkomplexes nur spärlich ist.

Literatur

APA (1980). American Psychiatric Association. Diagnostic and Statistical Manual of Mental Disorders, Third Edition. Washington DC, American Psychiatric Press.

APA (2000). American Psychiatric Association. Diagnostic and Statistical Manual of Mental Disorders, Fourth Edition. Text Revision (DMS-IV-TR). Washington DC, American Psychiatric Press.

WHO (1994). Weltgesundheitsorganisation - Internationale Klassifikation psychischer Störungen. ICD-10 Kapitel V (F). Forschungskriterien. Herausgegeben von Dilling H, Mombour W, Schmidt MH, Schulte-Markwort E. Bern/Göttingen, Verlag Hans Huber.

1.2. Epidemiologie der Angststörungen

(R. Boerner)

Die epidemiologische Forschung psychischer Störungen soll zu einem besseren Verständnis psychischer Symptome beitragen, andererseits auch der Validierung der Klassifikationssysteme und diagnostischer Kriterien dienen. Ein weiteres Ziel besteht darin, auf Grund dieser Daten medizinische Dienstleistungen zu planen, insbesondere Hinweise für präventive und therapeutische Strategien zu liefern.

Für den Bereich der Angststörungen sind hierbei zwei große, in den USA durchgeführte epidemiologische Studien wegweisend, die ECA-Studie (Regier et al., 1998) sowie die so genannte NCS-Studie (Kessler et al., 1994), deren wichtigste Ergebnisse im Folgenden referiert werden.

Zur Beurteilung von Daten dieser Studien ist es unabdingbar, sich die methodischen bzw. methodologischen Grundlagen zu vergegenwärtigen, wie z.B. die Stichprobendefinition bzw. Selektionsstrategie, das verwendete Klassifikationssystem von Angststörungen, die eingesetzten Interviewprozeduren mit der jeweiligen Breite oder Enge der Erfassung psychopathologischer Symptome/Syndrome, sowie die Qualifikation der Rater.

In den meisten Studien wurden standardisierte diagnostische Interviews durchgeführt, entweder das Diagnostic Interview Schedule (DIS) von Robins et al. (1981) in früheren Studien sowie das Composite International Diagnostic Interview (CIDI) (WHO, 1990). Diese Instrumente enthalten hoch strukturierte Fragesysteme, die auch durch so genannte trainierte Laien ohne größere klinische Erfahrung angewandt werden sollen, die Diagnose ergibt sich hierbei durch die Anwendung systematischer Algorithmen.

Trotz erfreulicher Standardisierung ist methodenkritisch insbesondere zur Erklärung unterschiedlich hoher Prävalenzziffern zu berücksichtigen, ob nicht möglicherweise auch methodische Artefakte vorliegen, beispielsweise dadurch, dass die Befragung unterschiedlich ausführlich (Vielzahl der Fragen), bzw. spezifisch angelegt wurde, bzw.

Angststörung ICD-10-Klassifikation	Beschreibung	Kapitel
Panikstörung F41.0	Plötzlich auftretende Angstanfällen mit den körperlichen Ausdrucksformen der Angst (Herzrasen, unregelmäßiger Herzschlag, Schwitzen, Zittern, Beben, Mundtrockenheit, Atemnot, Erstickungsgefühl, Enge im Hals, Schmerzen, Druck oder Enge in der Brust, Übelkeit oder Bauchbeschwerden, Schwindel-, Unsicherheit-, Ohnmachts- oder Benommenheitsgefühle, Gefühl, dass Dinge unwirklich sind (wie im Traum) oder dass man selbst "nicht richtig da" ist, Hitzewallungen oder Kälteschauer, Taubheits- oder Kribbelgefühle) sowie Angst, die Kontrolle zu verlieren, "wahnsinnig" oder ohnmächtig zu werden und Angst zu sterben. Diese Panikattacken treten plötzlich auf und nehmen während ca. 10 Minuten an Stärke zu. Die Panikattacken können aus heiterem Himmel auftreten - in der Mehrzahl der Fälle ist jedoch die Panikstörung mit einer Agoraphobie verbunden.	2.
Agoraphobie F40.0 ohne Panikstörung F40.00 mit Panikstörung F40.01	Bei der Panikstörung mit Agoraphobie (bzw. umgekehrt) tritt zu den beschriebenen Panikattacken die Angst vor Orten hinzu, an denen im Falle des Auftretens einer Panikattacke eine Flucht schwer möglich wäre oder peinliches Aufsehen erregen würde. Am häufigsten treten Angstanfälle in Menschenmengen, öffentlichen Verkehrsmitteln oder in engen Räumen (z.B. Fahrstühlen) auf. Angst vor dem Alleinsein ist ebenfalls häufig. Die Anwesenheit von Begleitpersonen reduziert die Angst.	2.
Generalisierte Angststörung F41.1	Die Patienten leiden unter den körperlichen Ausdrucksformen der Angst (Zittern, Herzrasen, Schwindel, Übelkeit, Muskelverspannungen usw.) sowie unter Konzentrationsstörungen, Nervosität, Schlafstörungen und anderen psychischen Symptomen. Im Gegensatz zur Panikstörung treten diese Symptome allerdings nicht gleichzeitig in Form eines Anfalls, sondern in wechselnder Kombination als unterschwelliger Dauerzustand auf. In der Regel können die Patienten nicht angeben, wovor sie eigentlich Angst haben. Die Patienten werden aber auch durch ständigen Sorge gequält, z.B. dass ihnen oder ihren Verwandten Unfälle zustoßen oder sie erkranken könnten.	3.
Soziale Phobie F40.1	Die Patienten haben vor Situationen Angst, in denen sie im Mittelpunkt der Aufmerksamkeit stehen - z.B. haben sie Angst vor dem Sprechen in der Öffentlichkeit, vor Vorgesetzten, Behördengängen, Kontakten mit dem anderen Geschlecht und anderen Situationen. Dabei befürchten sie, sich peinlich oder ungeschickt zu verhalten oder negativ bewertet zu werden.	4.
Spezifische (isolierte) Phobie F40.2	Hierbei beschränkt sich die Phobie auf einzelne, umschriebene Situationen (z.B. Katzenphobie, Blutphobie oder Höhenangst).	
Angst und depressive Störung, gemischt F41.2	Dieses Krankheitsbild wird in der Primärversorgung häufig angetroffen. Dabei sind die Symptome der generalisierten Angststörung und depressive Symptome gleichzeitig vorhanden.	

Tab. 1.1: Überblick über die einzelnen Angststörungen.

durch Rater erfolgte, die keine klinisch psychiatrische Erfahrung besitzen und daher u.U. nicht in der Lage sind, eine adäquate Bewertung und Zuordnung von Symptomen vorzunehmen.

Dies scheint auch insbesondere für die Erhebung von Angstsyndromen bedeutsam zu sein. Beispielsweise wurde in der NCS-Studie den befragten Personen eine zusammenfassende Liste von 20 prototypischen Angstsituationen (6 für soziale Phobie, 9 für einfache Phobie und 5 für Agoraphobie) vorgegeben, während bei der in der ECA-Studie verwendeten Version des DIS alle diese Situationen in einer Einzelliste von insgesamt nur 15 Items vorgegeben wurden. Während in der ECA-Studie beispielsweise hinsichtlich der Erfassung sozial ängstlichen Verhaltens zwischen Formen dieser Angst und anderen Phobien unterschieden wurde und lediglich zwei soziale Situationen (Essen in Anwesenheit Anderer, Sprechen vor einer kleinen Gruppe und Redekontakt mit Fremden oder Treffen neuer Menschen) erfragt wurden, beinhaltet beispielsweise die neuere Versionen des CIDI, die in der Studie von Wittchen (1999) eingesetzt wurde, die Erfragung von sieben sozialen Situationen, wobei für jede Situation drei spezifische Beispiele genannt werden.

In der ECA-Studie (Regier et al., 1998) wurden folgende Lifetime- und 1-Jahres-Prävalenzen für Angststörungen ermittelt (☞ Tab. 1.2), wobei zur besseren Übersicht und zum Vergleich auch die Ziffern anderer psychischer Störungen angegeben werden.

Beachtet werden muss, dass in der ECA-Studie DSM-III verwendet wurde.

Störung	Lebenszeit-Prävalenz	Ein-Jahres-Prävalenz
Irgendeine Angststörung	14,6 (0,4)	12,6 (0,3)
Irgendeine Phobie	12,6 (0,3)	10,9 (0,3)
Einfache Phobie	10,1 (0,3)	9,1 (0,3)
Soziale Phobie	2,8 (0,2)	4,2 (0,2)
Agoraphobie	5,2 (0,2)	5,8 (0,2)
Panikstörung	1,6 (0,1)	1,3 (0,1)
Zwangserkrankung	2,5 (0,2)	2,1 (0,1)
Irgendeine affektive Störung	8,3 (0,3)	9,5 (0,3)
Major Depression-Episode	5,9 (0,3)	5,7 (0,2)
Irgendein Substanzabusus/Abhängigkeit	16,7 (0,4)	9,5 (0,3)

Tab. 1.2: Lebenszeit- und 1-Jahres-Prävalenz von Angststörungen, affektiven und Suchterkrankungen (nach Regier, 1998).

Das wichtigste Ergebnis dieser Studie war, dass die Lebenszeit-, aber auch die 1-Jahres-Prävalenz aller Angststörungen deutlich höher ausfiel wie bei affektiven Erkrankungen, was sich aber in der Beachtung der wissenschaftlichen Öffentlichkeit bisher kaum niederschlägt.

In der NCS-Studie von Kessler et al. (1994) wurde das DSM-III R zu Grunde gelegt (☞ Tab. 1.3). 48 % der befragten Personen wiesen demnach irgendeine DSM-III R-Diagnose einer psychischen Erkrankung (Lebenszeitprävalenz) auf.

Auch in dieser Studie waren Angststörungen deutlich häufiger (24,9 %) als affektive Erkrankungen (19,3 %). Lediglich für Suchterkrankungen wurde mit 26,6 % ein höheres Auftreten ermittelt.

Im Vergleich beider Studien fällt hinsichtlich der Lebenszeit-Prävalenz von Angststörungen auf, dass die geschätzten Häufigkeiten der einfachen Phobie sowie der Agoraphobien ähnlich sind, während bei der sozialen Phobie und Panikstörung in der NCS-Studie wesentlich höhere Prävalenzziffern ermittelt wurden. Dies könnte auf die oben schon diskutierten methodischen Besonderheiten dieser Studien zurückgeführt werden.

Insbesondere die Schätzung der Prävalenz der sozialen Phobien dürfte - klinischen Erfahrungen ge-

Störungen	Total			
	Lebenszeit		12-Monats-Prävalenz	
	%	SE	%	SE
Affektive Erkrankungen				
Major Depression Episode	17,1	0,7	10,3	0,6
Manische Episode	1,6	0,3	1,3	0,2
Dysthymie	6,4	0,4	2,5	0,2
Irgendeine affektive Störung	19,3	0,7	11,3	0,7
Angsterkrankungen				
Panikstörung	3,5	0,3	2,3	0,3
Agoraphobie ohne Panikstörung	5,3	0,4	2,8	0,3
Soziale Phobie	13,3	0,7	7,9	0,4
Einfache Phobie	11,3	0,6	8,8	0,5
Generalisierte Angststörung	5,1	0,3	3,1	0,3
Irgendeine Angststörung	24,9	0,8	17,2	0,7
Substanzmissbrauch				
Alkoholmissbrauch ohne Abhängigkeit	9,4	0,5	2,5	0,2
Alkoholabhängigkeit	14,1	0,7	7,2	0,5
Drogenabusus ohne Abhängigkeit	4,4	0,3	0,8	0,1
Drogenabhängigkeit	7,5	0,4	2,8	0,3
Irgendein/e Drogenmissbrauch/-Abhängigkeit	26,6	1,0	11,3	0,5
Andere Störungen				
Antisoziale Persönlichkeit	3,5	0,3	k.A.	k.A.
Nichtaffektive Psychose	0,7	0,1	0,5	0,1
Irgendeine NCS-Störung	48,0	1,1	29,5	1,0

Tab. 1.3: Lebenszeit- und 12-Monatsprävalenz der NCS-Studie (Kessler et al., 1994). k.A. = keine Angaben.

mäß - deutlich zu hoch ausgefallen sein. Möglicherweise war es auch bei dieser Diagnose besonders schwierig, symptomatische bzw. syndromale Aspekte von krankheitswertiger Störung abzugrenzen. Diese Einschätzung wird durch die Ergebnisse der Münchner Studie von Wittchen et al. (1999) bestätigt, bei der unter Zugrundelegung des DSM-IV mit seinen strengeren Kriterien für die Diagnose einer sozialen Phobie unter Verwendung eines differenzierten aber auch wesentlich spezifischeren Interviews eine Prävalenz von nur 3,5 % für die soziale Phobie ermittelte.

Die Autoren der NCS-Studie selbst geben als methodische Probleme an, dass hinsichtlich der Einschätzung der Lifetime-Prävalenz lediglich retrospektive Daten erhoben wurden, die ermittelten Diagnosen auf einem strukturierten Einzelinterview basierten, das zudem durch klinisch nicht erfahrene Rater durchgeführt wurde.

Eine wesentliche Erkenntnis beider Studien ist die - aber auch bei anderen psychiatrischen Erkrankungen feststellbare - hohe Komorbidität von Angststörungen sowohl untereinander als auch mit affektiven Erkrankungen, Suchterkrankungen und Persönlichkeitsstörungen.

Bezüglich des Zusammenhangs mit depressiven Störungen ermittelten Regier et al. (1998) für die ECA-Studie eine Lifetime-Prävalenz von 47 % mit irgend einer Angsterkrankung, für die einzelnen Angststörungen wurden Häufigkeiten zwischen 13 % (Panikstörung) und 25,6 % (einfache Phobie) ermittelt.

In dieser Studie konnte auch nachgewiesen werden, dass bezüglich der zeitlichen Folge von depressiven und Angststörungen Angsterkrankungen primär mit einem hohen Prozentsatz auftreten, sich depressive Störungen eher in der Folge entwickeln.

	Agoraphobie	Einfache Phobie	Soziale Phobie
Andere Störungen	%	%	%
Affektive Störungen			
Major Depression	45,9	42,3	37,2
Dysthymie	16,0	15,8	14,6
Manie	8,6	8,0	5,1
Andere affektive Störungen	50,9	46,8	41,4
Angsterkrankungen			
Generalisierte Angststörung	19,8	16,0	13,3
Agoraphobie	–	27,0	23,3
Einfache Phobie	45,6	–	37,6
Soziale Phobie	46,5	44,5	–
Panikstörung	21,6	14,8	10,9
Panikattacken	35,8	27,0	20,7
PTSD	22,6	19,7	15,8
Irgendeine Angststörung	74,1	68,7	56,9
Substanzmissbrauch			
Alkoholmissbrauch ohne Abhängigkeit	9,3	11,3	10,9
Alkoholabhängigkeit	21,2	23,6	23,9
Drogenmissbrauch ohne Abhängigkeit	4,2	5,0	5,3
Drogenabhängigkeit	17,3	14,8	14,8
Irgendein Substanzmissbrauch	36,3	39,4	39,6
Zusammenfassung			
Irgendeine andere Störung	87,6	83,4	81,0
Eine Störung	15,1	17,1	18,9
Zwei Störungen	18,5	13,7	14,1
Drei Störungen	54,0	52,5	48,0

Tab. 1.4: Komorbidität von Angststörungen mit anderen psychischen Störungen (Magee et al., 1996).

Die hohe Komorbidität von Angststörungen untereinander wurde von Regier et al. (1998) nachgewiesen: Einer von vier Patienten mit einer GAS wies eine Panikstörung oder zusätzlich eine Major Depression auf, bei einem weiteren Drittel bestand eine weitere Angststörung, so dass nur ca. 40 % der untersuchten GAS-Patienten nicht komorbid erkrankt waren. Unter Berücksichtigung der Lifetime-Prävalenz wiesen zwischen 43 und 46 % der untersuchten Patienten eine Depression, 51 % eine Panikstörung, sowie zwischen 17 und 27 % eine soziale Phobie auf.

Für die NCS-Studie konnten Magee et al. (1996) hinsichtlich der Agoraphobie, einfachen Phobie und sozialen Phobie ebenfalls hohe Komorbiditäten mit allen psychiatrischen Störungen nachweisen (☞ Tab. 1.4).

Danach wurde ebenfalls ein ausgeprägt deutlicher Zusammenhang mit depressiven Erkrankungen ermittelt (zwischen 41 und 54, 9 %).

Ein weiterer wesentlicher Punkt war auch hier die hohe Komorbidität der Angststörungen untereinander. Sie wiesen zwischen 56,9 % der Sozialphobiker und 74,1 % der Agoraphobiker lebensgeschichtlich mindestens eine weitere Angststörung auf.

Darüber hinaus war auch eine hohe Komorbidität mit Suchterkrankungen festzustellen.

Danach wäre das Auftreten sogenannter isolierter Angststörungen eher die Ausnahme als die Regel.

Obwohl sich auch bei anderen psychischen Störungen wie beispielsweise Depressionen, Psychosen vergleichbar hohe Komorbiditäten ergeben, wird natürlich durch diese Daten auch die Frage nach der Validität und klinischen Relevanz des derzeitigen Klassifikationssystems von Angststörungen aufgeworfen. Dies wird insbesondere durch die hohe Komorbidität von Angststörungen untereinander unterstrichen.

Bei der Diskussion dieser Frage ist zu bedenken, dass der Begriff Komorbidität unterschiedliche Formen der Assoziation klinisch-psychopathologischer Phänomene beinhaltet, sowohl im Sinne des zufälligen Zusammentreffens klinisch distinkter psychopathologischer Symptome unterschiedlicher Störungen, bis hin zu verschiedenen Symptomen ein und derselben Erkrankung, so dass hierarchische diagnostische Entscheidungsregeln wesentlich sind.

Auf die begriffliche Unschärfe und Diffusität des Komorbiditätsbegriffes wies Tyrer (1999) für den Bereich der Angsterkrankungen hin. Möglicherweise rächt sich, dass in den diagnostischen Systemen hierarchische Regeln fehlen, die eine von klinischer Erfahrung getragene klassifikatorische Zuordnung und Bewertung von differenzierten Angstsymptomen erlauben würden.

Zum Beispiel ist es bei Diagnose einer nach DSM-IV-Kriterien definierten depressiven Störung kaum möglich, gleichzeitig eine generalisierte Angststörung zu diagnostizieren, da bei beiden Störungen symptomatologische Überlappung besteht. Ähnlich verhält es sich mit der Zuordnung sozialphobischer Verhaltensweisen, die ein phänomenologischer Bestandteil anderer psychiatrischen Störung sein können, ohne dass diesem Phänomen die Bedeutung einer eigenständigen psychischen Erkrankung zukommt.

Insbesondere bei Interviews mit klinisch unerfahrenen Ratern können somit viele artifizielle Phänomene fälschlicherweise die Bedeutung einer "wahren" Komorbidität annehmen, obwohl es sich lediglich um phänomenologisch-psychopathologische Assoziationen primär einer Störung handelt.

Die Differenzierung von methodischen Artefakten i.S. phänomenologischer Zufallsbefunde von der Erfassung einer wahren Komorbidität mit differenzierteren und stärker von klinischer Erfahrung getragenen Untersuchungsstrategien ist in Zukunft dringend notwendig.

Literatur

Kessler, R.C., McGonagle, K.A., Zhao, S., Nelson, C.B., Hughes, M., Eshleman, S., Wittchen, H.U., Kendler, K.S. (1994). Lifetime and 12-month prevalence of DSM-III-R psychiatric disorders in the United States. Results from the National Comorbidity Survey. Arch Gen Psychiatry 51: 8-19.

Lépine, J.P., Wittchen, H.U., Essau, C.A. (1993). Lifetime and current comorbidity of anxiety and affective disorders: results from the international WHO/ADAMHA CIDI field trials. Int J Methods Psychiatry Res 3: 67-77.

Magee W.J., Eaton, W.W., Wittchen, H.U., McGonagle, K.A., Kessler, R.C. (1996). Agoraphobia, simple phobia, and social phobia in the National Comorbidity Survey. Arch Gen Psychiatry 53: 159-168.

Regier, D.A., Rae, D.S., Narrow, W.E., Kaelber, C.T., Schatzberg, A.F. (1998). Prevalence of anxiety disorders and their comorbidity with mood and addictive disorders. Br J Psychiatry 173 (Suppl 34): 24-28.

Robins, L.N., Helzer, J.E., Croughan, J., Ratcliff, K.S. (1981). National Institute of Mental Health Diagnostic Interview Schedule: its history, characteristic, and validity. Arch Gen Psychiatry 38: 381-389.

Robins, L.N. Regier, D.A. (1991): Psychiatric disorders in America: the epidemiologic catchment area study. New York: The Free Press, London: Collier Macmillan Publ.

Tyrer, P. (1999). Anxiety and its disorders: a sideways glance. London: Imperial College Press.

Wittchen, H.U., Stein, M., Kessler, R.C. (1999). Social fears and social phobia in a community sample of adolescents an young adults: prevalence, risk factors and comorbidity. Psycholog Med 29. 309-323.

World Health Organization (1990). Composite International Diagnostic Review (CIDI). Geneva: World Health Organization.

Panikstörung und Agoraphobie

2. Panikstörung und Agoraphobie

2.1. Diagnose, Differenzialdiagnose und Komorbidität

(B. Bandelow)

Im Jahre 1980 wurde im DSM-III (Diagnostic and Statistical Manual for Mental Disorders; APA, 1980) zum ersten Mal der Begriff "Panikstörung" eingeführt. Neu war allerdings nicht die Krankheit, sondern nur die Bezeichnung. Vor Einführung der standardisierten Klassifikationsschemata wurden die verschiedensten diagnostischen Einteilungen verwendet. Die Panikstörung ohne Agoraphobie wurde zusammen mit der generalisierten Angststörung früher unter dem Begriff "Angstneurose" zusammengefasst, die Agoraphobie zusammen mit sozialen und spezifischen Phobien unter "phobischer Neurose". Auch Begriffe wie "Herzphobie", "Hyperventilationstetanie" oder "vegetativer Dysfunktion" wurden für Patienten mit einer Panikstörung verwendet.

Definition

Die Tab. 2.1 enthält die Definition der Panikstörung mit oder ohne Agoraphobie nach ICD-10.

> In ca. zwei Dritteln der Fälle geht die Panikstörung mit einer Agoraphobie einher (☞ Tab. 2.1).

Diese Patienten haben nicht nur spontane Panikattacken, die "aus heiterem Himmel" auftreten, sondern auch situationsgebundene Attacken. Während im DSM-IV (APA, 1994) Patienten, die gleichzeitig unter Panikattacken und Agoraphobie leiden, als "Panikstörung und Agoraphobie" bezeichnet werden, werden dieselben Patienten im ICD-10 (International Classification of Diseases; WHO, 1994) als "Agoraphobie mit Panikstörung" diagnostiziert. Diese letztere Einteilung ist etwas unglücklich, da in der Regel die Panikattacken zuerst auftreten und sich erst im weiteren Verlauf die Angst vor bestimmten Situationen wie Menschenmengen usw. entwickelt. Es handelt sich hierbei oft um Situationen, in denen der Patient befürchtet, dass er eine Panikattacke bekommen könnte und dann das Herbeiholen ärztlicher Hilfe schwierig wäre oder peinliches Aufsehen erregen könnte. Eine Agoraphobie ohne Panikattacken ist in klinischen Stichproben eher selten anzutreffen.

Die Agoraphobie kann zu einem ausgeprägten Vermeidungsverhalten mit oft starker Einschränkung der Lebensqualität führen. Manche Patienten verlassen das Haus überhaupt nicht mehr; andere schaffen es nicht, die einfachsten Verrichtungen wie Einkäufe, Autofahrten oder Arztbesuche ohne Begleitung zu meistern.

Im freien Intervall zwischen den Panikattacken kann der Patient manchmal unter antizipatorischer Angst leiden, das heißt, unter der Befürchtung, eine Panikattacke zu bekommen ("Angst vor der Angst"). Diese Angst kann selbst bei Patienten, die selten Panikattacken haben, recht ausgeprägte Formen annehmen.

Besonders zu Beginn der Erkrankung nimmt der Patient oft eine somatische Verursachung der Symptome an. Eine Panikattacke kann z.B. die Symptome eines Herzinfarkts (linksthorakale Schmerzen, Enge in der Brust, Tachykardie, Luftnot) imitieren. Auch andere schwerwiegende Erkrankungen wie Gehirntumoren werden befürchtet. Und selbst wenn ein Patient von einer seelischen Verursachung überzeugt werden konnte, befürchtet er manchmal, dass er durch eine Panikattacke körperlichen Schaden erleiden könnte, z.B. indem es durch Herzrasen zu einem Herzinfarkt kommen könnte.

Der Schweregrad der Panikstörung kann, z.B. auch bei Therapieverlaufsuntersuchungen, mit Hilfe der Panik- und Agoraphobieskala (Bandelow, 1997) bestimmt werden. In dieser Skala werden nicht nur Merkmale wie Anzahl und Schwere der Panikattacken, sondern auch agoraphobisches Vermeidungsverhalten, antizipatorische Angst und andere Aspekte berücksichtigt (☞ Tab. 2.2).

Differenzialdiagnose

Vor der Diagnose einer Panikstörung sollte das Vorliegen einer organischen Erkrankung ausgeschlossen werden (☞ Tab. 2.3). Da die Patienten fast immer zunächst eine somatische Ursache ihrer Beschwerden annehmen, werden sie vielfach bei Hausärzten, Internisten, Neurologen, Orthopäden oder HNO-Ärzten vorstellig. Auch eine notfallmäßige Aufnahme in Krankenhäusern ist nicht

Panikstörung nach ICD-10 (WHO, 1994)	
Wiederholte Panikattacken mit folgenden Merkmalen: • abgegrenzte Episode ausgeprägter Angst oder Unbehagens • abrupter Beginn • sie erreicht ihr Maximum innerhalb weniger Minuten und dauert mindestens einige Minuten • mindestens 4 der unten aufgeführten Symptome müssen vorhanden sein • von denen mindestens 1 zu den Items (a) bis (d) gehört:	
Autonome Symptome	
(a)	Herzklopfen oder Herzrasen
(b)	Schwitzen
(c)	Zittern oder Beben
(d)	Mundtrockenheit (nicht durch Medikamente oder Dehydrierung verursacht)
Brust- und Bauchsymptome	
(e)	Atemnot
(f)	Erstickungsgefühl
(g)	Brustschmerz oder -unbehagen
(h)	Übelkeit oder Bauchbeschwerden
Psychische Symptome	
(i)	Schwindel-, Unsicherheit-, Ohnmachts- oder Benommenheitsgefühle
(j)	Gefühl, dass Dinge unwirklich sind (Derealisation) oder dass man selbst weit weg oder "nicht richtig da" ist (Depersonalisation)
(k)	Angst, die Kontrolle zu verlieren, "wahnsinnig zu werden" oder ohnmächtig zu werden
(l)	Angst zu sterben
Allgemeine Symptome	
(m)	Hitzewallungen oder Kälteschauer
(n)	Taubheit oder Kribbelgefühle
• *Mittelgradige Panikstörung*: mindestens 4 Attacken in 4 Wochen • *Schwere Panikstörung*: mindestens 4 Attacken pro Woche über 4 Wochen	
Agoraphobie	
Agoraphobie ist die Angst, sich an Orten oder Situationen zu befinden, in denen entweder vollständige Panikattacken auftreten könnten oder einzelne Symptome (z.B. schwindlig werden oder kollabieren, Verlust der Darm- oder Blasenkontrolle, Erbrechen, Herzbeschwerden), wobei in diesen Situationen eine Flucht schwer möglich wäre, peinliches Aufsehen erregen würde, oder aber keine Hilfe verfügbar wäre. Typische Situationen sind: Menschenmengen, öffentliche Plätze, Reisen mit weiter Entfernung von zu Hause oder Reisen alleine, in einer Schlange zu stehen, sich auf einer Brücke befinden oder Fahrstuhl, Bus, Zug, Flugzeug oder Auto zu fahren.	

Tab. 2.1: Definition der Panikstörung mit oder ohne Agoraphobie nach ICD-10.

Subscore	Item
1. Panikattacken	A.1. Panikattacken: Frequenz
	A.2. Panikattacken: Intensität
	A.3. Panikattacken: Dauer
2. Agoraphobische Vermeidung	B.1. Agoraphobie: Häufigkeit der Vermeidung
	B.2. Agoraphobie: Anzahl der Situationen
	B.3. Agoraphobie: Relevanz der vermiedenen Situationen
3. Antizipatorische Angst	C.1. Antizipatorische Angst: Häufigkeit
	C.2. Antizipatorische Angst: Intensität
4. Einschränkung	D.1. Einschränkung: Familie, Partnerschaft
	D.2. Einschränkung: soziale Veranstaltungen, Freizeit
	D.3. Einschränkung: Beruf/Hausarbeit
5. Gesundheitsbefürchtungen	E.1. Sorgen um gesundheitlichen Schäden durch Panikattacken
	E.2. Annahme einer organischen Krankheit

Tab. 2.2: Die Items der Panik- und Agoraphobieskala (PAS).

selten. Nicht selten berichten Patienten beim Psychiater über eine langjährige Odyssee durch die verschiedenen Facharztrichtungen, bis schlussendlich die Diagnose einer Panikstörung bei einem Psychiater erfolgte.

Die Panikstörung muss auch von anderen psychiatrischen Diagnosen abgegrenzt werden (☞ Tab. 2.4). Dabei ist zu beachten, dass andere psychische Syndrome auch gleichzeitig neben einer Panikstörung bestehen können (Komorbidität) oder eine Folge einer Panikstörung sein können (☞ unten).

Verlauf

Der Verlauf der Erkrankung ist "schubförmig". Es wechseln sich mehrmonatige Episoden mit häufigen Panikattacken, symptomarmen oder -freien Zeiten ab. Das durchschnittliche Alter der Patienten bei Krankheitsbeginn betrug in einer eigenen Untersuchung 28,9 Jahre (Bandelow et al., 1996). Die maximale Ausprägung scheint sich um das 36. Lebensjahr einzustellen, da sich regelmäßig in Behandlungsstudien das Durchschnittsalter der untersuchten Patienten in diesem Bereich bewegt. Eine unbehandelte Panikstörung kann einen chronischen Verlauf annehmen; allerdings verlieren sich die Symptome meist nach dem 45.-50. Lebensjahr.

Literatur

APA (1980). American Psychiatric Association. Diagnostic and Statistical Manual of Mental Disorders, Third Edition. Washington DC, American Psychiatric Press.

APA (1994). American Psychiatric Association. Diagnostic and Statistical Manual of Mental Disorders, Fourth Edition. Washington DC, American Psychiatric Press.

Bandelow, B. (1997). Panik- und Agoraphobieskala (PAS). Göttingen/Bern/Toronto/Seattle, Hogrefe.

Bandelow, B., Amering, M., Benkert, O., Marks, I., Nardi, A.E., Osterheider, M., Tannock, C., Tremper, J., Versiani, M. (1996). Cardio-respiratory and other symptom clusters in panic disorder. Anxiety 2: 99-101.

WHO (1994). Weltgesundheitsorganisation - Internationale Klassifikation psychischer Störungen. ICD-10 Kapitel V (F). Forschungskriterien. Herausgegeben von Dilling H, Mombour W, Schmidt MH, Schulte-Markwort E. Bern/Göttingen, Verlag Hans Huber.

2.2. Ätiologie der Panikstörung

2.2.1. Pathogenese der Panikstörung - ein Überblick

(A. Broocks, D. Wedekind, B. Bandelow)

Die Vielzahl der in den folgenden Abschnitten referierten Befunde wird deutlich machen, dass die komplexe, multifaktoriell bedingte Pathogenese der Panikstörung nach heutigen Erkenntnissen am ehesten im Sinne des Stress-Vulnerabilitäts-Modells verstanden werden kann. Das im Folgenden beschriebene Modell versucht, die bisher bekannten wesentlichen Befunde zur Panikstörung (vgl. Tab. 2.5) zu integrieren.

Differenzialdiagnose	Symptome, die zu einer Verwechslung Anlass geben können	Differenzialdiagnostisch verwertbare Symptome bzw. Untersuchungen
Hypoglykämie	Tachykardie, Tremor, Angst, Schwitzen, Schwindel, Magenbeschwerden	Labortests
Hyperthyreose	Angst, Tachykardie, Herzklopfen, Schwitzen, Atemnot, Durchfall	Labortests
Hyperkaliämie	unregelmäßiger Herzschlag, Parästhesien	Labortests
Hypokalziämie	periorale Parästhesien, Karpopedalspasmen, gastrointestinale Störungen, Laryngospasmus	Labortests
Akute intermittierende Porphyrie	gastrointestinale Störungen, Parästhesien, Tachykardie, Erregungszustände, Depression	Watson-Schwartz-Test
Insulinom	Zittern, Schwitzen, Synkopen, Verwirrtheit	Labortests
Karzinoid	Durchfall, asthmaartige Anfälle	5-Hydroxyindolessigsäure
Phäochromozytom	Tachykardie, Hypertonie, Tremor, Kopfschmerz, Schwitzen, Hitzewallungen	Vanillinmandelsäure im Urin
Lungenerkrankungen	Atemnot, Erstickungsgefühl, Schmerzen, Druck oder Enge in der Brust	Internistische Untersuchung, Röntgen usw.
Synkope	Schwindel, Ohnmachtsgefühl, Übelkeit	24-Std.-RR-Messung
kardiale Arrhythmien	unregelmäßiger Herzschlag	EKG
Angina pectoris	retrosternales Druckgefühl und Schmerzen, Ausstrahlung in den Arm, Angst, Atemnot, Schwächegefühl	EKG, Nitrogabe
Myokardinfarkt	retrosternale Schmerzen, Ausstrahlung in den Arm, Vernichtungsgefühl, Unruhe, Angst, Atemnot, Übelkeit, Erbrechen, Schwächegefühl, Schwitzen	EKG, Labor
Periphere Vestibularisstörung	Schwindel, Benommenheit, Übelkeit, Erbrechen, Angst	Prüfung des Vestibularis
Benigner paroxysmaler Lagerungsschwindel	Schwindel	Nystagmusprüfung
Komplex-partiale Anfälle	Angst, Derealisation, Depersonalisation	EEG, Video-EEG
Migraine (accompagnée)	Kopfdruck, Sehstörungen, Parästhesien	schwere Kopfschmerzen, Lichtscheu, Flimmerskotome nicht typisch für Panikstörung
Multiple Sklerose	Schwindel, Parästhesien	Liquor, NMR, evozierte Potenziale
China-Restaurant-Syndrom (Glutamatintoxikation?)	Schwitzen, Herzsensationen, Armschmerz mit Lähmungsgefühl, Kopfdruck, Schwäche	Anamnese

Tab. 2.3: Differenzialdiagnostische Abgrenzung der Panikstörung gegenüber organischen Erkrankungen.

Differenzialdiagnose	Symptome, die zu einer Verwechslung Anlass geben können	Differenzialdiagnostisch verwertbare Symptome bzw. Untersuchungen
Generalisierte Angststörung	Angstsymptome	bei generalisierter Angststörung Angst nicht anfallsartig; selten Agoraphobie
Soziale Phobie	Panikattacken, Furcht vor Menschenansammlungen	bei sozialer Phobie Panikattacken an soziale Situationen gebunden; Angst vor negativer Beurteilung
Somatisierungsstörung	Befürchtung organischer Krankheiten	bei somatoformer Störung keine Panikattacken, keine Agoraphobie
Hypochondrische Störung	Befürchtung einer organischen Krankheit	bei hypochondrischer Störung keine Panikattacken, keine Agoraphobie
Affektive Störungen (z.B. Depression)	Angstsymptome, Unruhe, Konzentrationsstörungen,	bei reiner Panikstörung selten Interesselosigkeit, Schlafstörung, Antriebsmangel, Appetitlosigkeit, Gewichtsverlust, Suizidgedanken
Anpassungsstörungen (z.B. posttraumatische Belastungsstörung)	Angstsymptome, Panikattacken	bei PTBS belastendes Ereignis in der Anamnese, Flashbacks, Albträume; selten Agoraphobie
Emotional instabile Persönlichkeitsstörung ("Borderline-Persönlichkeitsstörung")	Panikattacken, Agoraphobie, Substanzmissbrauch	bei Borderline-Persönlichkeitsstörung Impulskontrollstörung, Autoaggression u.a.
Psychosen (z.B. Schizophrenie)	Angstattacken, Angst in Menschenansammlungen	bei Psychose paranoide Befürchtungen, akustische Halluzinationen, Negativsymptomatik u.a.
Organisch bedingte psychische Störungen (z.B. Alzheimer-Demenz)	Angstattacken	bei organisch bedingten psychischen Störungen Desorientierung, kognitive Störungen
Störungen durch illegale Drogen		
Amphetamin	Unruhe, Angst, Hypertonie	Optische und akustische Halluzination, Anamnese, Drogenscreening
Cannabis	Tachykardie, Mundtrockenheit, Hypertonie, psychomotorische Unruhe, Angst	Anamnese, Drogenscreening
Ecstasy	Panikattacken, Tachykardie, Depressionen	Anamnese, Drogenscreening
LSD	Panikattacken	Anamnese, Drogenscreening
Entzugssyndrome		
Alkoholentzug	Tremor, Tachykardie, Hypertonie, kalter Schweiß	Anamnese, ev. Foetor alcoholicus
Opiatentzug	Unruhe, Parästhesien, abdominelle Krämpfe, Blutdruckanstieg	Anamnese, Drogenscreening, Rhinorrhoe, Gänsehaut, Mydriasis, "tobender Darm", Muskelschmerzen, Temperaturanstieg
Benzodiazepinentzug	Angst, Unruhe, Tremor, Tachykardie	Anamnese, pharmakol. Screening, optische Wahrnehmungsstörungen, Hyperakusis

Tab. 2.4: Differenzialdiagnostische Abgrenzung der Panikstörung gegenüber psychischen Erkrankungen.

- Befunde zur Genetik
- Auslösung durch frühkindliche Trennungserlebnisse oder Traumatisierungen
- Neurobiologische und neuroanatomische Unterschiede zwischen Panikpatienten und Gesunden
- Untersuchungen zu Provokation von Panikattacken
- Lerntheoretische Aspekte
- Wirksamkeit von Medikamenten
- Wirksamkeit von Psychotherapien
- Wirksamkeit von Placebo

Tab. 2.5: Befunde, die in einem integrativen Modell zur Pathogenese der Panikstörung berücksichtigt werden müssen.

Ausgangspunkt bildet eine ererbte oder erworbene Prädisposition für das Auftreten von Angst. Diese Prädisposition kann genetisch bedingt sein (Goldstein et al., 1997; Hamilton et al., 2000; Horwath et al., 1997; Skre et al., 1993; Weissman et al., 2000; ☞ Kap. 2.2.7.), aber auch durch frühkindliche Trennungserlebnisse, Traumatisierungen oder bestimmte elterliche Interaktionsmuster ausgelöst oder gefördert werden (Bandelow et al., 2002a; Bandelow et al., 2002b; Bandelow et al., 2004; Roy-Byrne et al., 1986). Im Tierversuch konnten lebenslang anhaltende neurobiologische Veränderungen (z.B. Dysfunktionen der HPA-Achse oder eine gestörte Ausreifung des serotonergen Systems) nach früheren Separationserlebnissen nachgewiesen werden (Gorman 1992; Gorman et al., 2000). Nicht selten treten Panikattacken auch im Zusammenhang mit aktuellen Stressereignissen oder Konflikten auf.

Die Angst-Prädisposition kann sich im Kindes- und Jugendalter bereits als Separationsangst manifestieren, auch unabhängig von tatsächlichen Trennungserlebnissen (Bandelow et al., 2002a). Es handelt sich dabei nicht um eine allgemeine Ängstlichkeit, sondern um eine selektive Überempfindlichkeit in Hinblick auf bestimmte körperliche Sensationen. Bestimmte zentralnervöse Instanzen, die für die Risiko-Bewertung von körperlichen Symptomen oder bestimmten Situationen zuständig sind, scheinen übermäßig aktiviert zu sein, was zu einem "Fehlalarm" führen kann (Klein 1993). So wird beispielsweise eine nur unwesentlich erhöhte Pulsfrequenz als lebensbedrohliches Ereignis fehlinterpretiert.

Zwar versuchen höhere kortikale Zentren dieser pathologischen Ängstlichkeit entgegenzuwirken. Dieser mit einem Widerstreit von Kognitionen einhergehende Prozess kann an "guten Tagen" erfolgreich sein, an anderen Tagen aber auch zu wiederholten Panikattacken führen.

Auf dem Boden einer gesteigerten Wahrnehmung für körperliche Symptome und einer ängstlich-hypochondrischen Selbstbeobachtung kommt es also zur Entstehung eines psychophysiologischen Teufelskreises, der innerhalb von Sekunden zu einem Panikzustand führen kann. Die konsekutive Erwartungsangst erhöht die Wahrscheinlichkeit für das Auftreten weiterer Panikattacken. Offenbar ziehen sich die Patienten im Rahmen einer Generalisierung des Vermeidungsverhaltens auch von sportlichen Aktivitäten zurück (Broocks et al., 1997). Dadurch entwickelt sich eine reduzierte kardiopulmonale Leistungsfähigkeit, die zusammen mit der Erwartungsangst zur Entwicklung eines erhöhten Sympathikotonus beiträgt. Selbst geringfügige körperliche oder psychische Belastungen führen nun zu einer sympathikotonen Reaktion, wobei die von den Patienten als bedrohlich wahrgenommene Tachykardie im Sinne des oben geschilderten Teufelskreises in eine Panikattacke mündet.

Sekundär kommt es zur Vermeidung von Situationen, in denen das Auftreten einer Panikattacke als besonders problematisch empfunden wird (Agoraphobie). Das Vermeiden solcher Situationen trägt zur Chronifizierung der Erkrankung bei, was durch das Phänomen der Löschungsresistenz erklärt werden kann.

Neuroanatomisch manifestiert sich gesteigerte Empfindlichkeit in einem "Angstnetzwerk" (Gorman et al., 2000), das den Nucleus centralis der Amygdala, den Hippocampus, den Thalamus, den Hypothalamus und das periaquäduktale Grau (PAG) umfasst.

Dabei wird angenommen, dass

- Panikattacken in Regionen des Hirnstamms entstehen, wobei serotonerge und noradrenerge Neurotransmission und respiratorische Kontrolle beteiligt sind

- antizipatorische Angst durch ein so genanntes "kindling" limbischer Strukturen entsteht und dass
- phobische Vermeidung mit einer präkortikalen Aktivierung einhergeht

Die biologische Prädisposition findet möglicherweise auch in morphologischen Veränderungen ihren Ausdruck. Bildgebende Verfahren haben bei Patienten mit Panikstörung diskrete, unspezifische Veränderungen gezeigt, die jedoch noch keine pathognomonische Zuordnung erlauben (Übersicht ☞ Kap. 2.2.6.). Funktionelle Untersuchungen der Hirndurchblutung und des Glukosestoffwechsels ergaben bisher kein einheitliches Bild. Bei Panikstörung fanden sich erhöhte rechtsseitige Werte im Sauerstoff-PET (Reiman et al., 1989a; Reiman et al., 1989b) und im HMPAO-SPECT (Nordahl et al., 1990; Schlegel, 1995). Zahlreiche Befunde mit der fMRT, PET und SPECT geben Hinweise auf Dysfunktionen oder verstärkte Aktivierbarkeit bestimmter Hirnregionen, insbesondere innerhalb des "Angstnetzwerks" (Gorman et al., 2000) bei phobischer oder pharmakologischer Induktion (☞ Kap. 2.2.6.). Mit Hilfe einer EEG-Mapping-Technik wurden in einer Studie Hinweise auf eine verstärkte Aktivierung rechts frontal gelegener Hirnareale gefunden; dies traf sowohl unter Ruhebedingungen als auch für Situationen zu, in denen ein Vermeidungsverhalten aktiviert wurde (Wiedemann et al., 1999).

Neurobiologische Befunde weisen u.a. auf eine Hypersensitivität präsynaptischer α_2-Rezeptoren und eine erhöhte Aktivität der Hypothalamus-Hypophysen-Nebennieren-Achse hin (vgl. Kap. 2.2.4. und 2.2.5.). Aufgrund neuroanatomischer Verbindungen zwischen noradrenergen Fasern des Locus coeruleus und dem Hypothalamus ist es denkbar, dass Panikattacken durch eine entzügelte gegenseitige Steigerung der neuronalen Aktivität des Locus coeruleus und der hypothalamischen CRH-Neuronen entstehen. Bei Patienten mit Panikstörung/Agoraphobie findet sich außerdem eine pathologisch erhöhte Empfindlichkeit für Substanzen, die eine Stimulation zentraler serotonerger 5-HT_{2C}-Rezeptoren bewirken (Broocks et al., 2000). Eine verminderte Verfügbarkeit von Serotonin in bestimmten Hirnarealen würde sekundär eine erhöhte Empfindlichkeit postsynaptischer Rezeptorsysteme bewirken. Ebenso wurde eine Dysfunktion des GABA-Benzodiazepin-Rezeptorkomplexes postuliert (Nutt et al., 1990).

Da auch nach Gabe von anderen Substanzen wie Koffein, Cholezystokinin, Laktat und möglicherweise auch Flumazenil vermehrt Panikattacken auftreten, könnten zusätzlich andere Neurotransmittersysteme für die neurobiologische Entstehung und Verarbeitung von Angst bedeutsam sein. Aufgrund der genannten Interaktionen zwischen dem serotonergen und anderen Transmittersystemen könnte eine primäre Dysregulation eines Systems indirekt die Signalübertragung anderer Neuronensysteme verändern (vgl. Kap. 2.2.4.). Damit greifen diese Substanzen direkt oder indirekt an unterschiedlichsten Stellen in das "Angstnetzwerk" ein - mit der gemeinsamen Endstrecke einer Panikattacke.

> Auch aus der Wirkung bestimmter therapeutischer Methoden können Rückschlüsse auf die Pathogenese der Panikstörung gezogen werden.

Hemmstoffe der Serotonin-Wiederaufnahme führen zu einer erhöhten Konzentration von Serotonin im synaptischen Spalt. Im Laufe von Wochen kommt es als Folge zu einer Herabregulation von postsynaptischen serotonergen und anderen Rezeptoren sowie zu weiteren neuroadaptiven Prozessen auf der Ebene der Signaltransduktion und der Genregulation.

Selektive Serotonin-Wiederaufnahme-Hemmer und andere serotonerge Medikamente bewirken eine Verminderung der Aktivität der Amygdala und beeinflussen die von der Amygdala ausgehenden stimulierenden Projektionen auf Hypothalamus und Hirnstamm. Dieser Prozess führt mit großer Wahrscheinlichkeit primär zu einer Abschwächung bzw. Verhinderung von Panikattacken; sekundär kommt es zur Reduktion von antizipatorischer Angst und phobischer Vermeidung.

Kognitive Therapie und Expositionstherapie führen dazu, dass eine realistischere Bewertung der Gefährlichkeit interner Stimuli vorgenommen wird, und antagonisieren damit wahrscheinlich auch die neurobiologisch begründete Überempfindlichkeitsreaktion. Diese Techniken wirken nach neueren Modellvorstellungen in höheren kortikalen Zentren und reduzieren phobische Vermeidung sowie kontextuale Ängste, deren neurobiologische Korrelate vornehmlich im Hippocampus-Bereich liegen. Außerdem wirken sie durch eine Reduktion kognitiver Fehlattribuierungen und abnormer emotionaler Reaktionen. Möglicherweise geschieht dies vor dem Hintergrund einer verbesserten Funktion des medialen präfrontalen Kortex und damit einer verbesserten Amygdala-Inhibition.

Ob die genannten neurobiologischen Veränderungen im Rahmen einer Verhaltenstherapie wirklich reversibel sind, muss allerdings noch untersucht werden. Eine Reihe von Forschungsprojekten beschäftigt sich mit dieser Frage. Ebenfalls bedarf die Rolle psychodynamisch orientierter Therapien, die z.B. in der Kompensation frühkindlicher Traumatisierungen oder ungünstiger elterlicher Interaktionsmuster bestehen könnte, noch einer wissenschaftlichen Überprüfung.

Literatur

Bandelow B, Álvarez Tichauer G, Späth C, Broocks A, Hajak G, Rüther E (2002a): Separation anxiety in patients with panic disorder and relation to real separation experiences. Can J Psychiatry 46:948-52

Bandelow B, Späth C, Álvarez Tichauer G, Broocks A, Hajak G, Rüther E (2002b): Early traumatic life events, parental attitudes, family history, and birth risk factors in patients with panic disorder. Compr Psychiatry 43: 269-78.

Bandelow, B., A. Charimo Torrente, et al. (2004). "Early traumatic life events, parental rearing styles, family history of mental disorders, and birth risk factors in patients with social anxiety disorder." Eur Arch Psychiatry Clin Neurosci 254(6): 397-405.

Broocks A, Bandelow B, George A, et al. (2000): Increased psychological responses and divergent neuroendocrine responses to m-CPP and ipsapirone in patients with panic disorder. Int Clin Psychopharmacol 15:153-61.

Broocks A, Meyer TF, Bandelow B, et al. (1997): Exercise avoidance and impaired endurance capacity in patients with panic disorder. Neuropsychobiology 36:182-7.

Goldstein RB, Wickramaratne PJ, Horwath E, Weissman MM (1997): Familial aggregation and phenomenology of 'early'-onset (at or before age 20 years) panic disorder. Arch Gen Psychiatry 54:271-8.

Gorman JM (1992): The biology of panic attacks. Clin Neuropharm 15:17 A.

Gorman JM, Kent JM, Sullivan GM, Coplan JD (2000): Neuroanatomical hypothesis of panic disorder, revised. Am J Psychiatry 157:493-505.

Hamilton SP, Haghighi F, Heiman GA, et al. (2000): Investigation of dopamine receptor (DRD4) and dopamine transporter (DAT) polymorphisms for genetic linkage or association to panic disorder. Am J Med Genet 96:324-30.

Horwath E, Adams P, Wickramaratne P, Pine D, Weissman MM (1997): Panic disorder with smothering symptoms: evidence for increased risk in first-degree relatives. Depress Anxiety 6:147-53.

Klein DF (1993): False suffocation alarms, spontaneous panics, and related conditions. An integrative hypothesis (see comments). Arch Gen Psychiatry 50:306-17.

Nordahl TE, Semple WE, Gross M, et al. (1990): Cerebral glucose metabolic differences in patients with panic disorder. Neuropsychopharmacology 3:261-72.

Nutt DJ, Glue P, Lawson C, Wilson S (1990): Flumazenil provocation of panic attacks. Evidence for altered benzodiazepine receptor sensitivityin panic disorder. Arch Gen Psychiatry 47: 917-925

Reiman EM, Fusselman MJ, Fox PT, Raichle ME (1989a): Neuroanatomical correlates of anticipatory anxiety (published erratum appears in Science 1992 Jun 19;256(5064):1696). Science 243:1071-4.

Reiman EM, Raichle ME, Robins E, et al. (1989b): Neuroanatomical correlates of a lactate-induced anxiety attack. Arch Gen Psychiatry 46:493-500.

Roy-Byrne PP, Geraci M, Uhde TW (1986): Life events and the onset of panic disorder. Am J Psychiatry 143: 1424-7.

Schlegel S (1995): Bildgebende Verfahren bei Angsterkrankungen. In Kasper S, Möller H-J (eds), Angst- und Panikerkrankungen. Jena: Gustav Fischer Verlag.

Skre I, Onstad S, Torgersen S, Lygren S, Kringlen E (1993): A twin study of DSM-III-R anxiety disorders. Acta Psychiatr Scand 88:85-92.

Weissman MM, Fyer AJ, Haghighi F, et al. (2000): Potential panic disorder syndrome: clinical and genetic linkage evidence. Am J Med Genet 96:24-35.

Wiedemann G, Pauli P, Dengler W, Lutzenberger W, Birbaumer N, Buchkremer G (1999): Frontal brain asymmetry as a biological substrate of emotions in patients with panic disorders. Arch Gen Psychiatry 56:78-84.

2.2.2. Psychodynamische Konzepte zur Ätiologie der Panikstörung und Agoraphobie

(M. Bassler)

In der Theorie und Praxis der Psychoanalyse und der von ihr abgeleiteten Therapieverfahren wurde Angst schon früh als ein Kernproblem für die Pathogenese verschiedener psychischer Störungen angesehen. Allerdings besteht bis heute noch keine einheitliche psychoanalytische Theorie zur Entstehung und Bedeutung von Angst bei psychischen Störungen.

Einige bis heute weitgehend unverändert akzeptierte Grundannahmen zur Angst entwickelte Freud in seinem 1926 erschienenen Aufsatz: "Hemmung, Symptom und Angst". Hier wird die Funktion des Angstaffekts im Wesentlichen als Warnsignal interpretiert, das vom Ich bei Gefahrensituationen ausgelöst wird. Die Angst soll dabei im Wesentlichen dazu dienen, zweckmäßige adaptive Verhaltensweisen in Gang zu setzen: so fördert die Angst als direkte Reaktion auf eine äußere Bedrohung in kürzester Zeit die Bereitstellung von maximaler körperlicher Kraft und Aktivierung des ZNS, um je nach Einschätzung der eigenen Kräfte entweder anzugreifen oder aber die Flucht zu ergreifen. In Falle eines vital bedrohlichen Objekts (z.B. gefährliches Raubtier) sind die Einschätzung der äußeren Bedrohung und die daraus resultierende Todesangst durchaus angemessen, d.h. "realistisch". Bei der neurotischen Angst dagegen besteht ein deutliches Missverhältnis zwischen wahrnehmbarer äußerer Bedrohung und der dabei empfundenen Angst. Um dieses gerade bei Phobien häufig zu beobachtende Phänomen zu erklären, nahm Freud an, dass die bewusst wahrgenommene äußere Bedrohung in Wahrheit symbolisch für eine innerpsychische Bedrohung steht, welche die eigentliche, wenngleich dem Individuum unbewusste Angstquelle repräsentiert.

Die unbewusste innere Bedrohung kann z.B. durch triebhafte Strebungen verursacht sein, die in Konflikt mit Gewissensnormen stehen. Über den Abwehrvorgang der Verschiebung von innen nach außen wird der unbewusste intrapsychische Konflikt vom Ich wie eine äußere Bedrohung behandelt. Damit wird die entscheidende Frage, warum eine vergleichsweise harmlose äußere Situation oder Objekt so ängstigend erlebt werden kann, aus psychoanalytischer Perspektive mit der bedrängenden Dynamik unbewusster intrapsychischer Konflikte erklärt. Letztlich, so die Annahme Freuds, antizipiert das Ich dabei die Gefahr einer traumatisierenden Überwältigung durch Reizüberflutung, der es sich hilflos ausgeliefert fühlt. Das kann zum einen der Fall sein, wenn die ungebremste Befriedigung eines Triebanspruchs zu schwerwiegenden Konflikten mit der äußeren Realität führt (z.B. Bestrafung), zum anderen, wenn der Triebanspruch per se als bedrohlich bzw. verwerflich erlebt wird: z.B. bei sadistischen bzw. perversen Triebimpulsen.

Der Angstaffekt lässt sich nicht nur hinsichtlich seiner Intensität differenzieren, sondern auch hinsichtlich seiner qualitativen Ausprägung. In der psychoanalytischen Entwicklungspsychologie wird angenommen, dass jeder Mensch im Verlauf seiner Kindheit phasentypischen Konflikten und daraus entspringenden spezifischen Ängsten ausgesetzt ist: "Die Gefahr der psychischen Hilflosigkeit passt zur Lebenszeit der Unreife des Ichs, wie die Gefahr des Objektverlustes zur Unselbstständigkeit der ersten Kinderjahre, die Kastrationsgefahr zur phallischen Phase, die Über-Ich-Angst zur Latenzzeit" (Freud 1926). Aus der Qualität der Ängste (was von psychotischer Selbstverlustangst bis hin zur reifen Gewissensangst reichen kann), lassen sich somit beim Erwachsenen implizit Rückschlüsse auf unbewältigte phasentypischen Konfliktkonstellationen ziehen.

2.2.2.1. Säuglingsforschung

In diesem Zusammenhang gewinnen auch Konzepte der empirischen Säuglingsforschung zunehmend an Bedeutung (vgl. Dornes 1993, Dornes 1997). Dies zeigt sich insbesondere in einem Wandel des bisher gültigen Verständnisses der affektiv-kognitiven Fähigkeiten des Säuglings. Die frühen Phasen der Säuglingsentwicklung lassen sich vielleicht noch am ehesten mit dem einfachen Modell des "Reflexbogens" erklären - gleichwohl als gesichert gelten kann, dass das Repertoire angeborener Reaktionsmuster, die sich autochthon ausdifferenzieren, erheblich größer ist, als bisher angenommen wurde (vgl. Izard 1977, Leventhal 1980). Hier ist besonders auf Bowlby (1976) zu verweisen, der anhand von empirischen Beobachtungen zur wesentlichen Schlussfolgerung kam, dass der menschliche Säugling die angeborene Neigung hat, die Nähe einer vertrauten Person zu suchen. Dieses "Bindungsverhalten" dürfte maßgeblich den Anstoß dafür geben, dass der Differenzierungsprozess affektiver bzw. emotionaler Reaktionen wesentlich über die Erfahrung sozialer Interaktionen gesteuert wird (Lewis & Brooks 1978). Bei drohendem Verlust von Bindung wird Angst als Affekt mobilisiert, um dadurch das Bindungssystem des Interaktionspartners zu aktivieren. Das Zeigen von Angst soll dabei erreichen, dass der Partner (z.B. Eltern), das Kind nicht allein lässt, d.h. Trennung vermieden wird. Beim Interaktionspartner wird durch die wahrgenommene Ängstlichkeit des anderen in der Regel ein verstärktes Fürsorgeverhalten initiiert, was impliziert auf die sozial-kommunikative Funktion von Angst (bzw. Affekten überhaupt) verweist.

Bindungsklassifikation

Gegenwärtig werden vier Bindungstypen (A-D) unterschieden, die auf Verhaltensbeobachtungen von Ainsworth et al. (1978) an kleinen Kindern zurückgehen:

A	unsicher-vermeidend gebunden
B	sicher gebunden
C	unsicher-ambivalent gebunden

Eine weitere Kategorie wurde später noch von Main et al. 1985 zugefügt:

D	desorganisiert/desorientiert gebunden

Mit dieser Bindungstypologie ist implizit auch angesprochen, wie frühe und prägende Beziehungserfahrungen *internalisiert* werden. Für die psychoanalytische Entwicklungspsychologie ist dabei von entscheidender Bedeutung, dass Beziehungserfahrungen sich intrapsychisch in der affektiv-kognitiven Ausformung von Objekt- und Selbstrepräsentanzen niederschlagen. Die Selbstrepräsentanz bildet sich nach diesem Verständnis notwendigerweise über den "Umweg des Objekts": ich lerne mich so zu sehen (und zu empfinden), wie ich erlebt habe, dass andere mich sehen und behandeln (vgl. Dornes 1997). Daraus ergibt sich zwanglos die Schlussfolgerung, dass unsichere Bindungserfahrungen (etwa mit der Mutter) zu einem unsicheren Selbstbild und mittelbar auch zu einem unsicheren *Selbstwertgefühl* disponieren. Lässt die Mutter ihr Kind z.B. wiederholt unempathisch allein, wenn es bei Explorierung seiner Umgebung oder Kontaktversuchen mit anderen Menschen in Nöte kommt (etwa Angst empfindet), wird es Alleinsein bzw. Autonomie zunehmend als bedrohlich, vielleicht sogar vital gefährlich erleben. Ängstlichkeit als Persönlichkeitsmerkmal wird neben einem Anteil genetischer Disposition vor allem über diesen Modus von Beziehungs- bzw. Bindungserfahrung biographisch erworben. Der Beginn einer manifesten Angsterkrankung wird bei ängstlicher Persönlichkeitsdisposition oft durch eine akute Belastung (sei sie real schon eingetreten oder nur befürchtet) ausgelöst.

> Zu erwähnen in diesem Zusammenhang ist noch, dass viele Angstpatienten sich sehr auf Schutz und Geborgenheit angewiesen fühlen, wobei diese Funktion nicht nur von Menschen, sondern symbolisch auch von dafür geeignet gehaltenen Objekten (z.B. Mitführen eines Talismans oder Medikaments) übernommen werden kann.

Winnicott, Kinderarzt und Psychoanalytiker, beobachtete ein ähnliches Verhalten bei Kleinkindern (vgl. Winnicott 1973). Ihm zufolge verschafft sich ein Kleinkind unter dem Druck, zunehmend mehr auf die Präsenz bzw. ständige Verfügbarkeit seiner Mutter verzichten zu müssen, kreativ eine Art "Ersatzmutter", mit der es vergleichbar wie bei der realen Mutter tröstende bzw. geborgenheitsspendende Erfahrungen machen möchte. Diese Rolle kann ein besonders geliebtes Spielzeug (z.B. "Teddybär") oder sonst geeignetes Objekt (z.B. "Schmusedecke") übernehmen, das wenigstens in einigen Aspekten an die Mutter erinnert (z.B. kuschelige Wärme). Das Objekt vertritt symbolisch die abwesende bzw. nicht verfügbare Mutter und ist in diesem Sinn ein "Übergangsobjekt", das die allmähliche innere Loslösung von der realen Mutter erleichtern soll. Findet sich auch beim Erwachsenen noch ein ausgeprägtes Bedürfnis nach solchen Übergangsobjekten (wie z.B. bei Angstpatienten), lässt dies auf eine anhaltend starke (infantile) Abhängigkeit von schutzgebenden Personen bzw. Objekten rückschließen.

Unter Berücksichtigung dieser allgemeinen entwicklungspsychologischen Aspekte lassen sich aus psychodynamischer Perspektive zwei grundsätzliche Modelle zur Entstehung neurotischer Symptome auflisten (vgl. Hoffmann & Hochapfel 1999, Bassler 2000): das Konfliktmodell (☞ Kap. 2.2.2.2.) und das Defizitmodell (Traumatisierung) (☞ Kap. 2.2.2.3.).

2.2.2.2. Das Konfliktmodell

Zu Beginn einer neurotischen Symptombildung (z.B. phobische Reaktion) steht eine auslösende Ursache, die für den Patienten in ihrer eigentlichen Tragweite unbewusst ist. Häufig handelt es sich um eine "Versuchungs- und Versagungssituation", durch die beim Patienten ein unbewusster intrapsychischer Konflikt angestoßen wird (z.B. Gewissenskonflikt). Nicht selten knüpft der aktuelle Konflikt zugleich unbewusst an vergleichbare frühere (vor allem in der Kindheit) Konfliktkonstellationen an und wird dann entsprechend aus infantiler Perspektive erlebt (ein Vorgang, der in der Psychoanalyse mit "Regression" bezeichnet wird). Dieser Prozess bedingt insgesamt manifeste Angst, die ihrerseits Abwehrmaßnahmen initiiert. Im Idealfall wäre dies die vollständige Verdrängung des angstauslösenden (unbewussten Konflikts); misslingt dies jedoch (etwa wegen der Heftigkeit des abzuwehrenden Konflikts), bleiben nur neurotische Kompromisslösungen. Dabei amalgieren die abgewehrten verpönten Triebstrebungen und die Abwehr dagegen meist zu einem neurotischen Symptom (etwa Zwangshandlung). Um den Preis der neurotischen Symptombildung wird auch die Angst eingedämmt. Genügt jedoch auch die Symptombildung nicht, den andrängenden unbewussten Konflikt in Schach zu halten, bricht heftige Angst als ungerichtete Reaktion durch, die sich rasch zu einer Panikattacke steigern kann. Diese Form von Angst erfüllt keinerlei adaptive Funktionen mehr, sondern signalisiert nur noch die psychische Dekompensation. Insgesamt beschreibt das Konfliktmodell somit neurotische Störungen als "unteroptimale Lösungen" von Triebimpuls-Abwehrkonflikten bzw. Reaktualisierungen infantiler Konflikte.

2.2.2.3. Das Defizitmodell (Traumatisierung)

Aufgrund einer schwerwiegenden Ich-strukturellen Schwäche besteht eine sehr geringe Konflikttoleranz - schon bei minimalen Belastungen kommt es zum Auftreten von starker Angst in Verbindung mit heftigen Überforderungsgefühlen; nicht selten schlägt die ursprüngliche Angst in impulsives aggressives Verhalten um (z.B. bei Borderline-Persönlichkeitsstörung). Die fehlenden Konfliktbewältigungsmöglichkeiten sind direkte Folgen eines primären Entwicklungsschadens, wie er z.B. unter den Bedingungen von grober Vernachlässigung emotionaler Basisbedürfnisse, Misshandlung, sexuellen und/ oder aggressiven Missbrauchs eintreten kann.

Beide Modelle lassen sich fruchtbar um die bereits erwähnten bindungstheoretischen Annahmen bezüglich der Internalisierung von Beziehungserfahrungen im Kindesalter ergänzen, wobei hier vor allem die Ausgestaltung von intrapsychischen Selbst- und Objektrepräsentanzen angesprochen ist. Unsichere Bindungserfahrungen bedingen häufig eine ängstlich-unsichere, vor allem auf Außensteuerung (Bezugspersonen) angewiesene Selbststeuerung des Individuums, wie oben skizziert wurde.

In diesen psychoanalytischen Konzepten fehlen weitgehend lerntheoretische Überlegungen, insbesondere mit Hinblick auf die symptomerhaltenden Bedingungen (z.B. negative Verstärkung von Vermeidungsverhalten). Gerade diese dürften aber für die Chronifizierung von Angststörungen eine wesentliche Rolle spielen (vgl. Hand 1989, Schneider & Margraf 1998).

Shear et al. (1993) haben in jüngerer Zeit ein beispielhaftes Modell zur Ätiopathogenese der Panikstörung vorgestellt, bei der neben psychologischen wesentlich auch neurophysiologische Gesichtspunkte berücksichtigt wurden: begünstigend für die Entwicklung einer Panikstörung ist demzufolge vermutlich eine angeborene erhöhte neurophysiologische Erregbarkeit. Kinder, die davon betroffen sind, werden durch einen ungünstigen Erziehungsstil der Eltern (der z.B. primär Angst machend ist) zusätzlich in ihrer psychischen Entwicklung beeinträchtigt, insbesondere, was das Erleben von stabilen und empathischen Beziehungen und Ausbildung reiferer Bewältigungsmöglichkeiten von Konflikten anbelangt. In der Folge werden vermehrt intensive negative Affekte erlebt, die ihrerseits zu einer weiteren Zunahme der neurophysiologischen Erregbarkeit führen. Treten später nun biologisch oder psychologisch bedeutsame Belastungsereignisse auf, werden die ohnehin eingeschränkten Möglichkeiten der intrapsychischen Konfliktbewältigung überschritten, neben einer zunehmenden Erosion des Sicherheitsgefühls in Verbindung mit dem Erlebnis eines inneren Kontrollverlusts kommt es zu einer massiven neurophysiologischen Aktivierung, was sich schließlich bis zu einem Panikanfall aufschaukeln kann.

In seiner Integration unterschiedlicher Theorieansätze, das auch neurobiologische Aspekte mit berücksichtigt, scheint mir das zuletzt skizzierte Modell beispielhaft und richtungsweisend zu sein.

Literatur

Ainsworth, M., Blehar, M., Waters, E., Wall, S. (1978). Patterns of attachement. A psychological study of the strange situation. Hillsdale/NY: Erlbaum.

Bassler, M. (2000). Psychodynamische Therapie bei Patienten mit Angststörungen. In Möller, H., J. (Hrsg.): Psychiatrische Therapie. 2. Aufl. Berlin, Göttingen, Heidelberg: Springer: 722-731.

Bowlby, J. (1976). Trennung. Psychische Schäden als Folge der Trennung von Mutter und Kind. München: Kindler

Dornes, M. (1993). Der kompetente Säugling. Die präverbale Entwicklung des Menschen. Frankfurt: Fischer.

Dornes, M. (1997). Die frühe Kindheit. Entwicklungspsychologie der ersten Lebensjahre. Frankfurt: Fischer.

Freud, S. (1926). Hemmung, Symptom, Angst. Ges. W. Bd. XIV. Frankfurt: Fischer 1975.

Hand, I. (1989). Verhaltenstherapie bei schweren Phobien und Panik – psychologische und medizinische Aspekte. In: Hand., I., Wittchen, H.U. (Hrsg.). Verhaltenstherapie in der Medizin. Berlin, Heidelberg, New York, Tokyo: Springer.

Hoffmann, S.O., Hochapfel, G. (1999). Neurosenlehre, Psychotherapeutische und Psychosomatische Medizin. 6. Aufl., Stuttgart: Schattauer.

Izard, C.,E. (1977). Human Emotions. New York: Plenum Press.

Leventhal, H. (1980). Towards a comprehensive theory of emotion. In Berkowitz, L. (Hrsg.): Advances in experimental social psychology. Bd. 13, New York 1980: Academic Press

Lewis, M., Brooks, J. (1978). Self-knowledge and emotional development. In Lewis, M., Rosenbaum, L. (Eds.): The development of affect. New York: Plenum Press.

Schneider, S., Margraf, J. (1998). Agoraphobie und Panikstörung. Göttingen, Bern, Toronto, Seattle: Hogrefe-Verlag

Shear, M., K., Cooper, A., M., Klerman, G., L., Busch, F., N., Shapiro, T (1993): A psychodynamic model of panic disorder. Am J Psychiatry 150, 859-866.

Winnicott, D., W. (1973). Objektverwendung und Identifizierung. In Winnicott, D., W. (Hrsg.): Vom Spiel zur Kreativität. Stuttgart, Klett-Cotta: 101-110.

2.2.3. Kognitiv-behaviorale Theorien

(H. Peter, M. Rufer)

2.2.3.1. Kognitives Modell der Panikstörung

Panikattacken wurden ursprünglich als ein rein biologisches, im Wesentlichen genetisch determiniertes Phänomen angesehen. Eine Panikstörung galt als eine biologische Dysfunktion mit spontanen Angstanfälle, die zwar durch eine Reihe von pharmakologischen oder physiologischen Methoden ausgelöst werden können, für die Betroffenen in vivo jedoch zumeist unvorhersehbar, unkontrollierbar und psychotherapeutisch nicht beeinflussbar bleibt. Mit der Entwicklung eines psychophysiologischen Modells von Panikattacken wurden diese Grundannahmen in Zweifel gezogen und das biologische Paradigma um mehrere, bis dahin unberücksichtigte Aspekte erweitert. Als Grundlage für das kognitive Modell postulierte Clark (1986) die Hypothese, dass Panikattacken durch eine Fehldeutung körperlicher Sensationen entstehen. Typischerweise, aber nicht zwangsläufig, treten diese körperlichen Phänomene auch bei einer Angstreaktion auf (Herzklopfen, Atemnot, Schwindel etc.). Clark geht davon aus, dass z.B. eine körperlich gesunde Person einen verstärkt spürbaren Herzschlag als Anzeichen einer drohenden Herzattacken interpretiert, in der Folge Ängste entwickelt, die ihrerseits mit einer körperlicher Begleitsymptomatik, z.B. einem weiteren Anstieg der Herzfrequenz einhergehen. Die Zunahme der Palpitation wird als Bestätigung der Erwartungsangst (nahende Herzattacke) gedeutet. Es resultiert eine positive Rückkoppelungsschleife, die in einen sich rasant eskalierenden Teufelskreis mündet, der durch verschiedene externe, aber auch interne Stimuli getriggert werden kann (☞ Abb. 2.1).

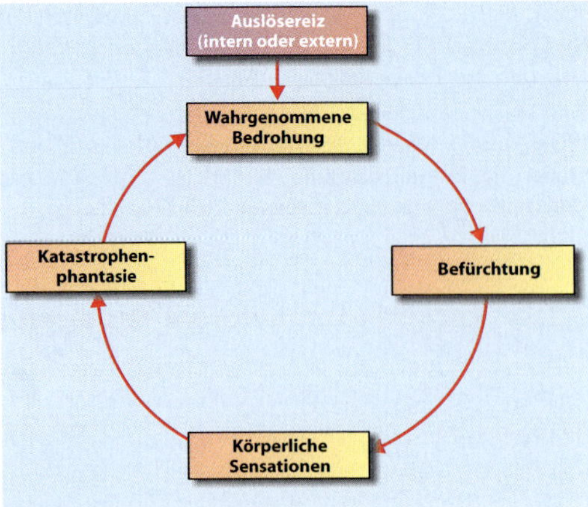

Abb. 2.1: Kognitives Modell von Panikattacken nach Clark (1986).

> Diesem Modell zufolge sind also auch Angstattacken, die nicht offensichtlich durch äußere Faktoren ausgelöst werden, nicht Ausdruck eines spontan ablaufenden biologischen Programms, sondern eine komplexe Interaktion zwischen psychologischen und physiologischen Faktoren.

Die hieraus abgeleiteten kognitiven und behavioralen Interventionsstrategien haben sich in einer Vielzahl von Studien (siehe Barlow, 1997) als außergewöhnlich erfolgreich erwiesen, wodurch die Grundaussagen der Theorie überzeugend untermauert wurden. Im deutschsprachigem Raum wurde dieses Modell vor allem von Margraf und seiner Arbeitsgruppe (Margraf und Schneider, 1999) weiterentwickelt und therapeutisch nutzbar gemacht.

2.2.3.2. Erwartungsängste bei der Panikstörung

Der oben beschriebene Circulus vitiosus entwickelt und etabliert sich im Rahmen eines Lernprozesses. Mit Auftreten der ersten Panikattacken entstehen Erwartungsängste vor einem erneuten Angstanfall. Die *Angst vor der Angst* mündet in ein erhöhtes Angstniveau, eine gesteigerte Angstbereitschaft sowie in eine Sensibilisierung gegenüber körperlichen Sensationen, die als interne Auslöser für weitere Panikattacke fungieren (Clark, 1986). In der Folge kommt es zu einer Häufung von Panikattacken. Das psychologische Modell der Erwartungsängste steht im Einklang mit der klinischen Realität: Bei der Entwicklung einer Panikstörung beschreiben die Patienten nach der ersten Attacke häufig eine erhöhte Anspannung mit Erwartungsängsten, und es tritt eine ganze Serie von weiteren Angstanfällen auf.

2.2.3.3. Erwartungsängste und Meidungsverhalten bei der Agoraphobie

Der Einfluss von Erwartungsängsten ist bei der Entstehung und Aufrechterhaltung der Agoraphobie noch offensichtlicher als bei der Panikstörung. Angstanfälle in Agoraphobie spezifischen Situationen können und werden zumeist durch Fluchtverhalten am Beginn einer Attacke unterbrochen. Der Patient zieht aus dieser Lernerfahrungen typischerweise zwei dysfunktionale Schlussfolgerungen, die sich im Verlauf in stabilen Verhaltensweisen und Erwartungen manifestieren:

- "Die Angst steigt endlos bis ins Unermessliche." Es entwickeln sich Katastrophenphantasien über das Ausmaß und die Dauer der phobischen Endangst
- "Nur die Flucht aus oder das Vermeiden von angstauslösenden Situationen führt zur Angstreduktion." Fluchtverhalten und Meidungsverhalten werden durch unmittelbare Angstreduktion bzw. Ausbleiben der Ängste operant verstärkt

Häufig kommt es zu einer Generalisierung von Erwartungsängsten und Meidungsverhalten auf andere Agoraphobie typische Situationen. Ähnlich wie bei der Panikstörung resultiert hieraus eine positive Rückkoppelungsschleife, in der sich Erwartungsängste und Meidungsverhalten zu einem stabilen Circulus vitiosus aufschaukeln (Marks, 1987). Dieses Modell wird durch den außerordentliche Erfolg der Expositionsbehandlung (Jansson und Öst, 1982; Peter und Hand, 1999) in wesentlichen Teilen unterstützt.

2.2.3.4. Zwei-Faktoren-Theorie der Agoraphobie

Die Zwei-Faktoren-Theorie von Mowrer (1960) war lange Zeit das einflussreichste lerntheoretische Modell zur Ätiologie der Agoraphobie. Mowrer ging davon aus, dass neben den oben beschriebenen operanten auch klassische Konditionierungsprozesse bei der Entstehung der Störung beteiligt sind.

Ein traumatisches Erlebnis sollte demnach einen ursprünglich neutralen Reiz mit einer Angstreaktion assoziiert haben (klassische Konditionierung). In der klinischen Realität ließ sich diese Annahme jedoch zumeist nicht bestätigen.

2.2.3.5. Intrapsychische Bedingungen

Die beschriebenen kognitiven Modelle bieten zwar eine plausible Erklärung für die Ausbreitung und Aufrechterhaltung von Panikstörungen und Agoraphobien, für das Entstehen bzw. Nicht-Entstehen dieser Ängste bei unterschiedlichen Individuen besitzen sie jedoch keine hinreichend Aussagekraft. Das Auftreten einer oder mehrerer Panikattacken führt keineswegs in der Regel, sondern nur im Ausnahmefall zur Entwicklung einer Panikstörung. Nur in einem von 30 Fällen resultiert nach einer oder zwei Panikattacken eine Panikstörung (Norton et al., 1986a; Norton et al., 1986b). Bei der Entstehung von Panikstörungen und Agoraphobien müssen somit andere Faktoren beteiligt. Folgende Modelle werden als prädisponierende, intrapsychische Bedingungen für die Krankheitsentstehung und möglicherweise auch für die Symptomwahl diskutiert.

2.2.3.6. Angstsensitivität

Bei der Angstsensitivität (Reiss, 1991; Reiss und NcNally, 1985) handelt es sich um ein kognitives Konstrukt, dass eine überdauernde Angst vor dem Erleben von Angstsensationen beschreibt. Grundlegend wird hierbei die tiefgreifende Überzeugung über die Gefährlichkeit von Angstsensationen angesehen. Anders jedoch als bei dem bereits dargestellten Teufelskreis der Angst ist eine negative Lernerfahrung durch Panikattacken und die daraus resultierenden Erwartungsängste keine notwendige Voraussetzung, um eine solche Fehlinterpretation in Gang zu setzten und aufrechtzuerhalten. Vielmehr ist das Erleben von Panikattacken nur einer von vielen plausiblen Wegen, dysfunktionale Kognitionen über die körperliche oder soziale Schädlichkeit von Angst zu entwickeln (Reiss et al., 1986). In den meisten Fällen wird Angstsensitivität als eine bereits vor der ersten Panikattacke, aufgrund früherer Lernerfahrungen bestehende Attributionstendenz angesehen, die eine wesentliche Voraussetzung für die Entstehung von Panikstörungen und Agoraphobien sein soll. Tatsächlich zeigen Studien, dass Panikpatienten und Agoraphobiker eine stärkere Angstsensitivität aufweisen im Vergleich zu Patienten mit anderen Angststörungen und gesunden Kontrollpersonen (Reiss et al., 1986; Taylor, 1994).

2.2.3.7. Preparedness

Während das Konzept der Angstsensitivität die erhöhte Neigung zu Panikattacken plausibel erklären kann, lässt sich der Zusammenhang mit spezifischen agoraphobischen Ängsten hierdurch wenig überzeugend ableiten. Die ursprünglich lerntheoretische Annahme der Äquipotenzialität, d. h. jeder unkonditionierte Stimulus kann mit gleicher Wahrscheinlichkeit phobisch konditioniert werden, musste verworfen werden. Vielmehr findet sich eine Häufung charakteristischer, phobischer Objekte, die unabhängig von ihrer realen Gefährlichkeit und von kulturellen Unterschieden stabil ist. Dieser Umstand führte zur Entwicklung der Preparedness-Theorie (Seligman, 1971), wonach bestimmte Reiz-Reaktions-Verbindungen leichter gelernt werden, da sie biologisch vorbereitet sind. Die Wahl der phobischen Objekte könnte demnach eine genetisch bedingte, intrapsychische Grundlage haben.

Literatur

Barlow DH: Cognitive-behavioral therapy for panic disorder: current status. J Clin Psychiatry 1997;58 (suppl 2):32-36.

Clark DM: A cognitive approach to panic. Behav Res Ther 1986;24:461-470.

Jansson L, Öst LG: Behavioral treatments for agoraphobia: an evaluative review. Clin Psychol Rev 1982;2:311-336.

Margraf J, Schneider S: Paniksyndrom und Agoraphobie; in Margraf J (Hrsg.): Lehrbuch der Verhaltenstherapie. Band 2. Berlin, Springer, 1999, pp 1-27.

Marks IM: Fears, Phobias, and rituals. Panic, anxiety, and their disorders. New York, Oxford University Press, 1987.

Mowrer OH: Learning Theory and Behavior. New York, Wiley, 1960.

Norton GR, Harrison B, Hauch J, al. e: Characteristics of people with infrequent panic attacks. J Abnorm Psychol 1986a;94:216-221.

Norton RG, Dorward J, Cox BJ: Factors associated with panic attacks in nonclinical subjects. Behav Res Ther 1986b;17:239-252.

Peter H, Hand I: Wie wirksam ist Expositionstherapie bei Agoraphobie wirklich?, Psychotherapie in der Psychiatrie. Herausforderung für Wissenschaft und Praxis. III. Psychotherapiekongress der Deutschen Gesellschaft für Psychiatrie, Psychotherapie und Nervenheilkunde (DGPPN), 1999, Tübingen.

Reiss, S.: Expectancy theory of fear, anxieties, and panic. Clin Psychol Rev 1991;11:141-153.

Reiss S, NcNally RJ: Expectancy model of fear; in Reiss S, Bootzin RR (Hrsg.): Theoretical issues in behavior therapy. New York, Academic Press, 1985, pp 107-121.

Reiss S, Peterson RA, Gursky DM, McNally RJ: Anxiety sensivity, anxiety frequency and the prediction of fearfulness. Behav Res Ther 1986;24:1-8.

Seligman MEP: Phobias and preparedness. Behav Ther 1971;2:307-320.

Taylor S: Anxiety sensivity: theoretical perspectives and recent findings. Behav Res Ther 1994;33:243-258.

2.2.4. Pathogenetische Bedeutung von Neurotransmitterstörungen

(A. Broocks, D. Wedekind, B. Bandelow)

Klinische und experimentelle Befunde weisen auf Regulationsstörungen verschiedener Neurotransmittersynthesen bei Patienten mit Panikstörung hin. Von besonderer Wichtigkeit sind in diesem Zusammenhang Versuche, in denen Panikattacken durch Substanzen mit einem bestimmten Rezeptor-Protein ausgelöst werden können. In den folgenden Abschnitten sollen diese Befunde kurz zusammengefasst werden.

Unklar ist, inwieweit die im Folgenden referierten Befunde in Beziehung zu morphologischen Veränderungen stehen. Computertomographische und kernspintomographische Untersuchungen haben bei Patienten mit Panikstörung diskrete unspezifische Veränderungen gezeigt, die jedoch keine pathognomonische Zuordnung erlauben (Übersicht ☞ Kap. 2.2.6.). Funktionelle Untersuchungen der Hirndurchblutung und des Glukosestoffwechsels ergaben bisher kein einheitliches Bild. Bei Panikstörung fanden sich erhöhte rechtsseitige Werte im Sauerstoff-PET (Reiman et al., 1989a; Reiman et al., 1989b) und im HMPAO-SPECT (Nordahl et al., 1990; Schlegel 1995). Zahlreiche Befunde mit der fMRT, PET und SPECT geben Hinweise auf Dysfunktionen oder verstärkte Aktivierbarkeit bestimmter Hirnregionen, insbesondere innerhalb des "Angstnetzwerks" (Gorman et al., 2000) bei phobischer oder pharmakologischer Induktion (☞ Kap. 2.2.6.). Mit Hilfe einer EEG-Mapping-Technik wurden in einer aktuellen Studie Hinweise auf eine verstärkte Aktivierung rechts frontal gelegener Hirnareale gefunden; dies traf sowohl unter Ruhebedingungen als auch für Situationen zu, in denen ein Vermeidungsverhalten aktiviert wurde (Wiedemann et al., 1999).

2.2.4.1. Serotonerges System

Die neuronalen Netzwerke des ZNS sind in komplexer Weise miteinander verschaltet und scheinen ihre Plastizität zeitlebens nicht zu verlieren. Die verschiedenen Neurotransmittersysteme unterscheiden sich topographisch, insbesondere durch die unterschiedliche Reichweite ihrer Projektionen, und durch die Verwendung spezifischer Transmittersubstanzen. Das serotonerge System scheint sich durch ausgeprägte global-modulatorische Eigenschaften auszuzeichnen. Seine in den Raphe-Kernen im Mittelhirn lokalisierten Ausgangszellen besitzen ausgesprochen lange und stark verzweigte Axone (Denan 1996). Das serotonerge System ist maßgeblich an der Regulation vegetativer, emotionaler und kognitiver Prozesse beteiligt. Verschiedene psychiatrische und neurologische Erkrankungen sind durch Auffälligkeiten von serotonergen Funktionsparameter gekennzeichnet (Charley et al. 1987b; Coplan et al. 1992; Gorman 1992; Gorman et al. 1989b; Murphy 1990; Murphy and Pigott 1990; Siever et al. 1991). Patienten mit Panikstörung zeichnen sich durch eine Überempfindlichkeit für den direkten Serotonin-Agonisten meta-Chlorophenylpiperazin (m-CPP) aus. Die einmalige Gabe von 0,25 mg/kg m-CPP per os führte bei einem Teil dieser Patienten zu einer vorübergehenden Angstverstärkung, während gesunde Kontrollpersonen unter derselben Dosierung symptomlos blieben (Broocks et al. 2000a; Kahn et al. 1988a; Kahn et al. 1988b). Dieser Befund wurde als Hinweis auf eine Hypersensibilisierung von 5-HT_{2C}-Rezeptoren gewertet, da m-CPP mit hoher Affinität an diesen Rezeptor-Subtyp bindet. Durch Ritanserin, einem 5-$HT_{2A/2C}$-Antagonisten, ließ sich die anxiogene Wirkung von m-CPP blockieren (Seibel et al. 1991). Nach Gabe von Fenfluramin, das zur präsynaptischen Freisetzung von Serotonin führt, kam es bei Patienten mit Panikerkrankung ebenfalls signifikant häufiger zu Angstattacken als bei gesunden Kontrollpersonen (Targum 1992). Umgekehrt bewirkte der 5-HT_{1A}-Rezeptor-Agonist Ipsapiron bei Patienten mit Panikstörung eine im Vergleich zu Kontrollen abgeschwächte Sekretion von Kortisol und ACTH sowie ein vermindertes Absinken der Körpertemperatur (Broocks et al. 2000a; Lesch et al. 1992). Von den Autoren wird aus diesem Befund geschlossen, dass die Panikstörung u.a. durch subsensitive präsynaptische 5-HT_{1A}-Rezeptoren charakterisiert ist. Im Tierversuch wird diese Annahme dadurch bekräftigt, das die chronische Gabe eines Serotonin-Wiederaufnahmehemmers (Imipramin) die 5-HT_{1A}-vermittelte Inhibition von Panikverhalten im dorsalen periaquäduktalen Grau verstärkt (Jacob et al. 2002). Ebenso zeigte sich bei Panikpatienten eine geringere Bindung eines selektiven Rezeptorliganden an 5-HT_{1A}-Rezeptoren im vorderen und hinteren Gyrus cinguli und in den Raphekernen (Neumeister et al. 2004).Die Aktivierung von 5-HT_{1A}- bzw. 5-HT_{2C}-Rezeptoren führt vielfach zu entgegengesetzten Wirkungen (z.B. Anxiolyse/Angstverstärkung, Hypothermie/Hyperthermie). Es ist möglich, dass eine Störung des Gleichgewichts dieser beiden Subrezeptoren zu einer erhöhten Angstbereitschaft der untersuchten Patientengruppe beiträgt. Signifikant geringere nächtliche Melatoninwerte weisen ebenfalls auf eine Dysfunktion des serotonergen Systems hin (McIntyre et al. 1989). Die Gabe der Serotoninvorstufen Tryptophan oder 5-Hydroxytryptophan (5-HTP) führte zusammenfassend weder zu abnormen neurobiologischen Reaktionen noch zu einer Besserung der Symptomatik. Eine Tryptophangabe vor einem Provokationstest mit 35% Kohlendioxid konnte bei Patienten jedoch eine Abschwächung der Paniksymptome bewirken (Schruers et al. 2002). Im Gegensatz zur Depression löst eine Tryptophan-Depletion keine Angstsymptome aus (Goddard et al., 1994). Eine Studie konnte aber zeigen, dass der Benzodiazepinantagonist Flumazenil nach einer raschen Senkung des Serotoninspiegels im Gehirn durch Tryptophan-Depletion verstärkt Paniksymptome auslösen kann (Bell et al., 2002).

Ein weiterer Hinweis auf die Beteiligung serotonerger Systeme an der Pathophysiologie der Panikstörung ist die gute therapeutische Wirksamkeit von Arzneimitteln, die zu einer Hemmung der Serotonin-Wiederaufnahme führen (z.B. Clomipramin, Imipramin, Fluoxetin, Paroxetin, Sertralin, Citalopram, Escitalopram). Häufig wird nach Gabe dieser Arzneimittel ein so genannter "biphasischer Effekt" mit initialer Zunahme der Symptomatik beobachtet. Dies wurde als Hinweis auf eine Hypersensitivität postsynaptischer Serotonin-Rezeptoren betrachtet, die plötzlich mit einem vermehrten Serotonin-Angebot konfrontiert sind (Gorman 1987; Modigh et al., 1992). Im Laufe von zwei bis sechs Wochen kommt es bei den meisten Patienten zu einer signifikanten Abnahme der Panikattacken (Broocks et al., 1998; den Boer et al., 1987; Johnston et al., 1988; Modigh et al., 1992; Westenberg et al., 1987). Es gibt Hinweise darauf, dass dieser längerfristige therapeutische Effekt mit einer "Downregulation" (= Herabregulation) von bestimmten 5-HT-Rezeptoren und anderen neuroadaptiven Prozessen zusammenhängt. Die postulierte gesteigerte "5-HT_{2C}-Responsiveness" könnte genetisch bedingt sein oder sich als Folge frühkindlicher Traumata oder anderer Umwelteinflüsse später entwickeln. Tierexperimentell konnte gezeigt werden, dass intensive Stressbelastungen in den frühen Entwicklungsphasen zu einer gestörten Ausreifung des serotonergen Systems führt (Kraemer 1997; Kraemer et al., 1989). Eine verminderte Verfügbarkeit von Serotonin in bestimmten Hirnarealen würde sekundär eine erhöhte Empfindlichkeit postsynaptischer Rezeptorsysteme bewirken.

In einer eigenen klinischen Studie an Patienten mit Panikstörung führten sowohl Clomipramin als auch Ausdauertraining im Vergleich zur Plazebobehandlung zu einer signifikanten Besserung der Angstsymptomatik (Broocks et al., 1998). Vor und nach der Behandlungsphase wurden neuroendokrine Funktionstests mit Ipsapiron und m-CPP zur Beurteilung der Reaktionsbereitschaft zentraler 5-HT_{1A}- und 5-HT_{2C}-Rezeptoren durchgeführt. Nach zehnwöchiger Behandlung mit Clomipramin oder Sport wurden sowohl im m-CPP-Test als auch im Ipsapiron-Test abgeschwächte psychische Reaktionsantworten beobachtet, was gegen einen spezifischen Effekt der jeweiligen Behandlungen auf einen bestimmten Rezeptor-Subtyp sprechen würde (Broocks et al., 2000a, b). Grundsätzlich muss aber bedacht werden, dass die alleinige Abnahme der psychischen Reaktionsantworten ein unspezifisches Zeichen der klinischen Besserung darstellen könnte. Deshalb ist für die vorliegende Fragestellung die Analyse der Hormonantworten von besonderer Bedeutung, da diese weniger von kognitiven Faktoren beeinflusst werden. Interessanterweise führte die Stimulation von 5-HT_{2C}-Rezeptoren durch m-CPP zu einer im Vergleich zur Situation vor der Therapie deutlichen Abschwächung der neuroendokrinen Reaktionsantworten, während nach Stimulation der 5-

HT_{1A}-Rezeptoren durch Ipsapiron eine vergleichsweise stärkere Hormonsekretion auftrat. Dies traf sowohl für die zehnwöchige Behandlung mit Clomipramin als auch für die Sporttherapie zu (Broocks et al., 2000a, b).

2.2.4.2. Noradrenerges System

> Durch elektrische Stimulation des Locus coeruleus lässt sich bei Affen eine Reaktion auslösen, die mit Panikreaktionen beim Menschen vergleichbar ist (Redmond 1977).

Diese Reaktion kann durch Läsionen des Locus coeruleus, anti-adrenerge und anxiolytische Substanzen aufgehoben werden (Redmond 1977). Das Kerngebiet des Locus coeruleus produziert etwa 70 % des im Gehirn nachweisbaren Noradrenalins und hat efferente Verbindungen u. a. zu Hypothalamus und Hippocampus, Amygdala und weiten Bereichen des Cortex (Nauta and Feirtag 1990). Die Aktivität des Locus coeruleus wird über präsynaptische alpha-2-Adrenorezeptoren moduliert. Die Stimulation dieser Autorezeptoren senkt die Entladungsrate der noradrenergen Neurone und vermindert die Freisetzung von Noradrenalin. Dagegen bewirkt die Applikation von Yohimbin, einem Antagonisten der alpha-2-Adrenorezeptoren, eine Zunahme der Aktivität des Locus coeruleus. In einer Dosis von 20 mg löste Yohimbin bei Patienten mit Panikstörung signifikant häufiger Angstattacken aus als bei gesunden Kontrollpersonen (Albus et al., 1992; Charney and Heninger 1986; Charney et al., 1987a). Alprazolam senkt basale Werte von MHPG (Methoxyhydrophenylglykol), dem Hauptmetaboliten des Noradrenalins, und schwächt Yohimbin-induzierte Erhöhungen ab (Zwanzger et al., 2003). Der alpha-2-Agonist Clonidin verfügt dagegen über einen anxiolytischen Effekt und bewirkt eine im Vergleich zu Kontrollpersonen stärker ausgeprägte Senkung von Blutdruck und MHPG (Coplan et al., 1995; Nutt, 1989). Vor dem Hintergrund dieser Befunde wurde für die Panikstörung eine Hypersensitivität präsynaptischer alpha-2-Rezeptoren angenommen (Charney and Heninger, 1986; Charney et al., 1987a). Bei Patienten mit Depression, Schizophrenie, generalisierter Angst und Zwangserkrankung ließen sich nach Yohimbin-Gabe seltener Angstreaktionen auslösen (Heninger et al., 1988). Eine Ausnahme hiervon bilden Patienten mit posttraumatischer Belastungsstörung, die ebenfalls auf Yohimbin mit Angst und "Flashbacks" reagieren (Southwick et al., 1997a). Im Vergleich zu Kontrollpersonen zeigten Patienten mit Panikstörung oder PTBS nach Yohimbin-Gabe neben einer gesteigerten kardiovaskulären Response eine signifikant verstärkte Sekretion von MHPG und Kortisol (Gurguis et al., 1997; Southwick et al., 1997b). In einer Studie an gesunden Kontrollpersonen konnte gezeigt werden, dass der exzitatorische Effekt von Yohimbin zu einer vergrößerten Amplitude und einer verkürzten Latenz des akustischen Startle-Reflexes geführt hat (Morgan et al., 1993). Auch bei Patienten mit PTBS wurde unter emotionaler Anspannung eine verstärkte Startle-Response beschrieben und als Ausdruck eines erhöhten zentralen noradrenergen Tonus interpretiert (Morgan et al., 1995). Neuere Untersuchungen legen nahe, dass bei der Panikstörung weniger periphere Funktionen des vegetativen Nervensystems verändert sind als vielmehr zentrale neurobiologische Systeme, über die der Sympathikotonus reguliert wird (Wilkinson et al., 1998).

> Die übergreifende Betrachtung der bekannten Befunde machen deutlich, dass neben serotonergen Regelkreisen auch das noradrenerge Neurotransmittersystem eine zentrale Rolle in der Pathogenese von Angst und Panik spielt (Sullivan et al., 1999).

2.2.4.3. GABAerges System

Die am raschesten anxiolytisch wirkenden Medikamente sind die Benzodiazepine, die an den GABA-Rezeptorkomplex binden. GABA (gamma-Aminobuttersäure) ist ein inhibitorischer Neurotransmitter, der an etwa einem Drittel der Gehirnsynapsen beteiligt ist. Die GABA-Wirkung wird durch Benzodiazepine verstärkt. $GABA_A$- und $GABA_B$-Rezeptoren finden sich in hoher Dichte im Kortex, im Kleinhirn, im basolateralen und lateralen Amygdalakern, im Locus coeruleus und im Hippocampus (Coplan und Lydiard 1998). Die für Angst relevanten Benzodiazepin-Rezeptoren befinden sich vorwiegend im Hippocampus. Benzodiazepin-Antagonisten wie z.B. Flumazenil heben die Wirkung von Agonisten und inversen Agonisten auf, zeigen aber auch selbst intrinsische Effekte (Nutt et al., 1990; Steiger et al., 1994).

Es gibt einige Hinweise darauf, dass Angststörungen mit einer veränderten Empfindlichkeit bzw. Dichte GABAerger Rezeptoren einhergehen. Im Vergleich zu Kontrollpersonen löste Flumazenil (2 mg i.v.) bei Patienten mit Panikstörung signifikant häufiger Angstattacken aus (Nutt et al., 1990). Dieser Befund konnte in einer neueren Studie allerdings nicht repliziert werden (Ströhle et al., 1997). Eine mögliche Erklärung besteht in einigen methodischen Abweichungen sowie unterschiedlichen klinischen Charakteristika der Patienten-Stichproben (Potokar et al., 1999). Patienten, die nach einer Behandlung mit dem SSRI Paroxetin gebessert waren, bekamen nach Flumazenilgabe jedoch keine Panikattacken mehr (Nutt et al., 1999). Steigende Dosen von Diazepam führten bei Patienten mit Panikerkrankung und gesunden Kontrollpersonen zu einer Abnahme der Geschwindigkeit sakkadischer Augenbewegungen (Roy-Byrne et al., 1990). Die Empfindlichkeit gegenüber Diazepam war bei den Angstpatienten im Vergleich zur Kontrollgruppe geringer. Diese Befunde wären mit einer Herabregulation bzw. einer funktionellen Unterempfindlichkeit des Benzodiazepin-Rezeptors bei Patienten mit Panikerkrankung vereinbar. Eine weitere Bestätigung dieser Hypothese ergibt sich aus neueren Studien, in denen mittels PET und SPECT eine signifikante Abnahme von $GABA_A$-Rezeptoren in einigen Hirnarealen bei Patienten mit Panikstörung gefunden wurde (Kaschka et al., 1995; Kuikka et al., 1995; Malizia et al., 1998; Schlegel et al., 1994). Diese Abnahme war in den Hirnbereichen am stärksten ausgeprägt, die an der zentralnervösen Verarbeitung von Angst beteiligt sind (Malizia et al., 1998).

Bei längerer Behandlung von Panikpatienten mit Alprazolam kam es zu einer deutlich verminderten psychischen und neuroendokrinen Reaktion nach Gabe von Yohimbin; dies kann als ein indirekter Hinweis auf eine funktionelle Interaktion zwischen noradrenergen und GABAergen Systemen (Charney and Heninger 1985) gedeutet werden.

Im folgenden Abschnitt sollen kurz weitere Provokationsparadigmen referiert werden, die experimentell Angstzustände auslösen können.

Laktatinfusionen

Je nach Studie führen intravenöse Infusionen von 0,5-1,0 mol Natriumlaktatlösung bei 26-100 % der Patienten zum Auftreten von Panikattacken. Bei gesunden Probanden ist dies nur in 0-30 % der Fälle zu beobachten (Gorman et al., 1989a). Patienten mit Panikattacken in der Anamnese besitzen auch dann eine erhöhte Sensitivität auf Natriumlaktat, wenn sie sich in der Remissionsphase befinden (McGrath et al., 1985). Im Gegensatz dazu reagieren Patienten mit Depression, generalisierter Angststörung, Zwangserkrankung und sozialer Phobie auf Laktatinfusionen nicht häufiger mit Panik als gesunde Kontrollpersonen (Holsboer 1993). Damit scheint die Laktat-Vulnerabilität ein Trait-Marker für Patienten zu sein, bei denen eine Disposition zu Panikattacken besteht. Selbst durch Laktatinfusionen während des Schlafes kam es bei den Patienten, die zuvor Panikattacken erlitten, zu größeren Herzfrequenzzunahmen und zu stärkerer Sauerstoffsättigung als bei Kontrollpersonen (Koenigsberg et al., 1994). Das aktuell vor der Infusion bestehende Angstniveau fungiert dabei als Prädiktor für das Auftreten von Panikattacken (Ehlers et al., 1986; Yeragani et al., 1994). Der zur Laktat-induzierten Panikattacke führende Mechanismus ist umstritten. Diskutiert wird, dass eine durch Laktat ausgelöste Alkalose eine Vasokonstriktion der Hirngefäße bewirke (Carr und Sheehan 1984; Charney und Bremner 1999), die in der Folge zu einer zerebralen Ischämie führe. Über eine intrazelluläre Azidose würden dann weitere Mechanismen in Gang gesetzt, die zur Panikattacke führten. Interessant ist in diesem Zusammenhang, dass ein ergometrisch, also durch motorische Aktivität induzierter Laktat-Anstieg bei Patienten mit Panikstörung nur sehr selten Panikattacken auslöste (Broocks et al., 1997; Martinsen et al., 1998).

CO_2-Inhalationsexperimente

Erstmals wurde von Cohen und White 1950 beobachtet, dass kleine Mengen von CO_2 (4 %) bei "neurozirkulatorischen Asthenikern" während der Inhalation zu Panikattacken führen (Cohen and White 1951). In weiteren Studien zeigte sich, dass längerfristige Inhalation von mit 4 %-7,5 % CO_2 angereicherter Luft ebenso wie einmalige Inhalation von 35 % CO_2 bei Patienten mit Panikerkrankung Angstattacken induziert, während gesunde Kontrollpersonen bei diesen Konzentrationen nicht in der gleichen Form reagieren (Albus 1991; Gorman et al., 1988; Holsboer 1993). Der Grund für die bei dieser Patientengruppe häufig zu beobachtende Hyperventilation könnte darin bestehen, dass die Patienten aufgrund überempfindlicher CO_2-Sensoren versuchen, den CO_2-Partialdruck unter einer gewissen Schwelle zu halten, da sonst ein "falscher Erstickungsalarm" ausgelöst würde (Klein 1993).

Coffein

Patienten mit Panikerkrankung reagierten auf Koffein-Gabe empfindlicher als gesunde Kontrollpersonen (Boulenger et al., 1982; Boulenger et al., 1984; Klein et al., 1991; Uhde et al., 1992). Über den zugrunde liegenden Mechanismus der anxiogene Wirkung des Koffeins werden zwei Möglichkeiten diskutiert. Nach Koffein-Gabe wurde einerseits eine Steigerung der endogenen Laktatspiegel beobachtet, andererseits scheint Kodein zentrale Adenosin-Rezeptoren zu blockieren und damit zu einer sekundären Aktivierung des Locus coeruleus zu führen (Boulenger et al., 1982). Die Frage, ob eine erhöhte Adenosin-Rezeptor-Empfindlichkeit eine kausale Rolle bei Angsterkrankungen spielt, konnte bisher nicht geklärt werden.

Cholecystokinin (CCK)

Cholecystokinin wurde ursprünglich im Gastrointestinaltrakt entdeckt, erfüllt aber auch die Kriterien eines Neurotransmitters (Beinfeld and Palkovits 1981). Hohe Konzentrationen von CCK liegen in verschiedenen Regionen des Gehirns wie Cortex, Amygdala und Hippocampus vor. Es wird bei Stressreaktionen vermehrt freigesetzt (Kandel 1999; Krystal et al. 1996). Eine hohe Dichte von CCK-Rezeptoren befinden sich möglicherweise im oder in der Nähe des Nucleus solitarius (Coplan und Lydiard 1998). Es konnte gezeigt werden, dass die Gabe von CCK-4, einem von Cholecystokinin abgeleiteten Tetrapeptid, Panikattacken bei gesunden Kontrollpersonen induzieren kann (de Montigny 1989). In Studien, die an Patienten mit Panikstörung durchgeführt wurden, kam es bereits bei geringen Dosen zum Auftreten von Panikattacken (Bradwejn et al., 1991). Der diesen Beobachtungen zugrunde liegende Wirkmechanismus ist noch unklar. Da CCK-4 subjektiv zu Symptomen wie Dyspnoe, Palpitationen, Schwitzen, Ohnmachtsgefühl, Schwindel, Zittern, Übelkeit sowie Hitze- und Kältegefühlen führt, kann nicht ausgeschlossen werden, dass Angstpatienten stärker als Gesunde dazu neigen, diese Symptome als Ausdruck einer gefährlichen Komplikation zu interpretieren. Panikattacken können hiermit auch im Schlaf ausgelöst werden, was dagegen spricht, dass es grundsätzlich einem erhöhten Arousal oder Stress zur Auslösung einer Panikattacke bedarf (Geraci et al., 2002). Die Behandlung mit Fluvoxamin führte zu einer deutlichen Abnahme der CCK-4-induzierten Panikattacken (van Megen et al., 1997). Dies traf allerdings besonders für die Therapie-Responder zu (83 % ohne Panikattacken nach CCK-4), während nur 28 % der erfolglos mit Fluvoxamin behandelten Patienten während des CCK-4-Tests ohne Panikattacken blieben. Die Autoren interpretieren die Ergebnisse als Hinweis für eine Interaktion des serotonergen Systems mit Cholezystokinin. Auf der anderen Seite machen die Ergebnisse deutlich, dass weniger die biochemische Anwesenheit von Fluvoxamin als vielmehr das Ausmaß der klinischen Besserung die Häufigkeit von CCK-4-induzierten Panikattacken bestimmt. Obwohl die Vorbehandlung mit dem CCK-Antagonisten L-365,260 CCK-4-induzierte Panikattacken verhinderte (Bradwejn et al., 1994), zeigte sich in Doppelblindstudien bei Panikpatienten keine therapeutische Wirkung (Kramer et al., 1995), ebenso wie für den NK_3-Antagonisten SR142801 (Kronenberg et al., 2005).

2.2.4.4. Interaktionen zwischen den einzelnen Neurotransmittersystemen

Es gibt Hinweise auf anatomische Verschaltungen und funktionelle Interaktionen zwischen den einzelnen Neurotransmittersystemen. Die Hauptkerngebiete des noradrenergen und des serotonergen Systems, der Locus coeruleus und der Nucleus raphe, sind durch serotonerge Projektionsfasern miteinander verbunden (Nauta and Feirtag 1990). Die Stimulation der dorsalen Raphekerne unterdrückt die durch Stressreize ausgelöste Zunahme der neuronalen Aktivität im Locus coeruleus. Dieser inhibitorische Effekt lässt sich durch Methysergid verhindern (Redmond 1977). Auch die direkte Applikation von Serotonin auf den Locus coeruleus führt zu einer Abnahme der neuronalen Aktivität (Redmond 1977). Umgekehrt bewirkt eine noradrenerge Stimulation vermehrte serotonerge Aktivität im Nucleus raphe.

Der Locus coeruleus erhält außerdem Afferenzen von CRH-Neuronen, die dem Nucleus paraventricularis entspringen. Diese Verbindungen machen die Aktivierung des sympathischen Nervensystems im Rahmen der neuroendokrinen Stressreaktion verständlich. Tierexperimentell bewirkt die zentrale Applikation von CRH ein vermehrtes Auftreten ängstlicher Verhaltensweisen in standardisierten Konfliktsituationen (Swerdlow et al., 1989). Dies führte zu der Überlegung, dass auch beim Menschen Angstsymptome mit einer CRH-Hypersekretion assoziiert sind. Umgekehrt war es möglich, durch Alprazolam die CRH-Konzentration im Locus coeruleus und im Hypothalamus zu reduzieren (Owens et al., 1989). Aufgrund neuroanatomischer Verbindungen zwischen noradrenergen Fasern des Locus coeruleus und dem Hypothalamus wird von manchen Autoren angenommen, dass Panikattacken durch eine entzügelte gegenseitige Steigerung der neuronalen Aktivität des Locus coeruleus und der hypothalamischen CRH-Neuronen entstehen (Holsboer 1993; Sullivan et al., 1999).

Die anxiolytische Wirksamkeit von Benzodiazepinen geht mit Veränderungen der serotonergen Neurotransmission einher. Benzodiazepine führen zu einer verminderten Ausschüttung und einem verminderten Umsatz von Serotonin, wodurch sich eine gemeinsame funktionelle Endstrecke mit Substanzen wie Buspiron und Ipsapiron ergibt, die ebenfalls zu einer verminderten zentralen serotonergen Neurotransmission führen. Diesen klinischen Beobachtungen entsprechen neurochemisch gesicherte Interaktionen zwischen serotonergen und GABAergen Neuronensystemen. GABA-Agonisten führen zu einer Abnahme der Serotoninsynthese (Nishikawa und Scatton 1983; Nishikawa et al., 1983). Auch die lokale Infusion von GABA in den Nucleus raphe führt zu verminderter serotonerger Aktivität in den Projektionsarealen (Nishikawa und Scatton 1983; Nishikawa und Scatton 1984).

Zusammengefasst machen die dargestellten Befunde deutlich, dass es mittels ganz verschiedener Substanzen und Methoden möglich ist, Panikattacken zu provozieren. Deshalb wäre es voreilig, den zentralen pathogenetischen Mechanismus der Panikstörung auf ein einziges Neurotransmittersystem zurückzuführen.

Wir haben eingangs versucht, wesentliche pathogenetischen Bedingungsfaktoren in einem integrierten Modell zusammenzufassen (☞ Kap. 2.2.).

Literatur

Albus M (1991): Korrelate der Angst bei psychischen Erkrankungen. Berlin: Springer Verlag.

Albus M, Zahn TP, Breier A (1992): Anxiogenic properties of yohimbine. I. Behavioral, physiological and biochemical measures. Eur Arch Psychiatry Clin Neurosci 241:337-44.

Beinfeld MC, Palkovits M (1981): Distribution of cholecystokinin in the hypothalamus and the limbic system of the rat. Neuropeptides 2.

Bell C, Forshall S, Adrover M, Nash J, Hood S, Argyropoulos S, Rich A, Nutt DJ (2002): Does 5-HT restrain panic? A tryptophan depletion study in panic disorder patients recovered on paroxetine. J Psychopharmacol 16: 5-14.

Boulenger J, Patel J, Marangos P (1982): Effects of caffeine and theophylline on adenosine and benzodiazepine receptors in human brain. Neurosc Let 30:161-6.

Boulenger JP, Uhde TW, Wolff EAd, Post RM (1984): Increased sensitivity to caffeine in patients with panic disorders. Preliminary evidence. Arch Gen Psychiatry 41: 1067-71.

Bradwejn J, Koszycki D, Shriqui C (1991): Enhanced sensitivity to cholecystokinin tetrapeptide in panic disorder. Arch Gen Psychiatry 48:603-610.

Bradwejn J, Koszycki D, Couetoux du Tertre A, van Megen H, den Boer J, Westenberg H (1994): The panicogenic effects of cholecystokinin-tetrapeptide are antagonized by L-365,260, a central cholecystokinin receptor antagonist, in patients with panic disorder. Arch Gen Psychiatry 51: 486-93.

Broocks A, Bandelow B, George A, et al. (2000a): Increased psychological responses and divergent neuroendocrine responses to m-CPP and ipsapirone in patients with panic disorder (In Process Citation). Int Clin Psychopharmacol 15:153-61.

Broocks A, Bandelow B, Pekrun G, et al. (1998): Comparison of aerobic exercise, clomipramine, and placebo in the treatment of panic disorder. Am J Psychiatry 155: 603-9.

Broocks A, Meyer T, George A, et al. (1999): Decreased neuroendocrine responses to meta-chlorophenylpiperazine (m-CPP) but normal responses to ipsapirone in marathon runners. Neuropsychopharmacology 20:150-161.

Broocks A, Meyer TF, Bandelow B, et al. (1997): Exercise avoidance and impaired endurance capacity in patients with panic disorder. Neuropsychobiology 36:182-7.

Broocks A, Opitz M, George A, Munzel U, Wedekind D, Bandelow B (2000b): 5-HT1A responsivity in patients with panic disorder before and after treatment with aerobic exercise, clomipramine and placebo. Submitted to Psychiatry Research.

Broocks A, Opitz M, George A, et al. (2000c): Psychobehavioral and neuroendocrine responses to m-CPP in patients with panic disorder are modulated by aerobic exercise and clomipramine treatment. Submitted to International Clinical Psychopharmacology.

Carr DB, Sheehan DV (1984): Panic anxiety: a new biological model. J Clin Psychiatry 45:323-30.

Charney DS, Heninger GR (1985): Noradrenergic function and the mechanism of action of antianxiety treatment. I. The effect of long-term alprazolam treatment. Arch Gen Psychiatry 42:458-67.

Charney DS, Heninger GR (1986): Abnormal regulation of noradrenergic function in panic disorders. Arch Gen Psychiatry 43:1042-1054.

Charney DS, Woods SW, Goodman WK, Heninger GR (1987a): Neurobiological mechanisms of panic anxiety: biochemical and behavioral correlates of yohimbine-induced panic attacks. Am J Psychiatry 144:1030-6.

Charney DS, Woods SW, Goodman WK, Heninger GR (1987b): Serotonin function in anxiety, II.Effects of the serotonin agonist MCPP in panic disorder patients and healthy subjects. Psychopharmacology 9:14-24.

Charney D, Bremner D (1999): The neurobiology of anxiety disorders. In: D. Charney (Hrsg.). Neurobiology of mental illness (pp. 494-517). Oxford, Oxford Press.

Cohen ME, White PD (1951): Neurocirculatory asthenia. Psychosomatic Medicine 13.

Coplan JD, Gorman JM, Klein DF (1992): Serotonin related functions in panic-anxiety: a critical overview. Neuropsychopharmacology 6:189-200.

Coplan JD, Pine D, Papp L, et al. (1995): Uncoupling of the noradrenergic-hypothalamic-pituitary-adrenal axis in panic disorder patients. Neuropsychopharmacology 13:65-73.

Coplan JD, Lydiard RB (1998): Brain circuits in panic disorder. Biol-Psychiatry 44: 1264-76.

de Montigny C (1989): Cholecystokinin tetrapeptide induces panic-like attacks in healthy volunteers. Arch Gen Psychiatry 46:511-517.

den Boer JA, Westenberg HG, Kamerbeek WD, Verhoeven WM, Kahn RS (1987): Effect of serotonin uptake inhibitors in anxiety disorders; a double-blind comparison of clomipramine and fluvoxamine. Int Clin Psychopharmacol 2:21-32.

Dinan TG (1996): Serotonin: current understanding and the way forward. Int Clin Psychopharmacol 11 Suppl 1:19-21.

Ehlers A, Margraf J, Roth WT, et al. (1986): Lactate infusions and panic attacks: do patients and controls respond differently? Psychiatry Res 17:295-308.

Geraci M, Anderson TS, Slate-Cothren S, Post RM, McCann UD (2002): Pentagastrin-induced sleep panic attacks: panic in the absence of elevated baseline arousal. Biol Psychiatry 52: 1183-9.

Goddard AW, Sholomskas DE, Walton KE, Augeri FM, Charney DS, Heninger GR, Goodman WK, Price LH (1994): Effects of tryptophan depletion in panic disorder. Biol-Psychiatry 36: 775-7.

Gorman JM (1987): Panic disorders. Mod Probl Pharmacopsychiatry 22:36-90.

Gorman JM (1992): The biology of panic attacks. Clin Neuropharm 15:17 A.

Gorman JM, Battista D, Goetz RR, et al. (1989a): A comparison of sodium bicarbonate and sodium lactate infusion in the induction of panic attacks (published erratum appears in Arch Gen Psychiatry 1991 Aug;48(8):772). Arch Gen Psychiatry 46:145-50.

Gorman JM, Fyer MR, Goetz R, et al. (1988): Ventilatory physiology of patients with panic disorder (published erratum appears in Arch Gen Psychiatry 1991 Feb; 48(2): 181). Arch Gen Psychiatry 45:31-9 Issn: 0003-990x.

Gorman JM, Liebowitz MR, Fyer AJ, Stein J (1989b): A neuroanatomical hypothesis for panic disorder. Am J Psychiatry 146:148-161.

Gorman JM, Kent JM, Sullivan GM, Coplan JD (2000): Neuroanatomical hypothesis of panic disorder, revised. Am J Psychiatry 157:493-505.

Gurguis GN, Vitton BJ, Uhde TW (1997): Behavioral, sympathetic and adrenocortical responses to yohimbine in panic disorder patients and normal controls. Psychiatry Res 71:27-39.

Heninger GR, Charney DS, Price LH (1988): Noradrenergic and serotonergic receptor system function in panic disorder and depression. Acta Psychiatr Scand Suppl 341:138-50.

Holsboer F (1993): Angststörungen, Pathogenes - Diagnostik - Therapie. Gräfelfing: SM-Verlag.

Jacob CA, Cabral AH, Almeida LP, Magierek V, Ramos PL, Zanoveli JM, Landeira-Fernandez J, Zangrossi H, Nogueira RL (2002): Chronic imipramine enhances 5-HT(1A) and 5HT(2) receptors-mediated inhibition of panic-like behaviour in the rat dorsal periaqueductal gray. Pharmacol Biochem Behav 72 (4): 761-66

Johnston D, Troyer I, Whitsett S (1988): Clomipramine treatment of agoraphobic women. An eight-week controlled trial. Arch Gen Psychiat 45:453-59.

Kandel ER (1999): Biology and the future of psychoanalysis: a new intellectual framework of psychiatry revisited. Am J Psychiatry 156: 505-524.

Kronenberg G, Berger P, Tauber RF, Bandelow B, henkel V, Heuser I (2005): Randomized, double-blind study of SR142801 (Osanetant). A novel neurokinin-3 (NK3) receptor antagonist in panic disorder with pre- and post-treatment cholecystokinin tetrapeptide (CCK-4) challenges. Pharmacopsychiatry 38(1): 24-9

Krystal JH, Niehoff Deutsch D, charney DS (1996): The biological basis of panic disorder. J Clin Psychiatry 57: 23-33.

Kahn RS, Asnis GM, Wetzler S, van Praag HM (1988a): Neuroendocrine evidence for serotonin receptor hypersensitivity in panic disorder. Psychopharmacology Berl 96:360-4.

Kahn RS, Wetzler S, van Praag HM, Asnis GM, Strauman T (1988b): Behavioral indications for serotonin receptor hypersensitivity in panic disorder. Psychiatry Res 25: 101-4.

Kaschka W, Feistel H, Ebert D (1995): Reduced benzodiazepine receptor binding in panic disorders measured by iomazenil SPECT. J Psychiatr Res 29:427-34.

Klein DF (1993): False suffocation alarms, spontaneous panics, and related conditions. An integrative hypothesis. Arch Gen Psychiatry 50:306-17 Issn: 0003-990x.

Klein E, Zohar J, Geraci MF, Murphy DL, Uhde TW (1991): Anxiogenic effects of m-CPP in patients with panic disorder: comparison to caffeine's anxiogenic effects. Biol Psychiatry 30:973-84.

Koenigsberg HW, Pollak CP, Fine J, Kakuma T (1994): Cardiac and respiratory activity in panic disorder: effects of sleep and sleep lactate infusions. Am J Psychiatry 151: 1148-52.

Kraemer GW (1997): Psychobiology of early social attachement in rhesus monkeys. Clinical implications. Ann N Y Acad Sci 807:401-18.

Kraemer GW, Ebert MH, Schmidt DE, McKinney WT (1989): A longitudinal study of the effect of different social rearing conditions on cerebrospinal fluid norepinephrine and biogenic amine metabolites in rhesus monkeys. Neuropsychopharmacology 2:175-89.

Kuikka JT, Pitkanen A, Lepola U, et al. (1995): Abnormal regional benzodiazepine receptor uptake in the prefrontal cortex in patients with panic disorder. Nucl Med Commun 16:273-80.

Lesch KP, Wiesmann M, Hoh A, et al. (1992): 5-HT1A receptor-effector system responsivity in panic disorder. Psychopharmacology Berl 106:111-7.

Malizia AL, Cunningham VJ, Bell CJ, Liddle PF, Jones T, Nutt DJ (1998): Decreased brain GABA(A)-benzodiazepine receptor binding in panic disorder: preliminary results from a quantitative PET study. Arch Gen Psychiatry 55:715-20.

Martinsen EW, Raglin JS, Hoffart A, Friis S (1998): Tolerance to intensive exercise and high levels of lactate in panic disorder (In Process Citation). J Anxiety Disord 12: 333-42.

McGrath P, Stewart J, Harrsion W (1985): Lactate infusions in patients with depression and anxiety. Psychopharmacol Bull 21:555-558.

McIntyre IM, Judd FK, Marriott PM, Burrows GD, Norman TR (1989): Plasma melatonin levels in affective states. Int J Clin Pharmacol Res 9:159-64.

Modigh K, Westberg P, Eriksson E (1992): Superiority of clomipramine over imipramine in the treatment of panic disorder: a placebo-controlled trial. J Clin Psychopharmacol 12:251-261.

Morgan Cr, Grillon C, Southwick SM, Davis M, Charney DS (1995): Fear-potentiated startle in posttraumatic stress disorder. Biol Psychiatry 38:378-85.

Morgan Cr, Southwick SM, Grillon C, Davis M, Krystal JH, Charney DS (1993): Yohimbine-facilitated acoustic startle reflex in humans. Psychopharmacology (Berl) 110:342-6.

Murphy DL (1990): Neuropsychiatric disorders and the multiple human brain serotonin receptor subtypes and subsystems. Neuropsychopharmacology 3:457-71.

Murphy DL, Pigott TA (1990): A comparative examination of a role for serotonin in obsessive compulsive disorder, panic disorder, and anxiety. J Clin Psychiatry 51:53-8.

Nauta WHJ, Feirtag M (1990): Neuroanatomie. Heidelberg.

Neumeister A, Bain E, Nugent AC, Carson RE, Bonne O, Luckenbaugh DA, Eckelman W, Herscovitch P, Charney DS, Drevets WC (2004): reduced serotonin type 1A eeceptor binding in panic disorder. J Neurosci 24 (3): 589-91

Nishikawa T, Scatton B (1983): Evidence for a GABAergic inhibitory influence on serotonergic neurons originating from the dorsal raphe. Brain Res 279:325-9.

Nishikawa T, Scatton B (1984): The inhibitory GABAergic influence on striatal serotonergic neurons depends upon the habenulo-raphe pathways. Brain Res 304:157-61.

Nishikawa T, Tanaka M, Tsuda A, Kohno Y, Nagasaki N (1983): Serotonergic-catecholaminergic interactions and foot shock-induced jumping behavior in rats. Eur J Pharmacol 94:53-8.

Nordahl TE, Semple WE, Gross M, et al. (1990): Cerebral glucose metabolic differences in patients with panic disorder. Neuropsychopharmacology 3:261-72.

Nutt DJ (1989): Altered central alpha 2-adrenoceptor sensitivity in panic disorder. Arch Gen Psychiatry 46: 165-9.

Nutt DJ, Glue P, Lawson C, Wilson S (1990): Flumazenil provocation of panic attacks. Evidence for altered benzodiazepine receptor sensitivity in panic disorder (see comments). Arch Gen Psychiatry 47:917-25.

Nutt DJ, Forshall S, Bell C, Rich A, Sandford J, Nash J, Argyropoulos S (1999): Mechanisms of action of selective serotonin reuptake inhibitors in the treatment of psychiatric disorders. Eur Neuropsychopharmacol 9 Suppl 3: S81-6.

Owens MJ, Binette G, Kemerovo CB (1989): Acute effects of Alprazolam on the Concentration of CRH in rat brain. Synapse 4:196-202.

Potyka J, Lawson C, Wilson S, Nutt D (1999): Behavioral, neuroendocrine, and cardiovascular response to Flumazenil: no evidence for an altered benzodiazepine receptor sensitivity in panic disorder (letter) (In Process Citation). Biol. Psychiatry 46:1709-11.

Edmond D (1977): Alterations in the function of the nucleus locus coeruleus—a possible model for studies of anxiety. Oxford: Pergamon Press.

Redman EM, Fusseln MJ, Fox PT, Raschle ME (1989a): Neuroanatomie Korrelates of Anticipated anxiety (published Erratum appears in Science 1992 Jun. 19; 256 (5064):1696). Science 243:1071-4.

Redman EM, Raschle ME, Robins E, et al. (1989b): Neuroanatomical Korrelates of a lactate-induced anxiety attack. Arch Gen Psychiatry 46:493-500.

Roy-Byrne PP, P. P. DS, Greenblatt DJ, Hader RI, Gommer D (1990): Reduced benzodiazepine sensitivity in panic disorder (see comments). Arch Gen Psychiatry 47: 534-8.

Schlegel S (1995): Bildgebende Verfahren bei Angsterkrankungen. In Kasper S, Möller H-J (EDS), Angst- und Panikerkrankungen. Jena: Gustav Fischer Verlag.

Schlegel S, Steinert H, Backfisch A, Hahn K, Schlösser R, Bankert O (1994): Decreased benzodiazepine receptor binding in panic disorder measured by IOMAZENIL-SPECT. A preliminary report. Aur Arch Psychiatry Clin Neurocil 244:49-51.

Schruers K, van Diest R, Overbeek T, Griez E (2002): Acute L-5-hydroxytryptophan administration inhibits carbon dioxide-induced panic in panic disorder patients. Psychiatry Res 113 (3): 237-43

Seibel JP, Krystal JH, Price LH (1991): Effects of ritanserin on the behavioral, neuroendocrine, and cardiovascular Response to m-CPP in human healthy subjects. Psychiatry Res 38:227-36.

Seever LJ, Kahn RS, Lawson BA, Dressman RL, Lawrence TL, Coccygo EF (1991): II.Critical issues in defining the role of Serotonin in psychiatric disorders. Pharmacologic Reviews 43:509-525.

Southwest SM, Crystal JH, Bremer A. d., et al. (1997a): Noradrenergic and serotonergic function in posttraumatic stress disorder. Arch Gen Psychiatry 54:749-58.

Southwest SM, Crystal JH, Bremer A. d., et al. (1997b): Noradrenergic and serotonergic function in posttraumatic stress disorder. Arch Gen Psychiatry 54:749-58.

Steiger A, Guldner J, Lauer AJ, Pollmächer T, Holster F (1994): Flumazenil exerts intrinsic activity on the sleep EEG and nocturnal hormone secretion in normal controls. Psychopharmakologie 113:334-338.

Sullivan GM, Caplan A. d., Kent A. m., Gorman A. m. (1999): The noradrenergic system in pathological anxiety: a focus on panic with Redevance to generalized anxiety and Phobia. Biol Psychiatry 46:1205-18.

Targum SD (1992): Cortisol response during different anxiogenic Challenge in panic disorder patients. Psychoneuroendocrinology 17:453-8.

Terasaki VK, Srinivasan K, Bacon R, Dames C, Berceau R (1994): Lactate sensitivity and cardiac cholinergic function in panic disorder. Am J Psychiatry 151:1226-8.

Uhde TW, Tancer ME, Robinow DR, et al. (1992): Evidence for hypothalamo-growth hormone dysfunction in panic disorder: profile of growth hormone (GH) responses to Clonidin, yohimbine, caffeine, glucose, GRF and TRH in panic disorder patients versus healthy Volontiers. Neuropsychopharm 6:101-118.

van Degen 5-HT, Westenberg HG, den Baer JA, Alaaf B, Schoemaker A (1997): Effect of the selective Serotonin Re-uptake Inhibitor Fluvoxamin on CCK- 4 induced panic attacks. Psychopharmakologie (BERA) 129:357-64.

Werbelow NR, Britton KT, Koob GF (1989): Potentiation of acoustic startle by corticotropin-releasing factor (CRH) and by fear are both reversed by alpha-helical CRH (9-41). Neuropsychopharmacology 2:285-92.

Westenberg HG, den Baer JA, Kahn RS (1987): Psychopharmakologie of anxiety disorders: on the role of Serotonin in the treatment of anxiety states and Phobia disorders. Psychopharmakon Bull 23:145-9.

Zwanzger P, Eser D, Aicher S, Schule C, Baghai TC, Padberg F, Ella R, Moller HJ, Rupprecht R (2003): Effects of alprazolam on cholecystokinin-tetrapeptide-induced panic and hypothalamic-pituitary-adrenal-axis activity: a placebo-controlled study. Neuropsychopharmacol 28: 979-84.

2.2.5. Die HPA-Achse bei Panikstörung

(D. Wedekind)

Verschiedene ätiologische Modelle zur Entstehung der Panikstörung zeigen zum einen grundsätzlich unterschiedliche, aber auch übergreifende Ansätze und Inhalte. Neben psychodynamischen und lerntheoretischen Modellen, genetischen Faktoren, Hypothesen zu frühkindlichen Traumata und "Life events" haben neurobiologische Hypothesen mit der Verbesserung der Grundlagenforschung eine zunehmende Bedeutung und Plausibilität gewonnen. Neben Kleins Modell der CO_2-Hypersensivität ("false suffocation alarm") (Klein 1993), Fehlfunktionen im Bereich des Benzodiazepin/GABA-Rezeptorkomplexes (Judd et al., 1985; Nutt et al., 1990), einer veränderten Neurotransmission des zentralen noradrenergen bzw. serotonergen Systems (Charney et al., 1990; Coplan et al., 1992; Bell und Nutt, 1998), Effekten durch endogene Opioide (Brady et al., 1991) und Hypersensitivitäten gegenüber potenziell panikogenen Substanzen wie z.B. Cholecystokinintetrapeptid (CCK-4) (Depot et al., 1999) war eine mögliche Fehlfunktion der Hypothalamo-hypophyseo-adrenomedullären (HPA)-Achse als Ursache oder Phänomen bei Individuen mit einer Panikstörung in neuerer Zeit ein weitreichend untersuchtes und viel diskutiertes Störungsmodell.

2.2.5.1. Die HPA-Achse

> Die Freisetzung des beim Menschen bedeutsamsten Glukokortikoids Kortisol aus der Nebennierenrinde bei Stimulation der HPA-Achse ist ohne Zweifel ein wichtiges physiologisches Korrelat von Angst (Cameron und Nesse, 1988).

Hauptstimulus für die Sekretion von Kortisol aus der Nebennierenrinde ist das in der Hypophyse nach der Aufspaltung von Proopiomelanokortin (POMC) freigesetzte adrenokortikotrope Hormon (ACTH). Dieser Vorgang wird durch das Kortikotropin-Releasing-Hormon (CRH) stimuliert, der vor allem im Nucleus paraventricularis des Hypothalamus sezerniert wird und über das portale Gefäßsystem zur Hypophyse gelangt. Die Sekretion von CRH steht unter Kontrolle verschiedener zentralnervös aktiver Neurotransmitter wie Serotonin, Adrenalin, Noradrenalin und Acetylcholin (Delbende et al., 1992), die im Gegensatz zu Gamma-Amino-Buttersäure (GABA) einen stimulierenden Einfluss auf die CRH-Sekretion des Nucleus paraventricularis haben (Emeric-Sauval, 1986). Der stimulierende Effekt von CRH auf die ACTH-Freisetzung wird durch Substanzen wie Vasopressin/antidiuretisches Hormon potenziert. Auch Neuropeptide wie CCK-4, vaso-intestinales Peptid (VIP) und Angiotensin II (Delbende et al., 1992) verstärken die ACTH-Sekretion. Neuere Arbeiten zeigten einen hemmenden Einfluss des atrialen natriuretischen Hormons (ANH) auf die ACTH-Sekretion (Gutkowska et al., 1997), der möglicherweise durch einen negativen Effekt auf die Aktivität des zentralen noradrenergen Kerngebietes, dem Locus coeruleus oder/und einem Antagonismus zum Vasopressin bedingt ist.

Die HPA-Achse steht unter einer eigenen Rückkopplungskontrolle. Das aus der Nebennierenrinde sezernierte Kortisol hemmt die weitere ACTH-Synthese der Hypophyse und unterdrückt weitere CRH-Freisetzung aus dem Hypothalamus. Die bei der Auftrennung von POMC in der Hypophyse sezernierten endogenen Opioide bewirken eine verringerte weitere ACTH-Synthese (Grossman, 1983). Ein weiteres Primärziel des Kortisols ist der Hippocampus, ein Teil des limbischen Systems, der selbst eine ausgesprochen hohe Dichte an Glukokortikoidrezeptoren aufweist (McEwen et al., 1968) und sowohl hemmende als auch stimulierenden Einfluss auf den Hypothalamus haben kann (Jacobson und Sapolsky, 1991). Der Hippocampus hat komplexe Verbindungen zum Nucleus paraventricularis des Hypothalamus (Herman und Cullinan, 1997), und es kann über eine Kortisol-mediierte Hemmung hippokampaler Bahnen, die wiederum selbst eine hemmende Wirkung auf die CRH-Sekretion haben, zu einer Aktivitätssteigerung der HPA-Achse kommen.

Langfristige Aktivierung der HPA-Achse
• Degeneration von Pyramidenzellen im Hippocampus • Verschlechterung von Lern- und Gedächtnisleistungen • Antagonisierung katecholamin-modulierter Effekte (Stabilisierung & Bahnung) • Unterdrückung der Produktion von Sexualsteroiden mit neurotrophen Wirkungen • Hemmung der Bildung neurotropher Faktoren • Hemmung des Auswachsens von Nervenzellfortsätzen (Dendriten, Axone, Synaptogenese) • Verstärkung zytotoxischer Effekte
→ Destabilisierung, Elimination → Reorganisation

Tab. 2.6: Konsequenzen der langfristigen Aktivierung der HPA-Achse (modifiziert nach Huether, 1996).

2.2.5.2. Die Rolle von Hippocampus und Amygdala in der Regulation der HPA-Achse

Der Hippocampus ist ein wesentliches, übergeordnetes Steuerungssystem der CRH-Sekretion des Nucleus paraventricularis des Hypothalamus und damit dem initialen Glied der neurohumoral-sekretorischen Leistung der HPA-Achse. Zirkulierende Glucokortikoide finden in dieser limbischen Struktur eine hohe Dichte von Rezeptoren und bewirken hiermit über Efferenzen der Stria terminalis zum Hypothalamus eine Hemmung weiterer CRH-Freisetzung. Im Gegensatz hierzu besteht der Einfluss bestimmter Kerngebiete der Amygdala, einer benachbarten Struktur im limbischen System, in einer Stimulation der sekretorischen Leistung des Nucleus paraventricularis. Glukokortikoide haben auf diesen Mechanismus einen verstärkenden Effekt, d. h. zirkulierendes Kortisol bewirkt im Hippocampus und in der Amygdala einen gegenteiligen Effekt auf die Aktivität der HPA-Achse (Herman und Cullinan, 1997). Die Amygdala erhält u. a. Afferenzen vom sensorischen Thalamus und der sensorischen Rinde.

> Der zentrale Kern der Amygdala vermittelt über zahlreiche Efferenzen charakteristische Angstreaktionen. Neben dem Totstellreflex über Efferenzen zum periaquäduktalen Grau, Blutdrucksteigerung über Bahnen zum lateralen Hypothalamus, Schreckreaktionen wie Mydriasis und erhöhter Muskeltonus über Efferenzen zur Reticulopontis caudalis wird über eine Stimulation des Nucleus paraventricularis durch den zentralen Amygdalakern die Aktivität der HPA-Achse gesteigert (Herman und Cullinan, 1997).

Die Rolle des Hippocampus bei Gedächtnisfunktionen ist bekannt (Eichenbaum et al., 1992). Er ist wesentlich für spezifische kognitive Prozesse der deklarativen, expliziten Erinnerung und damit der vergleichenden, bewussten Reflektion. Hippocampus und Amygdala bilden zusammen die Voraussetzung für ein funktionelles Arbeitsgedächtnis, wobei die Amygdala hierzu implizite, emotionale Erinnerungen beiträgt. Bei der Bewertung einer Situation werden beide Strukturen herangezogen. Die Amygdala vermittelt über direkte Afferenzen vom sensorischen Thalamus reflexive, kognitiv nicht bewertete genetisch mitgeprägte Reaktionen, die damit zu einem schnelleren (Furcht-) Verhalten führen. Im Gegensatz hierzu vergleicht der Hippocampus einen Stimulus beziehungsweise eine Situation mit bewussten Vorerfahrungen und Kognitionen, die im assoziativen Kortex abgespeichert sind und führt hiermit eine Bewertung der Bedrohlichkeit/Relevanz durch. So kann ein Stimulus über die Amygdala zu einer unmittelbaren Schreckreaktion führen, während der Hippocampus mit der bewussten Assoziation, dass dieser Stimulus keine Bedrohung darstellt, keine weiteren Maßnahmen und damit ein Ende der Angstreaktion vermitteln. Stellt die wahrgenommene Situation allerdings eine relevante Bedrohung dar, wird neben den raschen vegetativen und neurohumoralen Reaktionen durch die Amygdala der Hippocampus aufgrund von Vorerfahrungen eine Erfolg versprechende Lösungsstrategie anbieten.

> Der "schnelle" Weg über die Amygdala hat eine wichtige Schutzfunktion für das Individuum. Er ermöglicht eine Reaktion, z.B. ein Fluchtverhalten, noch bevor der Reiz bewusst wahrgenommen wurde.

Solche Reaktionen können auch einem Konditionierungsprozess in der individuellen Entwicklung unterliegen und somit eine individuell unterschiedliche Empfindlichkeit oder sogar gewisse Automatismen, auf bedrohliche oder neue Situationen schreckhaft oder mit übertriebener Angst zu reagieren, bedingen. Entsprechend sind die durch den Hippocampus vermittelten Reaktionen von den im Laufe des Lebens erworbenen individuellen Vorerfahrungen und der Bereitschaft, auf aktive Problemlösungsstrategien zurückzugreifen, abhängig. Hierbei zeigen deklarative im Gegensatz zu nicht-deklarativen Gedächtnisfunktionen eine deutlich größere Flexibilität und die Eigenschaft, bewusst neue Erfahrungen zu verarbeiten.

2.2.5.3. Untersuchungen der HPA-Achse bei Patienten mit Panikstörung

Zur Bestimmung der basalen HPA-Achsen-Aktivität beim Menschen stehen Messungen von Kortisol und ACTH aus Plasma, Speichel und Urin zur Verfügung. Diese werden ergänzt durch Untersuchungen der Sekretion und Exkretion dieser Hormone unter experimentellen Bedingungen. Hierzu zählen HPA-Achsen-Suppressionstests mit Glukokortikoiden bzw. Glucocorticoiden + CRH und Stimulationstest mit zentralnervös aktiven Substanzen. Bei Patienten mit einer Panikstörung haben sich Panik-Provokationstests zu einem wichtigen Bereich der neuroendokrinologischen Forschung entwickelt. Die anhand der genannten Methoden gewonnenen Befunde zur HPA-Achsen-Funktion bei Panikstörung zeigen allerdings bisher ein noch recht unscharfes Bild.

Kortisol-Basalwerte

Eine Vielzahl von Studien untersuchte basale Plasma-Kortisolwerte. Hierbei zeigten sich in einigen Arbeiten tagsüber (Nesse et al., 1984; Roy-Byrne et al. 1986; Goldstein et al., 1987) und nachts (Abelson und Curtis, 1996) erhöhte basale Kortisolwerte im Vergleich zu gesunden Kontrollen, die in anderen Untersuchungen nicht bestätigt wurden (Liebowitz, 1985; Cameron et al., 1987; Villacres et al., 1987; Stein und Uhde, 1988; Woods et al., 1988; Gurguis et al., 1991; Brambilla et al., 1992; Brambilla et al. 1995). In den genannten Untersuchungen wurde jedoch die Gesamt-Kortisolfraktion (CBG-gebundenes und freies Kortisol) gemessen, obwohl über 90 % des gesamten Kortisols CBG-gebunden ist (Kirschbaum und Hellhammer, 1989) und nur der freie Anteil biologisch aktiv ist (Robbins und Rall 1957). Es konnte jedoch gezeigt werden, dass im Vergleich zu gesunden Kontrollen bei einem relative großen Untersuchungskollektiv (n=46) von schwerer erkrankten Panikpatienten (Wert >18 auf der Panik und Agoraphobie-Skala; P&A; Bandelow 1997) signifikant erhöhte freie und Gesamtkortisol-Basalwerte im Plasma bestanden (Wedekind et al., 2000). Es kann angenommen werden, dass sich signifikante erhöhte basale Plasmakortisolspiegeln bei Panikpatienten lediglich bei schwer erkrankten Individuen zeigen.

Ein gutes Maß für das zirkulierende freie Kortisol stellen Messungen von freien Kortisol im Urin und in der Saliva dar. Für freies urinäres Kortisol bei Panikstörung existieren bislang nur wenige Untersuchungen, von denen eine normale (Uhde et al., 1988), eine weitere signifikant erhöhte nächtliche Werte ergab (Bandelow et al., 1997). Lopez et al. (1990) fand signifikant erhöhte Werte für freies Kortisol im Urin nur bei Patienten mit schwerer Panikstörung, was die sich aus den Plasmawerten ergebende Annahme stützt.

Eine signifikante Erhöhung ($p < 0{,}05$) des freien Kortisols in der Saliva unter Ruhebedingungen konnten ebenfalls nur bei Panikpatienten mit deutlicher ausgeprägtem Störungsbild (mit Werten auf der Panikskala P&A > 18) im Vergleich zu gesunden Kontrollen gefunden werden (Wedekind et al., 2000). Ebenso fanden sich ein signifikant ($p < 0{,}05$) erhöhtes Saliva-Kortisol-Exkretionsmuster im Tagesprofil (8-22 Uhr) im Vergleich zu gesunden Kontrollen nur bei schwerer erkrankten (P&A ≥ 22) Panikpatienten (Bandelow et al., 2000).

ACTH

ACTH unter Ruhebedingungen war in einer Studie bei Panikpatienten signifikant erhöht (Brambilla et al., 1992) Nach Gabe von CRH zeigte sich in einigen Untersuchungen im Vergleich zu gesunden Kontrollpersonen bei Patienten eine signifikant erniedrigte ACTH-Sekretion (Roy-Byrne et al., 1986; Holsboer et al., 1987; Brambilla et al., 1992), während eine Arbeit unter dieser Bedingung eine normale ACTH-Sekretion fand (Rapaport et al., 1989). Hierbei zeigten sich erniedrigte (Roy-Byrne et al., 1986; Brambilla et al., 1992) oder aber normale Plasmakortisolwerte (Holsboer et al., 1987; Rapaport et al., 1989).

Dexamethason

Eine physiologische Suppression der HPA-Achse durch Dexamethason konnte durch einige Untersuchungen (Curtis et al., 1982; Lieberman et al., 1983; Sheehan et al., 1983; Cameron und Nesse, 1988) sowohl wie auch eine Non-Suppression (Avery et al., 1985; Judd et al., 1987; Coryell und Noyes, 1988; Westberg et al., 1991) ähnlich wie z.B. bei schweren affektiven Störungen (Lenox et al., 1985) gezeigt werden. Es gibt deutliche Hinweise, dass HPA-Nonsuppression eine Funktion der Störungsintensität ist und somit nur bei schwer und akut erkrankten Patienten auffällt (Brambilla et al., 1992).

Untersuchung der HPA-Achsenfunktion während Panikattacken

Die Untersuchung der HPA-Achsenfunktion während Panikattacken stützte sich im Wesentlichen auf künstlich induzierte Panikattacken mit verschiedenen Substanzen. Während natürlich auftretender Panikattacken konnte im Verhältnis zu Vergleichswerten zur gleichen Zeit an Tagen ohne Panikattacke in der Saliva eine signifikant erhöhte

Kortisolsekretion bei Patienten mit einer Panikstörung gezeigt werden (Bandelow et al., 2000). Die recht divergierenden Ergebnisse aus Arbeiten mit induzierten Panikattacken könnten in den unterschiedlichen Wirkmechanismen der jeweils verwendeten Substanzen begründet sein. Die panikogene Substanz Laktat konnte in einem Großteil der Untersuchungen keine signifikanten Kortisol- und ACTH-Anstiege provozieren (Carr et al., 1986; Levin et al., 1987; Den Boer 1989; Gorman et al., 1989; Hollander et al., 1989; Targum, 1992; Seier et al., 1997; Ströhle et al., 1998), ebenso wie Kohlendioxid-Inhalation bei Panikpatienten zwar zu einer Panikattacke, aber in mehreren Studien nicht zu einer erhöhten Kortisolsekretion führt (Woods et al., 1988; Den Boer, 1989; Gorman et al., 1989; van Duinen et al., 2004). Eine Untersuchung konnte bei Gesunden erhöhte Kortisol-Serumwerte und Angstsymptome nach 35% Kohlendioxid Inhalation aufzeigen, wobei HPA-Stimulation und Angsterleben positiv korrelierten (van Duinen et al., 2005). Durch Einnahme des Kortisol Synthese Inhibitors Metyrapon am Vortag konnte bei Panikpatienten neben verminderten Kortisol- und ACTH-Serumspiegeln eine leicht geminderte Erwartungsangst vor einem Kohlendioxid Inhalationsversuch erzielt werden. Die Kortisolspiegel vor dem Challenge zeigten einen positiven Zusammenhang zur Angstreaktion auf die Inhalation (Belgorodsky et al., 2005). Panikpatienten reagieren sensibler auf Koffeineinnahme, zeigen aber ebenso wie gesunde Probanden hierunter einen vergleichbaren Kortisolanstieg (Charney et al., 1985; Klein et al., 1991). Durch Gabe des α_2-Antagonisten Yohimbin reagierten Panikpatienten jedoch mit einem signifikant stärkeren Kortisolanstieg als gesunde Probanden (Charney et al., 1987a). Der Serotoninagonist M-Chlorophenylpiperazin (mCPP) führt bei Patienten und Kontrollpersonen zu Angstzuständen und erhöht das Plasmakortisol in beiden Gruppen vergleichbar (Charney et al., 1985; Charney et al., 1987b). Fenfluramin, ein weiterer Serotoninagonist, kann bei Patienten Panikattacken auslösen und führt bei diesen zu einer stärkeren Erhöhung der Plasma-Kortisolwerte als bei Kontrollen (Targum und Marshall, 1989). Der 5-HT_{1A}-Rezeptoragonist Ipsapiron führte bei gesunden Kontrollpersonen zu einer deutlicheren Kortisolsekretion als bei Panikpatienten. Dieser Effekt zeigte keine Abhängigkeit von der Auslösung einer Panikattacke (Lesch et al., 1992). Panikattacken, die durch CCK-4 induziert wurden, gingen mit einem deutlichen Anstieg des Plasma-Kortisolspiegels einher (Shlik et al., 1997; Depot et al., 1999).

Die Ergebnisse der genannten Provokationstests sind in ihrer Aussagekraft sicherlich limitiert, da die verschiedenen verwendeten Substanzen vielfältige Effekte auf neuronale Systeme im ZNS haben und unabhängig von der Auslösung von Panikattacken einen Einfluss auf die HPA-Achse nehmen können.

Zusammenfassend lässt sich aus den Ergebnissen der genannten Untersuchungen ersehen, dass eine signifikante Dysregulation bzw. Überaktivität der HPA-Achse bei Panikstörung vorrangig bei schweren Störungsbildern zu erwarten ist. Es konnte gezeigt werden, dass höhere 24-Stunden UFC-Werte (Abelson und Curtis, 1996b) und Dexamethason-Nonsuppression (Coryell et al., 1991) bei Panikpatienten mit einer schlechteren langfristigen Störungsprognose einhergehen.

Literaturüberblick

Plasma-Kortisol-Basalwerte erhöht:
• Nesse et al. (1984) • Roy-Byrne et al. (1986) • Goldstein et al. (1987) • Abelson et al. (1996) • Wedekind et al. (2000) (schwerere Störung)
Freie Plasma-Kortisol-Basalwerte erhöht:
• Wedekind et al. (2000) (schwerere Störung) • Freie Urin-Kortisol-Basalwerte erhöht: • Lopez et al. (1990) (schwerere Störung) • Bandelow et al. (1997) (schwerere Störung)
Saliva-Kortisol-Basalwerte erhöht:
• Wedekind et al. (2000) (schwerere Störung) • Bandelow et al. (2000) (schwerere Störung)
ACTH-Basalwerte erhöht:
• Brambilla et al. (1992)

ACTH nach CRH-Stimulation erhöht:
• Brambilla et al. (1992) (Kortisol erniedrigt)
• Roy-Byrne et al. (1986) (Kortisol erniedrigt)
• Holsboer et al. (1987) (Kortisol normal)
Plasma-Kortisol-Basalwerte normal:
• Liebowitz et al. (1985)
• Cameron et al.(1987)
• Villacres et al. (1987)
• Stein et al. (1988)
• Woods et al. (1988)
• Gurguis et al. (1991)
• Brambilla et al. (1992)
• Brambilla et al. (1995)
Freie Urin-Kortisol-Basalwerte normal:
• Uhde et al. (1988)
ACTH nach CRH-Stimulation normal:
• Rappaport et al. (1989) (Kortisol normal)
Dexamethason-Non-Suppression:
• Avery et al. (1985)
• Judd et al. (1987)
• Coryell und Noyes (1988)
• Westberg et al. (1991)
Kortisol bei einer Panikattacke erhöht: Unprovoziert:
• Bandelow et al. (2000)
Koffein-Provokation:
• Charney et al. (1985)
• Klein et al. (1991)
Yohimbin-Provokation:
• Charney et al.(1987)
mCPP-Provokation:
• Charney et al. (1987)
Fenfluramin-Provokation:
• Targum et al. (1989)
CCK-4-Provokation:
• Shlik et al. (1997)
• Depot et al. (1999)
Dexamethason-Suppression:
• Curtis et al. (1982)
• Lieberman et al. (1983)
• Sheehan et al. (1983)
• Cameron und Nesse (1988)
Kortisol bei einer Panikattacke normal, CO_2-Provokation:
• Woods et al. (1988)
• Den Boer et al.(1989)
• Targum (1992)
• Laktat-Provokation:
• Carr et al. (1986)
• Levin et al. (1987)
• Den Boer et al. (1989)-
• Gorman et al. (1989)
• Hollander et al. (1989)
• Targum (1992)
• Seier et al. (1997)
• Ströhle et al. (1998)

Tab. 2.7: Untersuchungen der HPA-Achse bei Patienten mit Panikstörung.

2.2.5.4. Destabilisierung limbischer Verschaltungsmuster durch Glukokortikoide

Patienten mit einer Panikstörung weisen in ihrer Vorgeschichte gegenüber Gesunden oft Unterschiede bezüglich (meist unbewusster) traumatischer Ereignisse und erschwerten Lebensbedingungen auf (Bandelow et al., 2002). Eine Panikstörung tritt bei diesen Menschen oft in einer kritischen Lebenssituation auf, für die keine ausreichende, aktive (über Hippocampus-vermittelte deklarative Gedächtnisprozesse abrufbare) Bewältigungsstrategie abrufbar ist. Wird die Situation somit unkontrollierbar, kommt es zu einer Aktivierung der HPA-Achse, was zunächst ein unspezifisches, stress-assoziiertes Phänomen darstellt. Eine länger andauernde Überaktivität der HPA-Achse hat allerdings zur Folge, dass es im Hippocampus zu einer verminderten Aktivität neurotropher Faktoren, zur Retraktion von Dendritenbäumen und letztlich zu Neuronenuntergängen hippokampaler Pyramidenzellen kommt (McEwen, 1999). Dies bewirkt eine Reduktion der hemmenden Funktion des Hippocampus auf die HPA-Achse (Sapolsky et al., 1986). Zudem gewinnen somit durch die beeinträchtigten expliziten Gedächtnisleistungen über den Hippocampus (ein Effekt, der auch für schwere affektive Störungen angenommen wird (Stone et al., 1992)) die impliziten, reflexiven Gedächtnisleistungen über die Amygdala mit ihrem HPA-Achsen-stimulierenden Effekt ein zusätzliches Übergewicht. Ein sich aufschaukelnder Hyperkortisolismus führt nicht nur zu einer Zunahme von Amygdala-vermittelter Angstreaktionen (Situationen werden immer weniger adäquat kognitiv bewertet). Vielmehr kann es durch die neurotoxische Wirkung auf hippokampale Neurone zu einer fortschreitenden Beeinträchtigung von expliziten Gedächtnisinhalten und damit den (erfolglosen) bestehenden Lösungsstrategien kommen.

Kontrollierbare Stressreaktionen, für die über den Hippocampus eine geeignete Lösungsstrategie abrufbar ist oder sich aufgrund von Abstraktionsfähigkeit und Kombination erlernter Inhalte neu konstruieren lässt, führen somit lediglich zu einer kurzen und schwachen HPA-Achsen-Aktivierung. Kontrollierbare Stressreaktionen führen primär zu einer verstärkten noradrenergen Neurotransmission, die nach Stone et al. (1992) zu einer Bahnung und Verstärkung der bestehenden (kortiko-limbischen) Verschaltungen beiträgt.

2.2.5.5. Die mögliche Rolle der HPA-Achse bei der Panikstörung

Eine zunehmende Überaktivität der HPA-Achse und somit ansteigende Glukokortikoidspiegel stellen das physiologische Korrelat unkontrollierbarer Stressreaktionen und auch, wie gezeigt wurde, der schwereren Panikstörung dar. Unklar bleibt zunächst, ob lediglich die Intensität oder auch die Dauer der Störung hierfür ausschlaggebend ist, wie von Brown et al. (1999) für andere psychiatrische Störungen angenommen wird. Gesichert scheint, dass eine Hyperaktivität der HPA-Achse bei schwererer Panikstörung ein länger bestehendes Merkmal dieser Patienten ist (Uhde et al., 1988). Hippokampale Läsionen gehen mit einer Hypersekretion von Glukokortikoiden in Stresssituationen einher (Feldman und Weidenfeld, 1991) und selbst remittierte Panikpatienten zeigen eine signifikant höhere Kortisolsekretion auf einen Stressor im Vergleich zu gesunden Kontrollen (Leyton et al., 1996).

Diese Hyperaktivität der HPA-Achse führt zu neuronalen Destabilisierungsprozessen bis hin zu Neuronenuntergängen im Hippocampus, damit möglicherweise zu einer abnehmenden hippokampalen Hemmung des Nucleus paraventricularis und der CRH-Sekretion und letztendlich zu einer Verstärkung des stimulierenden Effekts der Amygdala auf den Nucleus paraventricularis. So könnte es im Laufe einer Panikstörung zu einer sich perpetuierend aufschaukelnden Kortisolsekretion kommen, die sich ab einem bestimmten Schweregrad der Störung von gesunden Kontrollen signifikant unterscheidet.

Eine lange fortbestehende Hyperaktivität der HPA-Achse führt im Gegensatz zu der stabilisierenden Wirkung von Noradrenalin (Stone et al., 1992) durch Antagonisierung solcher Noradrenalin-vermittelten Effekte (☞ oben), Hemmung der Bildung neurotropher Faktoren (Smith et al., 1995), Hemmung des Auswachsens von Dendriten, Axonen, und Synaptogenese, Verstärkung exzitotoxischer Effekte, Dendritendegeneration im Kortex (Nakamura et al., 1991), hippokampaler Degeneration und Beeinträchtigung expliziter Gedächtnisleistungen zu einer verstärkten neuronalen Destabilisierung etablierter synaptischer Verschaltungen (Huether 1996). Findet der Panikpatient im Laufe dieser unkontrollierbaren Stressreaktion keine passende Bewältigungs- beziehungsweise Handlungsstrategie gegen die belastende, beängstigende Situation, kommt es zu ansteigender HPA-Achsen-Aktivierung mit verlängerter Glukokortikoidsekretion, zur Destabilisierung dieser vorhandenen expliziten Gedächtnisinhalte bzw. Lösungsstrategien, die zuvor erfolglos waren. Diese Destabilisierung etablierter Wege führt allerdings zu neuen Verschaltungen im Gehirn und somit zum Versuch einer Adaptation an die Situation. Vielmehr aber noch führt sie zur möglichen Entstehung neuer Verschaltungsmuster, die eine erfolgreiche Lösungsstrategie/Assoziation abrufbar machen und aus dem unkontrollierbaren einen kontrollierbaren Stressor machen. Somit hätte das Gehirn einen endogenen Mechanismus, der bei andauerndem Mangel an erfolgreichen Lösungsstrategien zur Entstehung neuer Wege durch eine dauerhafte HPA-Achsenhyperaktivität beiträgt und letztlich damit zu einer (weitestgehenden) Normalisierung der HPA-Achsenaktivität führen kann.

Timpl et al. (1998) konnten zeigen, dass Mäuse, die keine CRH_1-Rezeptoren ausbilden ("knock-out-Mäuse"), reduziertes Angstverhalten und eine geringer stimulierbare HPA-Achse aufweisen. Es ist wahrscheinlich, dass sich dieser Effekt aus einer verringerten Ansprechbarkeit von limbischen

Strukturen, die eine hohe Dichte von CRH-Rezeptoren aufweisen, ergeben. Hierzu gehört vorrangig der zentrale Kern der Amygdala und der Nucleus raphe dorsalis, der seinerseits ausgeprägte Verbindungen mit dem periaquäduktalen Grau aufweist. Diese Struktur scheint für bestimmte Angstreaktionen, wie Starreverhalten ("Freezing") und Todesangst, wie sie typischerweise während einer Panikattacke auftreten, verantwortlich zu sein. Durch eine Dysfunktion des serotonergen Systems (Nucleus raphe dorsalis) werden solche Reaktionen wie auch zum Beispiel Tetanie (Basalganglien) und Hyperventilation (Nucleus parabrachialis) erleichtert. Medikamente, die serotonerge Neurotransmission verstärken, wären somit ein plausibler Weg, Angst zu behandeln, beziehungsweise die Auslösung von Angstreaktionen und Panikattacken wie auch die HPA-Überaktivität zu reduzieren. Sollte allerdings kein neuer Weg gefunden werden, ist der Stress zu vehement oder der Verlauf zu lang andauernd, kann es zu einschneidenden und irreversiblen Effekten durch diesen Hyperkortisolismus kommen. Neben irreversiblen Gedächtnisdefiziten, Unterdrückung von Sexualhormonen (Rose 1984), Schwächung von Kreislauf und Immunsystem (Reichlin, 1993) kann dies zu schweren (psycho-) somatischen und psychiatrischen Begleiterkrankungen führen.

Literatur

Abelson JL, Curtis CG (1996a): Hypothalamic-pituitary-adrenal axis activity in panic disorder – 24-hour secretion of corticotropin and cortisol. Arch Gen Psychiatry. 53: 323-331.

Abelson JL, Curtis GC (1996b): Hypothalamic-pituitary-adrenal axis activity in panic disorder: prediction of long-term outcome by pretreatment cortisol levels. Am J Psychiatry. 153(1): 69-73.

Avery DW, Osgood TB, Ishiki DM, Wilson LG, Kenny M, Dummer DL (1985): The DST in psychiatric outpatients with generalized anxiety disorder, panic disorder or primary affective disorder. Am J Psychiatry. 142(7): 844-848.

Bandelow B (1997): Panic- und Agoraphobieskala (PAS). Göttingen, Bern, Toronto, Seattle. Hogrefe.

Bandelow B, Sengos G, Wedekind D, Huether G, Broocks A, Hajak G, Rüther E (1997): Urinary cortisol, testosterone, melatonin and catecholamines in panic disorder. Pharmacopsychiatry. 30: 1-5.

Bandelow B, Wedekind D, Pauls J, Broocks A, Hajak G, Rüther E (2000): Salivary cortisol in panic disorder. Am J Psychiatry. 157: 454-456.

Bandelow B, Wedekind D, Sandvoss V, Broocks A, Hajak G, Rüther E (2000): Diurnal variation of cortisol in panic disorder. Psychiatry Research 95: 245-50

Bandelow B, Späth C, Álvarez Tichauer G, Broocks A, Hajak G, Rüther E (2002): Early traumatic life events and parental attitudes, family history, and birth risk factors in patients with panic disorder. Compr Psychiatry 43: 269-78.

Belgorodsky A, Knyazhansky L, Loewonthal U, Arbelle J, Cohen H, Benjamin J (2005): Effects of the cortisol synthesis inhibitor metyrapone on the response to carbon dioxide challenge in panic disorder. Depress Anxiety 21(3): 143-48

Bell CJ, Nutt DJ (1998): Serotonin and panic. Br J Psychiatry. 172: 465-471.

Brambilla F, Bellodi L, Perna G, Battaglia M, Sciuto G, Diaferia G, Petraglia F, Panerai A, Sacerdote P (1992): Psychoimmunoendocrine aspects of panic disorder. Neuropsycho-endocrinology. 26(1-2): 12-22.

Brambilla F, Perna G, Garberi A, Nobile P, Bellodi L (1995): Alpha 2-adrenergic receptor sensitivity in panic disorder: I. GH response to GHRH and clonidine stimulation in panic disorder. Psychoneuroendocrinlogy. 20(1):1-9.

Brady KT, Lydiard RB, Ballenger J, Shook J, Laraia M, Fossey M (1991): CSF opioids in panic disorder. Biol Psychiatry. 30(5): 512-514.

Brown ES, Rush AJ, McEwen BS (1999): Hippokampal remodeling and damage by corticosteroids: Implications for mood disorders. Neuropsychopharmacology. 21(4): 474-484.

Cameron OG, Lee MA, Curtis CG, McCann DS (1987): Endocrine and physiological changes during "spontaneous" panic attacks. Psychoneuroendocrinology. 12(5): 321-331.

Cameron OG, Nesse RG (1988): Systemic hormonal and physiological abnormalities in anxiety disorders. Psychoneuroendocrinology. 13(4): 287-304.

Carr DB, Sheehan DV, Surman OS, Coleman JH, Greenblatt DJ, Henninger GR, Jones KJ, Levine PH, Watkins WD (1986): Neuroendocrine correlates of lactate-induced anxiety and their response to chronic alprazolam therapy. Am J Psychiatry. 143(4): 483-494.

Charney DS, Heninger GR, Jatlow PI (1985): Increased anxiogenic effects of caffeine in panic disorder. Arch Gen Psychiatry. 42(3): 233-243.

Charney DS, Woods SW, Goodman WK, Henninger GR (1987a): Neurobiological mechanisms of panic anxiety: biochemical and behavioural correlates of yohimbine-induced panic attacks. Am J Psychiatry. 144(8): 1030-1036.

Charney DS, Woods SW, Goodman WK, Henninger GR (1987b): Serotonin function in anxiety. II. Effects of the serotonin agonist MCPP in panic disorder patients and healthy subjects. Psychopharmacology Berl. 92(1): 14-24.

Charney DS, Woods SW, Nagy LM, Southwick SM, Krystal JH, Heninger GR (1990): Noradrenergic function in panic disorder. J Clin Psychiatry. 51(suppl. A): 5-11.

Coplan JD, Gorman JM, Klein DF (1992): serotonin related fluctuations in panic anxiety: a critical review. Neuropsychopharmacology. 6(3): 189-200.

Coryell W, Noyes R (1988): HPA axis disturbance and treatment outcome in panic disorder. Biol Psychiatry. 24(7): 762-766.

Coryell W, Noyes R Jr, Reich J (1991): The prognostic significance of HPA-axis disturbance in panic disorder: a three-year follow-up. Biol Psychiatry. 29(2): 96-102.

Curtis GC, Cameron OG, Nesse RM (1982): The dexamethasone suppression test in panic disorder and agoraphobia. Am J Psychiatry. 139(8): 1043-1046.

Delbende C, Delarue C, Lefevre H, Bunel DT, Szafarczyk A, Mocaer E, Kamoun A, Jegou S, Vaudry H (1992): Glucocorticoids, transmitters and stress. Br J Psychiatry-Suppl. 15: 24-35.

Den Boer JA, Westenberg HG, Klompmakers AA, van Lint LE (1989): Behavioural, biochemical and neuroendocrine concomitants of lactate-induced panic anxiety. Biol Psychiatry. 26(6): 612-622.

Depot M, Caille G, Mukherjee J, Katzman MA, Cadieux A, Bradwejn J (1999): Acute and chronic role of 5 HT3 neuronal system on behavioural and neuroendocrine changes induced by intravenous cholecystokinin tetrapeptide administration in humans. Neuropsychopharmacology. 20(2): 177-187.

Eichenbaum H, Otto T, Cohen NJ (1992): The hippocampus-what does it do? Behav Neural Biol. 57: 2-36.

Emeric-Sauval E (1986): Corticotropin-releasing factor (CRF)- a review. Psychoneuro-endocrinology. 11(3): 277-294.

Feldman S, Weidenfeld J (1991): Depletion of hypothalamic norepinephrine and serotonin enhances the dexamethasone negative feedback effect on adrenocortical secretion. Psychoneuroendocrinology. 16(5): 397-405.

Goldstein S, Halbreich U, Asnis G, Endicott J, Alvir J (1987): The hypothalamic-pituitary-adrenal system in panic disorder. Am J Psychiatry. 144(10): 1320-1323.

Gorman JM, Fyer MR, Goetz R, Askanazi J, Liebowitz MR, Fyer AJ, Kahn JP, Sandberg D, Klein DF (1988): Ventilatory physiology of patients with panic disorder. Arch Gen Psychiatry. 45(1): 31-39.

Gorman JM, Battista D, Goetz RR, Dillon DJ, Liebowitz MR, Fyer AJ, Kinney J, Klein DF (1989): A comparison of sodium bicarbonate and sodium lactate infusion in the induction of panic attacks. Arch Gen Psychiatry. 144(10): 145-150.

Grossman A (1983): Brain opiates and neuroendocrine function. Clin Endocrinol Metab. 12(3): 725-746.

Gurguis GN, Mefford IN, Uhde TW (1991): Hypothalamic-pituitary-adrenocortical activity in panic disorder: relationship to plasma catecholamine metabolites. Biol Psychiatry. 30(5): 502-506.

Gutkowska J, Antienes-Rodrigues J, McCann SM (1997): Atrial natriuretic peptide in brain and pituitary gland. Physiol Rev. 77(2): 465-415.

Herman JP, Cullinan WE (1997): Neurocircuitry of stress: Centra control of the hypothalamo-pituitary-adrenocortical axis. Neuroscience. 20(2): 78-84.

Hollander E, Liebowitz MR, Gorman JM, Cohen B, Fyer A, Klein DF (1989): Cortisol and sodium lactate-induced panic. Arch Gen Psychiatry. 46 (2): 135-140

Holsboer F, von Bardeleben U, Buller R, Heuser I, Steiger A (1987): stimulation response to corticotropin-releasing hormone (CRH) in patients with depression, alcoholism and panic disorder. Horm Metab Res Suppl. 16: 80-88.

Huether G (1996): The central adaptation syndrome. Psychosocial stress as a trigger for adaptive modifications of brain structure and brain functioning. Prog Neurobiol 48: 569-612.

Jacobson L, Sapolsky R (1991): The role of the hippocampus in feedback regulation of the hypothalamo-pituitary-adrenocortical axis. Endocr News. 12: 118-134.

Judd FK, Burrows GD, Norman TR (1985): The biological basis of anxiety. An overview. J Affect Disord. 9(3): 271-284.

Judd FK, Norman TR, Burrows GD, McIntyre IM (1987): The dexamethasone suppression test in panic disorder. Pharmacopsychiatry. 20(3): 99-101.

Kirschbaum C, Hellhammer D (1989): Salivary cortisol in psychobiological research: an overview. Neuropsychobiology. 22: 150-169.

Klein DF (1993): False suffocation alarms, spontaneous panic and related conditions. An integrative hypothesis. Arch Gen Psychiatry. 50(4): 306-317.

Klein E, Zohar J, Garaci MF, Murphy DL, Uhde TW (1991): Anxiogenic effects of m-CPP in patients with panic disorder: comparison to caffeine´s anxiogenic effects. Biol Psychiatry. 33(10): 973-984.

Lenox RH, Teyser JM, Rothschild B, Shipley J, Weaver L (1985): Failure to normalize the dexamethasone suppression test: association with length of illness. Biol Psychiatry. 20: 329-352.

Lesch KP, Wiesmann M, Hoh A, Muller T, Disselkamp Tietze J, Osterheider M, Schulte HM (1992): 5-HT1A receptor-effector system responsivity in panic disorder. Psychopharmacology Berl. 106(1): 111-117.

Levin AP, Doran AR, Liebowitz MR, Fyer AJ, Gorman JM, Klein DF, Paul SM (1987): Pituitary adrenocortical unresponsiveness in lactate-induced anxiety. Psychiatry Res. 21(1): 23-32.

Leyton M, Belanger C, Martial J, Beaulieu S, Covin E, Pecknold J, Kin NM, Meaney M, Thavundayil J, Larue S, Nair NP (1996): Cardiovascular, neuroendocrine and monoaminergic responses to psychological stressors: possible differences between remitted panic disorder patients and healthy controls. Biol Psychiatry. 40(5): 353-360.

Lieberman JA, Breuner R, Lesser M, Coccaro E, Borenstein M, Kane JM (1983): Dexamethasone suppression tests in patients with panic disorder. Am J Psychiatry. 140(7): 917-919.

Liebowitz MR, Gorman JM, Fyer AJ, Levitt M, Dillon D, Levy G, Appleby IL, Anderson S, Palij M, Davies SO (1985): Lactate provocation of panic attacks. II. Biochemical and physiolgical findings. Arch Gen Psychiatry. 42(7): 709-719.

Lopez AL, Kathol RG, Noyes R Jr (1990): Reduction in urinary free cortisol during benzodiazepine treatment of panic disorder. Psychoneuroendocrinology.15(1): 23-28.

McEwen BS, Weiss J, Schwartz L (1968): Selective retention of corticosterone by limbic structures in the rat brain. Nature. 220: 911-912.

McEwen BS (1999): Stress and the aging hippocampus. Frontiers Neuroendocrinol. 20: 49-70.

Nakamura S, Kitayama I, Murase S (1991): Electrophysiological evidence for axonal degeneration of locus coeruleus neurons following long-term forced running stress. Brain Res Bull. 26: 759-763.

Nesse RM, Cameron OG, Curtis GC, McCann DS, Huber Smith MJ (1984): Adrenergic function in patients with panic anxiety. Arch Gen Psychiatry. 41(8): 771-776.

Nutt DJ, Glue P, Lawson C, Wilson S (1990): Flumazenil provocation of panic attacks. Evidence for altered benzodiazepine receptor sensitivity in panic disorder. Arch Gen Psychiatry. 47(10): 917-925.

Rapaport MH, Risch SC, Golshan S, Gillin JC (1989): Neuroendocrine effects of ovine corticotropin-releasing hormone in panic disorder patients. Biol Psychiatry. 26(4): 344-348.

Reichlin S (1993): Neuroendocrine-immune interactions. New Engl J Med 329: 1246-1253.

Robbins J, Rall J (1957): The interaction of thyroid and protein in biological fluids. Rec Prog Horm Res. 13: 161-208.

Rose RM (1984): Overview of endocrinology of stress. In: Brown G, Koslow S, Reichlin S: Neuroendocrinology and psychiatric disorder. Raven Press, New York: 95-122.

Roy-Byrne PP, Uhde TW, Post RM, Galluci W, Chrousos GP, Gold PW (1986): The corticotropin-releasing hormone stimulation test in patients with panic disorder. Am J Psychiatry. 143 (7): 896-899.

Sapolsky RM, Krey L, McEwen BS (1986): The neuroendocrinology of stress and aging: The glucocorticoid cascade hypothesis. Endocr Rev. 7: 284-301.

Seier FE, Kellner M, Yassouridis A, Heese R, Strian F, Wiedemann K (1997): Autonomic reactivity and hormonal secretion in lactate-induced panic attacks. Am J Physiol. 272 (6): 2630-38

Sheehan DV, Claycomb JB, Surman DS, Baer L, Coleman J, Gelles C (1983): Panic attacks and the dexamethasone suppression test. Am J Psychiatry. 140(8): 1063-1064.

Shlik J, Alouja A, Vasar V, Podar T, Bradwejn J (1997): Effects of citalopram treatment on behavioural, cardiovascular and neuroendocrine responses to cholecystokinin tetrapeptide challenge in patients with panic disorder. J Psychiatry Neurosci. 22(5): 332-340.

Stein MB, Uhde TW (1988): Cortisol response to clonidine in panic disorder: comparison with depressed patients and normal controls. Biol Psychiatry. 24(3): 322-330.

Smith MA, Makino S, Kvetnansky R, Post RM (1995): Stress and glucocorticoids affect the expression of brain-derived neurotrophic factor and neurotrophin-3 m-RNAs in the hippocampus. J Neurosci. 15:1768-1777.

Stone EA, JohnSM, Bing GY, Zhang Y (1992): Studies on the cellular localization of biochemical responses to catecholamines in the brain. Brain Res Bull. 29: 285-288.

Ströhle A, Kellner M, Yassouridis A, Holsboer F, Wiedemann K (1998): Effect of flumazenil in lactate-sensitive patients with panic disorder. Am J Psychiatry. 155: 610-612.

Targum SD, Marshall CE (1989): Fenfluramine provocation of anxiety in patients with panic disorder. Psychiatry Res. 28(3): 295-306.

Targum SD (1992): Cortisol response during different anxiogenic challenges in panic disorder patients. Psychoneuroendocrinology. 17(5): 453-458.

Timpl P, Spanagel R (1998): Impaired stress response and reduced anxiety in mice lacking a functional corticotropin-releasing hormone receptor 1110. Nat Genet. 19(2): 162-166.

Uhde TW, Joffe RT, Jimerson DC, Post RM (1988): Normal urinary free cortisol and plasma MHPG in panic disorder: clinical and theoretical implications. Biol Psychiatry. 23(6): 575-585.

Van Duinen MA, Schruers KR, Jaegers E, MAes M, Griez EJ (2004): Salivary cortisol in panic: a males more vulnerable? Neuro Endocrinol Lett. 25(5): 386-90

Van Duinen MA, Schruers KR, Maes M, Griez EJ (2005): CO2 challenge results in hypothalamic-pituitary-adrenal activation in healthy volunteers. J Psychopharmacol. 19(3): 243-47

Villacres EC, Hollifield M, Katon WJ, Wilkinson CW, Veith RC (1987): Sympathetic nervous system activity in panic disorder. Psychiatry Res. 21(4): 313-321.

Wedekind D, Bandelow B, Broocks A, Hajak G, Rüther E (2000): Salivary, total plasma and plasma free cortisol in panic disorder. J Neur Transm. 107 (7): 831-837.

Westberg P, Modigh K, Lisjo P, Eriksson E (1991): Higher postdexamethasone serum cortisol levels in agoraphobic than in nonagoraphobic panic disorder patients. Biol Psychiatry. 30(3): 247-256.

Woods SW, Charney DS, Goodman WK, Henninger GR (1988): Carbon dioxide-induced anxiety. Behavioural, physiologic, and biochemical effects of carbon dioxide in patients with panic disorder and healthy subjects. Arch Gen Psychiatry. 45(1): 43-52.

2.2.6. Bildgebende Verfahren bei Angststörungen

(Sabine Schlegel, Jan T. Lehmbeck, Dieter F. Braus)

In den letzten Jahren verdichten sich die Hinweise, dass eine Störung des Zusammenspiel von Hirnarealen, die an der Stressantwort des menschlichen Organismus beteiligt sind, eine Rolle bei der Entwicklung von Angstsymptomen und Panikattacken spielt. Besondere Bedeutung kommt dabei der Amygdala-Hippocampus-Formation, dem Thalamus und dem medialen präfrontalen Kortex sowie ihren Verbindungen zum Hirnstamm und Vegetativum zu. Die wesentlichen, dieses Modell stützenden Befunde aus der bildgebenden Forschung werden hier zusammengefasst.

Neuroanatomische und neurophysiologische Befunde konzentrieren sich seit über 100 Jahren auf den Zusammenhang zwischen Angstsymptomen und Hirnregionen wie viszerosensorischen Kerngebieten im Hirnstamm (z.B. Nucleus tractus solitarius), limbischen Arealen wie der Hippocampus-Amygdala-Formation, dem medialen präfrontalen Kortex einschließlich Gyrus cingulum und dem Parietallappen. Schon früh setzte sich bei den Neuroanatomen auch die Erkenntnis durch, dass das "emotional brain" eine enge Beziehung zu gedächtnisrelevanten Hirnregionen hat. Dies erschien in sich stimmig, da Furcht und die Erinnerung an potenzielle Gefahren einen Überlebensvorteil darstellten. Mit der Entdeckung der Bedeutung der Neurotransmitter in der Mitte des letzten Jahrhunderts wurde das Modell um eine Imbalance noradrenerger/serotonerger Neurone als weiterer pathogenetischer Faktor ergänzt.

Diese klassischen neuroanatomischen Modellvorstellungen basierten lange nur auf tierexperimentellen, präklinischen und pharmakologischen Untersuchungen. Selbst mit der Einführung funktioneller bildgebender Verfahren in den 1980er Jahren wurden emotionale Prozesse und affektive Störungen im Gegensatz zu beispielsweise den Schizophrenien nur in einzelnen Studien hypothesengeleitet untersucht. Erst in den letzten Jahren hat sich dies grundlegend geändert.

Im Folgenden wird mit Schwerpunkt auf der Panikstörung ein Überblick über die wichtigsten Bildgebungsstudien (morphologische, nuklearmedizinische, funktionelle und metabolische) anhand verschiedener Untersuchungsmethoden gegeben.

2.2.6.1. Magnetresonanztomographie (MRT)

Die morphologische Bildgebung mittels Magnetresonanztomographie erlaubt die Darstellung struktureller Veränderungen und gibt Hinweise auf für die Pathogenese relevante Hirnareale. Aufgrund methodischer Mängel im Zusammenhang mit ungünstigem Signal-zu-Rausch-Verhältnis oder geringer Auflösung sowie starker klinischer Heterogenität sind die frühen Befunde häufig widersprüchlich. Mit verbesserter Auflösung und ausgefeilteren Auswerteverfahren wie z.B. der Voxel-basierten Morphometrie (VBM) hat sich dies seit Anfang 2000 deutlich verbessert. Tab. 2.8 gibt einen Überblick über die wichtigsten Studienergebnisse zur Panikstörung: Anfänglich standen unspezifische Veränderungen (z.B. erweiterte Ventrikel oder leichte Atrophie) im Vordergrund. Fasst man die neueren Befunde zusammen, so ergeben sie - wenn auch nicht immer konsistent - Hinweise auf Abnormitäten im Temporallappen, in der Hippocampus-Amygdala-Formation bzw. im septo-hippokampalen Bereich sowie im präfrontalen Kortex. Da die meisten Studien keinen Zusammenhang mit der Erkrankungsdauer gefunden haben, werden die Befunde derzeit eher als hirnbiologische Vulnerabilitätsmarker diskutiert.

Autoren	N	Diagnose	Ergebnis
Fontaine et al. (1990)	30 20	PA KO	Nur bei 2 KO abnorme Befunde (10 %), jedoch bei 12 PA-Patienten Abnormalitäten (40 %): häufig fokale Veränderungen und Asymmetrien im Temporallappen, insbesondere rechts
Wurthmann et al. (1998)	21	PA	PA: hirnstrukturelle Auffälligkeiten im präfrontalen Kortex (bei 33%)
Dantendorfer et al. (1996)	121	PA	PA mit EEG-Veränderungen: 60 % septohippokampale Abnormitäten
Vythilingam (2000)	13 14	PA KO	Bei 13 PA-Patienten verringertes Temporallappenvolumen, keine messbaren Unterschiede im Hippocampus
Massana (2003a)	12 12	PA KO	12 PA-Patienten zeigten verringertes Amygdala-Volumen, keine messbaren Unterschiede der Temporallappen oder Hippocampi
Massana (2003b)	18 18	PA KO	Bei 18 PA-Patienten zeigte sich eine verminderte Dichte der grauen Substanz im parahippokampalen Gyrus
Uchida (2003)	11 11	PA KO	Bei 11 PA-Patienten um 9% verringertes Volumen linker Temporallappen; tendenziell verringerte Volumina: rechter Temporallappen, Amygdala (bilateral), linker Hippocampus
Crippa (2004)	21 21	PA KO	Keine Gruppenunterschiede im Cavum septi pellucidi

Tab. 2.8: Magnetresonanztomographie. PA: Panikstörung; KO: Kontrollen.

2.2.6.2. Funktionelle Bildgebung: PET und SPECT

(☞ Tab. 2.9)

Neben der Morphologie spielen in der psychiatrischen Forschung funktionelle Untersuchungen seit Mitte der 80er Jahre eine zunehmend größere Rolle. Bei Angststörungen und Panikattacken fand besonders die nicht invasive Xenon-133-Inhalationstechnik als Hirndurchblutungs-(HB-)Messung Eingang in die psychiatrische Forschung.

Während zunächst nur die zweidimensionale Beurteilung des Kortex möglich war, konnten durch die Einführung der Single-Photonen-Emissions-Tomographie (SPECT) auch tiefere Hirnstrukturen dargestellt werden. Neben der Inhalation von Xenon-133 kamen weitere intravenös zu injizierende Tracer für die HB-Messung zur Anwendung. Die Entwicklung der Positronen-Emissions-Tomographie (PET) bietet gegenüber SPECT eine bessere Auflösung und eine absolute Quantifizierbarkeit. Erforderlich ist aber ein Zyklotron und ein radiochemisches Labor in unmittelbarer räumlicher Nähe des PET-Scanners aufgrund der extrem kurzen Halbwertzeit (ca. 120 s) des für HB-Messungen erforderlichen Sauerstoffs (^{15}O). Aufgrund der hohen Ausstattungskosten stehen solche kombinierten Einrichtungen nur vereinzelt zur Verfügung. Weiterhin kann mit PET erstmalig der Glukosestoffwechsel durch Injektion von ^{18}F-Fluor-Deoxyglucose untersucht werden, die aufgrund seiner längeren Halbwertzeit von ca. 110 min auch im weiteren Umkreis eines Zyklotrons mit einem PET-Gerät anwendbar ist.

Einige der wichtigsten Studien sind in Tab. 2.9 dargestellt. Fasst man die älteren Studien zusammen, so ergaben die funktionellen Untersuchungen der Hirndurchblutung (HB) und des Glucosestoffwechsels kein einheitliches Bild, da verschiedene Arbeitsgruppen Unterschiede in den Methoden, den Ableitebedingungen (Ruhe vs. kognitiver Stimulation) und der Definition des Ausgangskollektivs (z.B. Laktat-Sensitivität) aufweisen (Übersicht ☞ Schlegel 1995). Einerseits fanden Untersuchungen zur Panikstörung beispielsweise an Patienten ohne gleichzeitige Laktatgabe statt. Dabei fand sich eine Rechts-Links-Asymmetrie durch erhöhte rechtsseitige Werte im Sauerstoff-PET und mit

Autoren	N	Diagnose	Methode	Ergebnis
Reiman et al. (1986)	8 8 25	PA LS PA LIS KO	[15O]-PET	LS-Metabolismus > LIS u. KO LS: re. parahippokampal > li. Globaler Metabolismus. PA = KO
Nordahl et al. (1990)	12 30	PA KO	G-PET	PA- re. hippokampal > li. PA- höhere Werte re. Frontal
DeChristofaro et al. (1993)	7 5	PA. LS KO	HMPAO-SPECT	links okzipital, niedriger hippokampal bds.,
Nordahl et al. (1998)		PA unmediziert PA Imipramin	G-PET	Imipramin = unbehandelt für re. hippokampal > li.; "Trait" Abnormalität, posterior orbitofrontal bei Imipramin niedriger
Bisaga et al. (1998)	6 6	PA KO	G-PET	PA: li. hippokampal vermehrt; re. inferior-parietal und superior-temporal vermindert
Owega (2001)	19 20	PA KO	TCD	PA : erhöhte zerebrale Blutflussgeschwindigkeit bilateral in Arteria cerebri anterior und Arteria cerebri media, linke Arteria cerebri posterior
Akiyoshi (2003)	23 31	PA KO	NIRS O(2)Hb	PA: Hypoaktivität im linken frontalen Kortex
Eren (2003)	22 19	PA KO	HMPAO-SPECT	PA: Verminderte Perfusion bilateral frontal, relativ erhöhte Perfusion rechts medial and superior frontal (Asymmetrie)
Sakai (2005)	12 22	PA KO	G-PET	PA: vermehrt Aktivität in Amygdala, Hippocampus, Thalamus, Mittelhirn, kaudale Pons, Medulla, Cerebellum
Unter Laktatstimulation				
Raichle et al. (1985)	2	PA	[15O]-PET	1 LIS + 2 KO: Anstieg der HB 1 LS: Reduktion der HB
Stewart et al. (1988)	10 5	PA KO	X-I-T	4 LIS + KO: HB-Zunahme von 20-30 % 6 LS: HB-Zunahme von 2 %
Reiman et al. (1989)	8 8 25	PA-LS PA-LIS KO	[15O]-PET	LS + KO-. keine regionale Veränderung LS: HB-Anstieg, vor allem temporofrontal
Weitere Stimulationsversuche				
Mathew et al. (1989)	13	PA	X-I-T	unter Acetazolamid HB-Zunahme versus Placebo
Mathew/Wilson (1990)	9 9	PA KO	X-I-T	unter Koffein HB-Abnahme wie bei KO
Woods et al. (1988)	6 6	PA KO	HMPAO-SPECT	unter Yohimbin HB-Abnahme frontal bei PA
Ponto (2002)	14 12	PA KO	[H215O] PET	PA : unter CO2 Inhalation abnorme gCBF-Muster

Boshuisen (2002)	17 21	PA KO	[H215O] PET	Patienten antizipatorisch auf Pentagastringabe: Hypoaktivität in Gyrus praecentralis, Gyrus frontalis inferior, rechte Amygdala, anteriore Insula; Hyperaktivität in Gyrus parahippokampalis, superiorer Temporallappen, Hypothalamus, anteriorer Gyrus cinguli, Mittelhirn Patienten nach Pentagastringabe: Hypoaktivität in Gyrus praecentralis, inferiorer Gyrus frontalis, anteriore Insula. Hyperaktivität im Gyrus parahippocampalis, superiorer Temporallappen, anteriorer Gyrus cinguli, Mittelhirn
Kent (2005)	5 5	PA KO	PET	Verminderte orbitofrontale Perfusion (baseline) sagt Panikattacken nach Doxapramgabe bei PA und KO voraus

Tab. 2.9: Hirndurchblutung und Glucosestoffwechsel bei Panikstörung. **XIT**: Xenon-Inhalation-Technik, **SPECT**: Single-Photonen-Emissions-Tomographie, **PET**: Positronen-Emissions-Tomographie, **NIRS**: Near-infrared reflection spectroscopy **PA**: Panikstörung, **KO**: Kontrollen, **LS**: Laktat-sensitiv, **LIS**: Laktat-insensitiv, **HB**: Hirndurchblutung.

HMPAO-SPECT für laktat-sensitive Patienten. Eine ähnliche Asymmetrie wurde auch für ein unabhängig von der Laktat-SensitivitätSensitivät definiertes Kollektiv für den Glukosemetabolismus beschrieben. Während sich aber hier der Gesamthirnmetabolismus nicht von Kontrollen unterschied, hat Reiman et al. (1986) auch bei laktatsensitiven Patienten einen erhöhten Gesamthirnsauerstoffmetabolismus feststellen können. Während Laktatinfusionen zeigten Gesunde und Panikpatienten eine globale HB-Zunahme im Sauerstoff-PET und Xenon-SPECT, die jedoch bei mit Panik reagierenden Patienten vermutlich als Folge einer Hyperventilation deutlich geringer ausfiel.

Nicht mehr globale, sondern nur noch regionale HB-Differenzen untersuchend, fanden Reiman et al. (1989) demgegenüber keine Veränderung bei laktatinsensitiven Patienten und Kontrollen, sondern eine temporale HB-Zunahme nur bei den mit Panik reagierenden Patienten. Die dadurch ausgelöste Diskussion über die Bedeutung des Temporalhirns für Angsterkrankungen wurde damals relativiert, nachdem die gleiche Arbeitsgruppe aufgrund neuroanatomischer Zuordnungen im MRT HB-Veränderungen im temporalen Bereich extrakraniellen Muskelanspannungen zuordnen musste.

In den neueren Untersuchungen mit verfeinerter Technik und unterschiedlicher Provokation werden, zu den morphologischen Befunden passend, unterschiedlich geartete Funktionsstörungen in der Hippocampus-Amygdala-Formation, im präfrontalen Kortex, der Inselregion, orbitofrontal und im Cingulum deutlich. Das Fehlen eines einheitlichen Bildes verdeutlicht einerseits Unterschiede in der Methodik, andererseits klinische Heterogenität.

2.2.6.3. Funktionelle Kernspintomographie (fMRI)

Neben den nuklearmedizinischen funktionellen Untersuchungen gewinnt in den letzten Jahren die nicht-invasive funktionelle Kernspintomographie eine zunehmend größere Rolle in der psychiatrischen Forschung (Übersicht: Braus 2004 und 2005). Durch elegante Paradigmen werden dabei unterschiedliche Aspekte der Panik-Antizipation, der Distraktibilität sowie kognitiver Prozesse untersucht und mit anderen seelischen Erkrankungen verglichen. Es zeigte sich dabei, dass es erste Hinweise dafür gibt, dass die Panikstörung, die einfache Phobie, die soziale Phobie, die Zwangserkrankung und die Posttraumatische Belastungsstörung in unterschiedlicher Weise mit Funktionsstörungen in einem Netzwerk einhergehen, das in erster Linie aus der Hippocampus-Amygdala-Formation, dem medialen präfrontalen Kortex einschließlich Cingulum, dem Thalamus, dem Parietallappen und visuellen Assoziationsarealen besteht (Übersicht ☞ Bremner 2004).

2.2.6.4. Magnetresonanzspektroskopie (MRS)

Mit der MR-Spektroskopie kann die Struktur von Molekülen oder die chemische Zusammensetzung von Untersuchungsproben anhand verschiedener Spektren gemessen werden, die in einem mit MRT

Autoren	n	Diagnose	Ergebnis
Bystritsky (2001)	6 6	PA KO	PA: erhöhte Aktivität im inferioren frontalen Kortex, Hippocampus, Cingulum, orbitofrontalen Kortex beim Vorstellen von Angstsituationen
Maddock (2003)	6 8	PA KO	PA: erhöhte Aktivität im linken posterioren Cingulum, mittleren linken frontalen Kortex bei bedrohenden Stimuli; erhöhte R>L Asymmetrie im mittleren Gyrus parahippocampalis
van den Heuvel (2005)	15 16 19 13	PA OCD KO HYPO	PA: erhöhte fronto-striatale Aktivierung beim Farb-Wort-Test (Farbe von OCD- und Panik-relevanten Wörtern benennen) PA: langsameres Benennen der Farbe Panik-relevanter Wörter, Leistung korreliert mit Aktivierung in Hippocampus und rechter Amygdala

Tab. 2.10: fMRI-Befunde bei Panikstörung. **PA**: Panikstörung, **KO**: Kontrollen, **OCD**: Zwang, **HYPO**: Hypochondrie.

Autoren	n	Diagnose	Methode	Ergebnis
Dager et al. (1994)	7 8 3	PA KO LS	Protonen-MRS	Unter Laktat-Infusion: Alle PA und KO Laktatanstieg, höherer Anstieg und verlängerte Elimination des Hirnlaktats bei PA
Dager et al. (1995)	7 7	PA KO	Protonen-MRS	PA unter Hyperventilation höheren Laktatanstieg bei gleichem Laktatblutspiegel wie KO
Dager et al. (1999)	15 10	PA KO	PEPSI	Unter Laktat-Infusion: höherer Laktatanstieg bei PA im Gesamthirn ohne spezifische fokale Veränderungen; Korrelation zwischen Hirnlaktat und Liquorlaktat
Goddard (2001)	14 14	PA KO	(1)H-MRS	PA: 22%ige Reduktion der Gesamt-GABA Konzentration im okzipitalen Kortex
Massana (2002)	11 11	PA KO	(1)H-MRS	PA: Reduktion von Kreatin (Cr) & Phosphokreatin (PCr) im rechten medialen Temporallappen, keine Unterschiede im medialen präfrontalen Kortex
Goddard (2004)	10 9	PA KO	(1)H-MRS	PA: Verminderte Reaktion (verflachte Abnahme des okzipitalen GABA-Levels) bei akuter Benzodiazepingabe
generalisierte Angststörung:				
Mathew (2004)	15 15	GA KO	(1)H-MRS	GA : 16.5% erhöhtes N-Acetyl-Aspartat/Kreatin Verhältnis im rechten DLPFC GA + Missbrauchserfahrung: vermindertes N-Acetyl-Aspartat/Kreatin-Verhältnis im rechten DLPFC

Tab. 2.11: Magnetresonanzspektroskopie (MRS) bei Panikstörung. **PA**: Panikstörung, **KO**: Kontrollen, **LS**: Laktatsensitiv, **PEPSI**: proton echo-planar spectroscopic imaging. **DLPFC**: Dorsolateraler präfrontaler Kortex

definierten Hirnareal festgelegt werden. Die neuere Protonen-Echo-Planar-MRS (PEPSI) erlaubt zudem eine Darstellung im gesamten Hirnvolumen. Bei Angsterkrankungen ist bisher nur die Protonenspektroskopie zur Anwendung gekommen, mit der u.a. Kreatin, Cholin, N-Acetyl-Aspartat und Laktat bestimmt werden können. Die Arbeitsgruppe von Dager hat sich vor allem mit Laktatmessungen beschäftigt (☞ Tab. 2.11) und fand bei Laktat-induzierter Panik einen höheren Anstieg und eine verlängerte Elimination des Hirnlaktats, abgekoppelt von dem fallenden Blutlaktatspiegel. Unter Hyperventilation zeigten Panikpatienten höhere Laktatspiegel als Kontrollen bei gleichen Blutlaktatspiegeln.

2.2.6.5. Bildgebung spezifischer Rezeptorsysteme bei Panikstörung

GABA (Gamma-Aminobuttersäure) ist der wichtigste inhibitorische Transmitter im Gehirn. Mit der Entdeckung des zentralen GABA-Benzodiazepin-Rezeptors, der mit hoher Dichte im Cortex, in der Amygdala, im Hippocampus und im Cerebellum vorkommt (☞ Abb. 2.2), stellte sich auch die Frage nach einem endogenen Liganden, der bisher allerdings nicht mit Sicherheit nachgewiesen werden konnte. Dass diese BZ-Rezeptoren (BZR) jedoch nicht nur Bindungsstellen für BZ darstellen, sondern auch auf Umweltreize reagieren, konnte tierexperimentell nachgewiesen werden, da unausweichbarer Stress zu einer Verminderung der BZR-Dichte, vor allem im frontalen Kortex, führt. Eine BZR-Reduktion bei besonders ängstlichen Rattenstämmen lässt auch auf genetisch bedingte Faktoren schließen. Die direkte Applikation von BZ in die Amygdala wirkt anxiolytisch und unterstreicht damit auch die Bedeutung der Amygdala für das GABA-BZR-System (Schlegel und Mann, 1999).

Neben dem GABA-Benzodiazepin-Rezeptor kommt auch dem Serotoninsystem bei Angsterkrankungen eine pathogenetische Bedeutung zu, welche sich auch in einer veränderten Bindung des 5-Hydroxy-Thyramin (5-HTT)-Rezeptors widerspiegelt.

Autoren	n	Diagnose	Methode	Ergebnis
Schlegel et al. (1994)	10 10	PA EPI	Iomazenil-SPECT	Verminderte GABA-Benzodiazepin-Rezeptorbindung bei PA
Kaschka et al. (1995)	9 9	PA+DE DYS	Iomazenil-SPECT	Verminderte GABA-Benzodiazepin-Rezeptorbindung li. temporal bei PA+DE
Malizia et al. (1998)	7 8	PA KO	Flumazenil-PET	Verminderte GABA-Benzodiazepin-Rezeptorbindung bei PA
Bremner et al. (2000)	13 13	PA KO	Iomazenil-SPECT	Verminderte GABA-Benzodiazepin-Rezeptorbindung li. Hippocampus und Praecuneus bei PA; bei PA mit Panikattacke während Scan: verminderte Rezeptorbindung präfrontal
Maron (2004)	10 10 10	PA PA, remittiert KO	PET (5-HTT, [(123)I]nor-beta-CIT)	PA : verminderte 5-HTT Bindung im Mittelhirn, Temporallappen, Thalamus PA remittiert: verminderte 5-HTT Binding nur im Thalamus
Neumeister (2004)	15 16	PA KO	PET	PA: vermindert Volumenverteilung ([18F]-FCWAY) im anterioren & posterioren Cingulum und im Raphekern

Tab. 2.12: Spezifischer Rezeptordarstellungen bei Panikstörung. **PA**: Panikstörung, **EPI**: Epileptiker, **DE**: Depression; **DYS**: Dysthymie; **SPECT**: Single-Photonen-Emissions-Computertomographie, **HB**: Hirndurchblutung, **PET**: Positronen-Emissions-Tomographie. **5-HTT**: 5-Hydroxy-Thyramin.

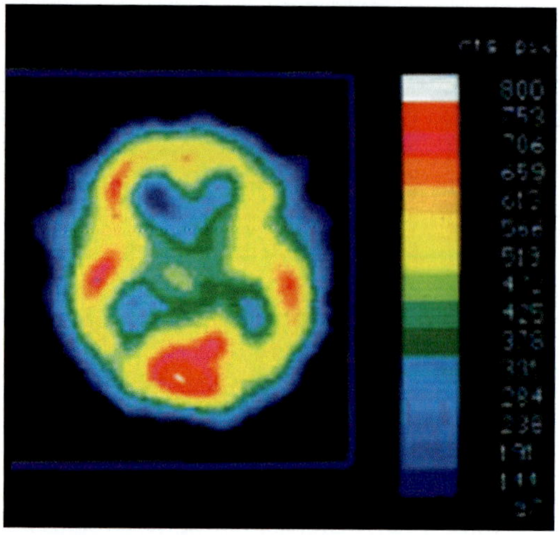

Abb. 2.2: Iomazenil-SPECT. Die Abbildung zeigt eine normale Benzodiazepin-Rezeptor-Verteilung: höchste Dichte im Occipitalbereich (rot), mittelgradig im Kortex (gelb), niedrig bis fehlend in der weissen Substanz bzw. im Liquor (grün bzw. blau).

In eigenen Untersuchungen konnten wir erstmals eine verminderte zentrale BZR-Bindung bei Panikpatienten mit der Photonenemissionscomputertomographie (SPECT) darstellen (☞ Tab. 2.12). Inzwischen wurden verminderte BZ-Rezeptorbindungen auch von anderen Arbeitsgruppen, trotz z.T. unterschiedlicher Messmethoden, bestätigt. Wenn auch bezüglich der Lokalisation gewisse Unterschiede zwischen den Studien bestehen, ergeben sich aber in allen Studien Hinweise für ein verminderte bzw. gestörte Funktion des GABA-BZR-Systems, das an der Pathogenese von Panikattacken beteiligt sein könnte.

2.2.6.6. Bildgebung bei Phobien

Bildgebende Verfahren bei verschiedenen Phobien (☞ Tab. 2.13) ergaben in funktionellen Untersuchungen divergente Ergebnisse, wobei in der Literatur insbesondere zwischen einfacher Phobie und sozialer Phobie unterschieden wird. Zumindest

Autoren	n	Diagnose	Methode	Ergebnis
Potts et al. (1994)	22 22	SoPO KO	MRT des Putamenvolumens	SoPO: stärkere altersbezogene Reduktion
Mountz et al. (1989)	7 8	KPO KO	[^{15}O]-PET	Ruhe-HB: PH = KO, unter Konfrontation keine HB-Veränderung
Fredrikson et al. (1997)	14	KPO	[^{15}O]-PET	Unter visueller Stimulation: HB erhöht im visuellen Kortex; HB erniedrigt im Hippocampus, präfrontalen, orbitofrontalen, temporopolaren Kortex und posterioren Cingulum
Wik et al. (1997)	6 22	PO KO	[^{15}O]-PET in Amygdala, Thalamus, Striatum	Während phobischer Stimulation: Aktivierung
Birbaumer et al. (1998)	7 5	SoPO KO	FMRT	SoPO: während angstauslösender Stimulation Amygdala-Aktivierung
Davidson et al. (1993)	20 20	SoPO KO	Protonen-MRS	SoPO: reduzierte Cholin- und Kreatininwerte
Tiihonen et al. (1997)	11 28	SoPo KO	SPECT: Dopamin reuptake-Bindung	Dopamin-reuptake-Bindung vermindert bei SoPO
Schienle (2005)	23	KPO	FMRT	Während phobischer Stimulation spezifische Aktivierung in suppl. motor. Arealen sowie erhöhte Aktivierung im visuellen Assoziationskortex, Amygdala, rechter dorsolateraler präfrontaler Kortex, rechter Hippocampus. Erhöhte Amygdala Aktivierung bei Angst-/Ekelreizen

Tab. 2.13: Bildgebung bei Phobien. SoPO: soziale Phobie; KPO: Kleintierphobie, KO: Kontrollen, PET: Positronen-Emissions-Tomographie, HB: Hirndurchblutung.

zwei Studien berichteten bei Sozialphobikern über eine Hippocampus-Amygdala-Aktivierung während der Konfrontation mit angstauslösenden Stimuli. Eine verminderte Dopaminreuptake-Bindung im SPECT könnte für eine Störung des Dopaminstoffwechsels sprechen. Bei einfacher Phobie hingegen zeigte sich eher eine verminderte Hippocampus-Aktivität bei erhöhter Aktivierung im visuellen Assoziationskortex.

Mit der MRS wurden zudem reduzierte Cholin- und Kreatininwerte im Caudatus, Thalamus und subkortikalen Arealen nachgewiesen; der N-Acetylaspartatgehalt war in kortikalen und subkortikalen Messungen niedriger. N-Acetylaspartat kann im weitesten Sinne als "neuronaler" Marker und der Kreatinin-Peak als potenzieller Marker des Energiemetabolismus angesehen werden. Der verminderte Cholingehalt könnte eine primäre Störung darstellen oder als Adaptation auf Veränderungen der serotonergen und dopaminergen Aktivität interpretiert werden.

2.2.6.7. Konklusion und Ausblick

In den letzten Jahren haben sich die bildgebenden Verfahren als nicht-invasive Verfahren zur Untersuchung von funktionellen Netzwerken und deren Beeinflussbarkeit enorm weiterentwickelt. Auch Angsterkrankungen und Panikstörungen wurden damit untersucht, wobei die Daten noch immer sehr widersprüchlich sind. Dies dürfte in erster Linie an methodischen Unterschieden bzw. Mängeln und heterogenen Untersuchungsgruppen liegen. Trotz dieser Limitierungen verdichten sich die Hinweise, dass auf der Systemebene in erster Line das auf unterschiedliche Weise gestörte Zusammenspiel von Hirnarealen, die mit Stressverarbeitung, Gedächtnis und Emotionsmodulation zu tun haben, für die Symptomatologie der Angsstörungen und Panikattacken verantwortlich ist. Zu diesen Hirnarealen gehören der mediale präfrontale Kortex einschließlich anteriorem Cingulum (Planung, Antwort-Inhibition, Furcht-Extinktion, Exekutive), der Thalamus (sensorische Filterung), die Amygdala (Angst, Aggression) und der Hippocampus (Gedächtnis) mit ihren Verbindungen (☞Abb. 2.3). Auf der Zellebene kommt Störungen der Neurotransmission in den biogenen Aminen (Serotonin und Noradrenalin) sowie im GABA-Benzodiazepin-Rezeptor eine zentrale Bedeutung zu.

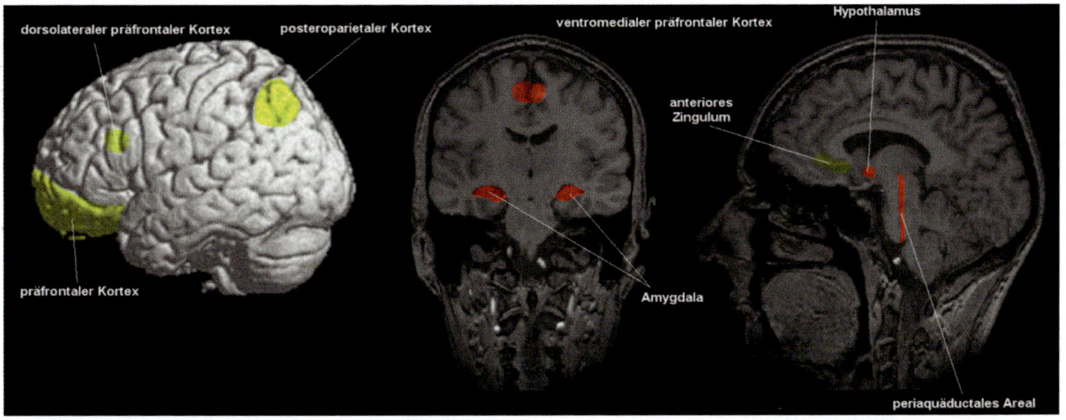

Abb. 2.3: Neuronales Netzwerk der Angsterkrankungen.

Zukünftig geht es darum, durch Integration der Genebene (Identifizieren von Vulnerabilitätsgenen) sowie von ausgefeilteren neuropsychologischen Paradigmen mit den verfügbaren bildgebenden Verfahren die klinische Heterogenität zu reduzieren und die funktionellen Unterschiede der verschiedenen Angststörungen weiter aufzuklären. Hierbei wird das Ziel zu verfolgen sein, durch verbesserte neurobiologische Differentialdiagnostik präziser auf den einzelnen Patienten zugeschnittene Therapiekonzepte zu entwickeln und neue Therapieoptionen zu erarbeiten.

Literatur

Akiyoshi, J., K. Hieda, et al. (2003). "Frontal brain hypoactivity as a biological substrate of anxiety in patients with panic disorders." Neuropsychobiology 47(3): 165-70.

Birbaumer, N., W. Grodd, et al. (1998). "fMRI reveals amygdala activation to human faces in social phobics." Neuroreport 9(6): 1223-6.

Bisaga, A., J. L. Katz, et al. (1998). "Cerebral glucose metabolism in women with panic disorder." Am J Psychiatry 155(9): 1178-83.

Boshuisen, M. L., G. J. Ter Horst, et al. (2002). "rCBF differences between panic disorder patients and control subjects during anticipatory anxiety and rest." Biol Psychiatry 52(2): 126-35.

Braus, D. F. (2004). Ein Blick ins Gehirn: Moderne Bildgebung in der Psychiatrie. Thieme Stuttgart

Braus, D. F. (2005).Schizophrenie. Bildgebung, Neurobiologie, Pharmakotherapie. Schattauer Stuttgart

Bremner, J. D. (2004). "Brain imaging in anxiety disorders." Expert Rev Neurother 4(2): 275-84.

Bremner, J. D., R. B. Innis, et al. (2000). "SPECT [I-123]iomazenil measurement of the benzodiazepine receptor in panic disorder." Biol Psychiatry 47(2): 96-106.

Bystritsky, A., D. Pontillo, et al. (2001). "Functional MRI changes during panic anticipation and imagery exposure." Neuroreport 12(18): 3953-7.

Crippa, J. A., R. Uchida, et al. (2004). "The size and prevalence of the cavum septum pellucidum are normal in subjects with panic disorder." Braz J Med Biol Res 37(3): 371-4.

Dager, S. R., S. D. Friedman, et al. (1999). "Two-dimensional proton echo-planar spectroscopic imaging of brain metabolic changes during lactate-induced panic." Arch Gen Psychiatry 56(1): 70-7.

Dager, S. R., K. I. Marro, et al. (1994). "Preliminary application of magnetic resonance spectroscopy to investigate lactate-induced panic." Am J Psychiatry 151(1): 57-63.

Dager, S. R., W. L. Strauss, et al. (1995). "Proton magnetic resonance spectroscopy investigation of hyperventilation in subjects with panic disorder and comparison subjects." Am J Psychiatry 152(5): 666-72.

Dantendorfer, K., D. Prayer, et al. (1996). "High frequency of EEG and MRI brain abnormalities in panic disorder." Psychiatry Res 68(1): 41-53.

Davidson, J. R., K. R. Krishnan, et al. (1993). "Magnetic resonance spectroscopy in social phobia: preliminary findings." J Clin Psychiatry 54 Suppl: 19-25.

De Cristofaro, M. T., A. Sessarego, et al. (1993). "Brain perfusion abnormalities in drug-naive, lactate-sensitive panic patients: a SPECT study." Biol Psychiatry 33(7): 505-12.

Eren, I., R. Tukel, et al. (2003). "Evaluation of regional cerebral blood flow changes in panic disorder with Tc99m-HMPAO SPECT." Psychiatry Res 123(2): 135-43.

Fontaine, R., G. Breton, et al. (1990). "Temporal lobe abnormalities in panic disorder: an MRI study." Biol Psychiatry 27(3): 304-10.

Fredrikson, M., H. Fischer, et al. (1997). "Cerebral blood flow during anxiety provocation." J Clin Psychiatry 58 Suppl 16: 16-21.

Goddard, A. W., G. F. Mason, et al. (2001). "Reductions in occipital cortex GABA levels in panic disorder detected with 1h-magnetic resonance spectroscopy." Arch Gen Psychiatry 58(6): 556-61.

Goddard, A. W., G. F. Mason, et al. (2004). "Impaired GABA neuronal response to acute benzodiazepine administration in panic disorder." Am J Psychiatry 161(12): 2186-93.

Kaschka, W., H. Feistel, et al. (1995). "Reduced benzodiazepine receptor binding in panic disorders measured by iomazenil SPECT." J Psychiatr Res 29(5): 427-34.

Kent, J. M., J. D. Coplan, et al. (2005). "Prediction of panic response to a respiratory stimulant by reduced orbitofrontal cerebral blood flow in panic disorder." Am J Psychiatry 162(7): 1379-81.

Maddock, R. J., M. H. Buonocore, et al. (2003). "Brain regions showing increased activation by threat-related words in panic disorder." Neuroreport 14(3): 325-8.

Malizia, A. L., V. J. Cunningham, et al. (1998). "Decreased brain GABA(A)-benzodiazepine receptor binding in panic disorder: preliminary results from a quantitative PET study." Arch Gen Psychiatry 55(8): 715-20.

Maron, E., J. T. Kuikka, et al. (2004). "Reduced brain serotonin transporter binding in patients with panic disorder." Psychiatry Res 132(2): 173-81.

Massana, G., C. Gasto, et al. (2002). "Reduced levels of creatine in the right medial temporal lobe region of panic disorder patients detected with (1)H magnetic resonance spectroscopy." Neuroimage 16(3 Pt 1): 836-42.

Massana, G., J. M. Serra-Grabulosa, et al. (2003). "Parahippokampal gray matter density in panic disorder: a voxel-based morphometric study." Am J Psychiatry 160(3): 566-8.

Massana, G., J. M. Serra-Grabulosa, et al. (2003). "Amygdalar atrophy in panic disorder patients detected by volumetric magnetic resonance imaging." Neuroimage 19(1): 80-90.

Mathew, R. J. and W. H. Wilson (1989). "Cerebral blood flow responses to CO2 and acetazolamide: the effect of anxiety." Psychiatry Res 28(2): 241-2.

Mathew, R. J. and W. H. Wilson (1990). "Behavioral and cerebrovascular effects of caffeine in patients with anxiety disorders." Acta Psychiatr Scand 82(1): 17-22.

Mathew, S. J., X. Mao, et al. (2004). "Dorsolateral prefrontal cortical pathology in generalized anxiety disorder: a proton magnetic resonance spectroscopic imaging study." Am J Psychiatry 161(6): 1119-21.

Neumeister, A., E. Bain, et al. (2004). "Reduced serotonin type 1A receptor binding in panic disorder." J Neurosci 24(3): 589-91.

Nordahl, T. E., W. E. Semple, et al. (1990). "Cerebral glucose metabolic differences in patients with panic disorder." Neuropsychopharmacology 3(4): 261-72.

Nordahl, T. E., M. B. Stein, et al. (1998). "Regional cerebral metabolic asymmetries replicated in an independent group of patients with panic disorders." Biol Psychiatry 44(10): 998-1006.

Owega, A., O. Sabri, et al. (2001). "Cerebral blood flow velocity in untreated panic disorder patients: a transcranial doppler ultrasonography study." Biol Psychiatry 50(4): 299-304.

Ponto, L. L., R. G. Kathol, et al. (2002). "Global cerebral blood flow after CO2 inhalation in normal subjects and patients with panic disorder determined with [15O]water and PET." J Anxiety Disord 16(3): 247-58.

Potts, N. L., J. R. Davidson, et al. (1994). "Magnetic resonance imaging in social phobia." Psychiatry Res 52(1): 35-42.

Raichle, M. E., E. Robbins, et al. (1985). Brain cireulation and metabolism in sodium lactate induced panic attacks. The Metabolisin of the Human Brain Studied with Positron Emission Tomography. T. e. a. Greitz. New York, Raven Press: 335-338.

Reiman, E. M., M. E. Raichle, et al. (1986). "The application of positron emission tomography to the study of panic disorder." Am J Psychiatry 143(4): 469-77.

Reiman, E. M., M. E. Raichle, et al. (1989). "Neuroanatomical correlates of a lactate-induced anxiety attack." Arch Gen Psychiatry 46(6): 493-500.

Sakai, Y., H. Kumano, et al. (2005). "Cerebral glucose metabolism associated with a fear network in panic disorder." Neuroreport 16(9): 927-31.

Schienle, A., A. Schafer, et al. (2005). "Brain activation of spider phobics towards disorder-relevant, generally disgust- and fear-inducing pictures." Neurosci Lett 388(1): 1-6.

Schlegel, S. (1995). Bildgebende Verfahren bei Angsterkrankungen. Angst- und Panikerkrankungen. H.-J. M. S. Kasper, Gustav Fischer Verlag, Jena, Stuttgart: 221-232.

Schlegel, S. and K. Mann (1999). "Neurobiologische Modelle der Panikerkrankung." Psycho 11: 673-678.

Schlegel, S., H. Steinert, et al. (1994). "Decreased benzodiazepine receptor binding in panic disorder measured by Iomazenil-SPECT. A preliminary report." Eur Arch Psychiatry Clin Neurosci 244(1): 49-51.

Stewart, R. S., M. D. Devous, Sr., et al. (1988). "Cerebral blood flow changes during sodium-lactate-induced panic attacks." Am J Psychiatry 145(4): 442-9.

Tiihonen, J., J. Kuikka, et al. (1997). "Dopamine reuptake site densities in patients with social phobia." Am J Psychiatry 154(2): 239-42.

Uchida, R. R., C. M. Del-Ben, et al. (2003). "Decreased left temporal lobe volume of panic patients measured by magnetic resonance imaging." Braz J Med Biol Res 36(7): 925-9.

van den Heuvel, O. A., D. J. Veltman, et al. (2005). "Disorder-specific neuroanatomical correlates of attentional bias in obsessive-compulsive disorder, panic disorder, and hypochondriasis." Arch Gen Psychiatry 2(8): 922-33.

Vythilingam, M., E. R. Anderson, et al. (2000). "Temporal lobe volume in panic disorder—a quantitative magnetic resonance imaging study." Psychiatry Res 99(2): 75-82.

Wik, G., M. Fredrikson, et al. (1997). "Evidence of altered cerebral blood-flow relationships in acute phobia." Int J Neurosci 91(3-4): 253-63.

Woods, S. W., K. Koster, et al. (1988). "Yohimbine alters regional cerebral blood flow in panic disorder." Lancet 2(8612): 678.

Wurthmann, C., J. Gregor, et al. (1998). "[Qualitative evaluation of brain structure in CT in panic disorders]." Nervenarzt 69(9): 763-8.

2.2.7. Genetische Befunde bei Panikstörung

(J. Deckert, K. Domschke)

Seit der im wesentlichen heute noch gültigen Einteilung der Angsterkrankungen nach DSM-III im Jahre 1980 haben sich die genetischen Untersuchungen zu Angsterkrankungen auf die Panikstörung konzentriert. Grund hierfür waren klinisch-genetische Untersuchungen Anfang der 80-er Jahre, die eine hohe Familiarität und einen autosomal-dominanten Erbgang der Panikstörung nahe legten. Diese frühen klinisch-genetischen Befunde sind zwischenzeitlich durch eine Reihe weiterer Untersuchungen erheblich relativiert worden. Dennoch hat sich in der wissenschaftlichen Literatur ein Konsens herausgebildet, dass bei der Panikstörung wie bei anderen komplexen psychiatrischen Erkrankungen genetische Faktoren einen bedeutenden Beitrag zur Entstehung leisten. Entsprechend liegt ein Schwerpunkt des Forschungsinteresses auf molekulargenetischen Untersuchungen. Die wesentlichen klinisch-genetischen und molekulargenetischen Befunde sollen im folgenden Kapitel zusammengefasst und die mögliche Bedeutung der molekulargenetischen Forschung für die Entwicklung neuer Therapien dargestellt werden.

2.2.7.1. Klinisch-genetische Befunde bei Panikstörung

Man unterscheidet zwischen Zwillingsuntersuchungen und Familienuntersuchungen. Adoptionsstudien liegen bei Panikstörung im Gegensatz zu Schizophrenen Psychosen und Suchterkrankungen nicht vor.

Zwillingsuntersuchungen

> Bei Zwillingsuntersuchungen wird die Konkordanz der Zwillinge für eine Erkrankung, d.h. das gemeinsame Vorliegen der Erkrankung bei beiden Zwillingen, untersucht.

Ist die Konkordanz eineiiger (monozygoter) Zwillinge für eine Erkrankung größer als die zweieiiger (dizygoter) Zwillinge, gilt dies als Hinweis für das Wirken genetischer Faktoren. Multivarianzanalysen erlauben, den Beitrag von genetischen im Vergleich zu Umweltfaktoren, d.h. die Heritabilität, zu schätzen.

Bei Panikstörung gibt es nur wenige Zwillingsuntersuchungen mit geringer Fallzahl. Diese zeigen überwiegend eine um einen Faktor zwei bis drei erhöhte Konkordanzrate bei monozygoten Zwillingen (Skre et al., 1993). Eine um den Faktor fünf höhere Konkordanzrate bei monozygoten Zwillingen fand sich bei einer Subgruppe mit Auslösung der Panikattacken durch CO_2 (Bellodi et al., 1998). Eine Untersuchung ergab eine erhöhte Konkordanz für Angsterkrankungen allgemein, aber nicht speziell für Panikstörung. Multivarianzanalysen bei weiblichen Zwillingen weisen auf eine Heritabilität von ungefähr 40 %, sowie auf gemeinsame genetische Faktoren für Panikstörung, Phobien und Bulimie hin (Kendler et al., 1995). Nach einer aktuellen Metaanalyse liegt die Heritabilität für Panikstörung bei etwa 48 % (Hettema 2001). Die verbleibende Varianz wird durch individuelle Umweltfaktoren wie Lebensereignisse erklärt.

Familienuntersuchungen

> Bei Familienuntersuchungen wird im klassischen Ansatz die Häufigkeit des Auftretens einer Erkrankung bei Familienangehörigen untersucht.

Ist die Häufigkeit bei den Angehörigen einer Stichprobe erkrankter Indexpersonen höher als bei den Angehörigen einer Stichprobe nichterkrankter Indexpersonen, gilt dies als Hinweis für das Wirken genetischer Faktoren. Segregationsanalysen erlauben Rückschlüsse auf die Art des Erbganges unter der Voraussetzung, dass einer der klassischen Mendel'schen Erbgänge vorliegt.

Hier gibt es zwischenzeitlich eine Vielzahl von Untersuchungen mit zum Teil sehr großen Fallzahlen. Erste Untersuchungen Anfang der 80-er ergaben ein bis zu einem Faktor 10 häufigeres Auftreten bei Angehörigen ersten Grades von Panikpatienten. Dies konnte in späteren Untersuchungen so nicht repliziert werden. Neuere Untersuchungen kommen bei differierenden Absolutzahlen übereinstimmend zu dem Ergebnis, dass Angehörige ersten Grades von Panikpatienten um einen Faktor 3 häufiger erkrankt sind als Angehörige einer Kontrollgruppe, familiäre Formen aber insgesamt eher selten sind (für Deutschland ☞ Maier et al., 1993: 5,7 % versus 1,8 %). Noch mal um einen Faktor 3 höhere Prävalenzen wurden bei Angehörigen der Subgruppe von Patienten mit Erstickungsängsten im Vergleich zu Angehörigen von Patienten ohne Erstickungsängste beschrieben (Horwath et al., 1997).

Eine erste Segregationsanalyse bei einer Reihe von Familien aus Iowa war mit einem autosomaldominanten Erbgang zu vereinbaren. Dies ließ sich in zwei weiteren Untersuchungen mit einer größeren Zahl von Familien nicht nachvollziehen, was entweder auf Heterogenität oder eine komplexe, multifaktorielle Entstehung schließen lässt (Vieland et al., 1996).

Klinisch-genetische Befunde
• Zwillingsuntersuchungen: - um einen Faktor 2-3 erhöhte Konkordanzraten bei monozygoten im Vergleich zu dizygoten Zwillingen - Heritabilität bei ungefähr 48 % • Familienuntersuchungen: - erhöhte Prävalenzraten bei Angehörigen ersten Grades von Patienten mit Panikstörung im Vergleich zu Angehörigen von gesunden Indexpersonen um Faktor 3 - Familiäre Formen selten (< 10 %)
Molekulargenetische Befunde
• Kopplungsuntersuchungen: - Potentielle Loki für Panikstörung auf den Chromosomen 1q, 7p, 9q, 11p und 20p, sowie 13q und 18q bei Familien mit Komorbidität; bisher nicht repliziert • Assoziationsuntersuchungen: - Mehrere positive Befunde in Patienten-Kontroll-Untersuchungen, replizierte Befunde für Gene des Cholezystokinin B (CCK-B) Rezeptors, der Monoaminoxidase A (MAO-A), der Catechol-O-methyltransferase (COMT) und des Adenosin A_{2A}-Rezeptors

Tab. 2.14: Genetische Befunde bei Panikstörung.

Erste prospektive Untersuchungen an Kindern erkrankter Personen liefern Hinweise dafür, dass möglicherweise der Phänotyp der Erkrankung im Laufe des Lebens bzw. in Abhängigkeit vom Erkrankungsbeginn verschieden sein kann. So finden sich bei Kindern vermehrt Trennungsängste und gehemmtes Verhalten (Unnewehr et al., 1998; Battaglia et al., 1997). Familiär gehäuftes Auftreten der Erkrankung in Verbindung mit einem früheren Erkrankungsbeginn wurde von zwei Arbeitsgruppen übereinstimmend beschrieben (Goldstein et al., 1997), möglicherweise verschiebt sich der Erkrankungsbeginn auch von Generation zu Generation nach vorne, d.h. es liegt Antizipation vor (Battaglia et al., 1998). Sollte sich letzteres bestätigen, kann dies als Hinweis für eine mögliche Rolle instabiler repetitiver Elemente wie bei Chorea Huntington oder den Heredoataxien gesehen werden (Tab. 2.14).

2.2.7.2. Molekulargenetische Untersuchungen bei Panikstörung

Hier unterscheidet man zwischen Kopplungsuntersuchungen und Assoziationsuntersuchungen.

Kopplungsuntersuchungen

> Bei Kopplungsuntersuchungen wird im klassischen Ansatz das gemeinsame Auftreten genetischer Marker mit der Erkrankung bei Mitgliedern von Familien untersucht.

Bei Kopplungs- oder "Linkage"-Untersuchungen wird im klassischen Ansatz das gemeinsame Auftreten genetischer Marker mit der Erkrankung bei Mitgliedern von Familien untersucht. Als Maß der Kopplung gilt bei dieser Art der Kopplungsuntersuchung der so genannte Lod Score, wobei ein Lod score größer als drei als beweisend für eine Kopplung angesehen wird. Eine zufällige Kosegregation ist in diesem Fall mit mehr als 1:1000 ausgeschlossen. Der Untersuchungsansatz erlaubt hypothesenfrei die Lokalisation relevanter Gene auf einzelnen Chromosomenabschnitten (z.B. Präsenilingene bei Demenz vom Alzheimer Typ). Ihre Sensitivität ist so jedoch zu gering bei der Suche nach so genannten Suszeptibilitätsgenen bei komplexen Erkrankungen, d.h. Genen, die nur einen kleinen Beitrag zur Entstehung der Erkrankung leisten.

Bisher wurden nur wenige Untersuchungen des kompletten menschlichen Genoms, also aller Chromosomen, durchgeführt. Es fanden sich Lod Scores zwischen 1 und 3 als Hinweise auf potentielle Loki auf den Chromosomen 1q, 7p, 11p und 20p (siehe van West und Claes 2004), sowie in einer isländischen Stichprobe ein Lod Score > 3 auf Chromosom 9q (Thorgeirsson et al., 2003). Erfolgreicher scheinen Ansätze zu sein, bei denen nach Genloki für Subgruppen von Panikstörung mit Komorbidität, d.h. gleichzeitigem Auftreten von

Panikstörung und anderen psychischen oder somatischen Erkrankungen, gesucht wird. So wurde für eine Subgruppe von Familien mit Panikstörung und Bipolarer Affektiver Psychose ein Genlokus mit einem Lod Score > 3 auf Chromosom 18q, für eine andere Subgruppe von Familien mit Panikstörung sowie Nieren- und Blasenerkrankungen ein Genlokus mit einem Lod Score > 3 auf Chromosom 13q vorgeschlagen (MacKinnon et al., 1998; Knowles et al., 1998; Weissman et al., 2000). Ein ähnlicher Ansatz wird von einer Arbeitsgruppe bei einer Subgruppe von Patienten mit Panikstörung und Überdehnbarkeit der Gelenke sowie Mitralklappenprolaps verfolgt (Martín-Santos et al., 1998). In diesem Kollektiv wurde eine Duplikation auf Chromosom 15q24-26 (DUP25) beobachtet, die hochsignifikant mit dem beschriebenen Phänotyp gekoppelt und auch in einer nachfolgenden Fall-Kontroll-Studie mit Panikstörung assoziiert war (Gratacos et al., 2001). All diese Befunde sind bisher allerdings nicht repliziert.

Assoziationsuntersuchungen

Bei Assoziationsuntersuchungen wird im klassischen Ansatz die Häufigkeit des Auftretens eines genetischen Markers in einer Stichprobe mit erkrankten Personen und in einer Stichprobe nichterkrankter oder für die Gesamtpopulation repräsentativer Personen vergleichend untersucht.

Findet er sich häufiger in der erkrankten Stichprobe, spricht man von Assoziation. Bei diesem Ansatz werden typischerweise so genannte Kandidatengene untersucht, d.h. Gene, für die eine Rolle bei der Entstehung der zu untersuchenden Erkrankung angenommen wird (z.B. ApoE-Gen bei Demenz vom Alzheimer Typ). Mit dieser Methode lassen sich bei entsprechender Stichprobengröße Gene mit sehr kleinem Beitrag (Erhöhung des relativen Risikos um einen Faktor 2 oder Beitrag zur Gesamtvarianz von 2% bis 3 %) nachweisen. Diese hohe Sensitivität wird allerdings aus verschiedenen methodischen Gründen mit einer hohen Rate falsch-positiver Befunde erkauft.

Entsprechend dem aus den klinisch-genetischen Untersuchungen abgeleiteten Modell einer komplexen Entstehung der Panikstörung bei der Mehrzahl der Erkrankungen mit einem nur kleinen Beitrag einzelner Gene gibt es hier zwischenzeitlich eine Reihe von Untersuchungen mit zum Teil auch positiven Ergebnissen, die allerdings bis auf wenige Ausnahmen als vorläufig zu bewerten sind und zudem mit Risikoerhöhungen meist um einen Faktor kleiner 2, also einem relativ kleinen Effekt, verbunden sind. In mehreren Studien als positiv berichtete Assoziationen - zu denen allerdings zum Teil auch Non-Replikationen vorliegen - fanden sich für Polymorphismen in klassischen Kandidatengenen wie für den Cholezystokinin B- (CCK-B) Rezeptor, die Monoaminoxidase A (MAO-A), die Catechol-O-methyltransferase (COMT) und den Adenosin A_{2A}-Rezeptor (Deckert et al., 1998). Bemerkenswert ist in diesem Zusammenhang, dass die Assoziationen für die Gene der Monoaminooxidase A (Deckert et al., 1999) und der Catechol-O-methyltransferase (Hamilton et al., 2002, Domschke et al., 2004) vornehmlich auf die weiblichen Patienten beschränkt waren. Einzelne positive Assoziationsbefunde wurden für zahlreiche weitere Gene wie z.B. der $5HT_{1A}$- und $5HT_{2A}$-Rezeptoren, des Noradrenalin-Transporters NET, von Rezeptoren des dopaminergen Systems, des neurotrophen Faktors BDNF, des Transkriptionsfaktors CREM und von Hormonrezeptoren berichtet, zu denen entweder negative Replikationen vorliegen, oder die derzeit noch der Überprüfung in Replikationsstudien bedürfen (☞ van West und Claes 2004). Keine wesentliche Rolle bei der Entstehung der Panikstörung zu spielen scheint das Gen des Serotonintransporters, für dessen weniger aktive Variante eine Assoziation mit der Persönlichkeitsdimension “Harm avoidance” nach Cloninger beschrieben worden war (Lesch et al., 1996).

Für die Diagnose der Erkrankung an Panikstörung, insbesondere auch in prädiktiver Hinsicht, sind die oben beschriebenen Befunde nicht zu verwerten. Dass selbst die gefundenen kleinen Effekte jedoch möglicherweise ein therapeutisches Prinzip begründen könnten, zeigt die Beobachtung, dass irreversible Monoaminoxidase-A-Hemmer wirksam in der Behandlung der Panikstörung und ängstlich gefärbter Depressionen, hier vor allem bei Frauen sind. Dieser vorläufige Befund deutet so an, welche therapeutische Relevanz für die Entwicklung neuer Therapieprinzipien zukünftige Assoziationen mit bisher noch nicht bekannten Genen haben können. Vorstellbar erscheint nach klinischer Diagnosestellung eine individuelle Pharmako- und/oder Psychotherapie in Abhängigkeit von den Ergebnissen einer Analyse individueller genetischer Varianten und biographischer Faktoren.

2.2.7.3. Zusammenfassung

> Die Genese der Panikstörung ist wahrscheinlich heterogen und komplex mit einem Zusammenwirken von genetischen und Umweltfaktoren.

Der Beitrag einzelner genetischer Faktoren ist in den meisten Fällen klein, d.h. z.B. geringer als bei Psychoseerkrankungen (Abb. 2.4), und möglicherweise nur zum Teil spezifisch für den Phänotyp Panikstörung. Dieselben genetischen Faktoren bedingen möglicherweise je nach Lebensalter unterschiedliche Phänotypen. Ein Teil dieser Phänotypen ist wahrscheinlich zum Teil nicht mit den derzeit gültigen Kategorien des DSM-IV oder ICD-10, sondern besser mit dimensionalen Ansätzen zu erfassen. Interessante Ansätze für molekulargenetische Untersuchungen liefern Hinweise auf Subgruppen von Panikstörung mit höherer Familiarität. So wird in jüngsten, innovativen Studienansätzen vermehrt das Konzept der so genannten Intermediären Phänotypen verfolgt, womit z.B. für die so genannte "behavioral inhibition", d.h. ängstliche Schüchternheit vor allem des Kindesalters, eine Assoziation mit einem Polymorphismus des Corticotropin-Releasing Hormon Gens (CRH) erzielt werden konnte (Smoller et al., 2005). Weiterhin werden in einem "imaging genomics" Ansatz Resultate aus Verfahren funktioneller Bildgebung als Intermediärer Phänotyp für erhöhte Ängstlichkeit zugrundegelegt, wobei hier erste Assoziationsbefunde von serotonergen Genen mit alterierter neuronaler Aktivität bei Patienten mit Panikstörung vorliegen (Domschke et al., 2005; Rothe et al., 2004).

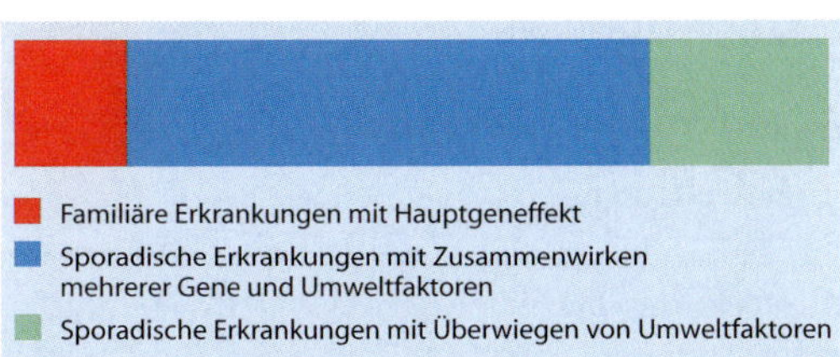

Abb. 2.4: Modell zum Beitrag genetischer Faktoren zur Entstehung der Panikstörung.

Kopplungsuntersuchungen bei der kategorialen Diagnose der Panikstörung haben bisher lediglich suggestive Befunde bzw. bei seltenen, familiären Formen mit Komorbidität Hinweise auf mögliche Genloci erbracht. Assoziationsuntersuchungen hingegen haben mehrere positive Befunde v.a. für Gene des Cholezystokinin B- (CCKR-B) Rezeptors, der Monoaminoxidase A (MAO-A), der Catechol-O-methyltransferase (COMT) und des Adenosin-A_{2A}-Rezeptors ergeben. Die meisten anderen positiven molekulargenetischen Befunde sind derzeit jedoch noch als vorläufig zu bewerten, nachdem hier Replikationen in unabhängigen Familien beziehungsweise Populationen fehlen. In Anbetracht des zu erwartenden kleinen Beitrags einzelner Gene werden zukünftige molekulargenetische Befunde für die Stellung der Diagnose, insbesondere auch prädiktiv nicht relevant sein. Möglichkeiten für die Entwicklung neuer therapeutischer Prinzipien auf der Grundlage zukünftiger molekulargenetischer Befunde deuten sich jedoch an.

Literatur

Battaglia, M., Bajo, S., Strambi, L.F., Brambilla, F., Castranovo, C., Vanni, G., Bellodi, L. (1997) Physiological and behavioral responses to minor stressors in offspring of patients with panic disorder. J. Psychiatr. Res. 31:365-376.

Battaglia, M., Bertella, S., Bajo, S., Binaghi, F., Bellodi, L. (1998) Anticipation of age at onset in panic disorder. Am. J. Psychiatry 155:590-595.

Bellodi, L., Perna, G., Caldirola, D., Arancio, C., Bertani, A., DiBella, D. (1998) CO2-induced panic attacks: a twin study. Am. J. Psychiatry 155:1184-1188.

Deckert, J., Catalano, M., Syagailo, Y.V., Bosi, M., Okladnova, O., Di Bella, D., Nöthen, M.M., Maffei, P., Franke, P., Fritze, J., Maier, W., Propping, P., Beckmann, H., Bellodi, L., Lesch, K.P. (1999) Excess of high activity monoamine oxidase A gene promoter alleles in female patients with panic disorder. Hum. Mol. Genet. 8:621-624.

Deckert, J., Nöthen, M.M., Franke, P., Delmo, C., Fritze, J., Knapp, M., Maier, W., Beckmann, H., Propping, P. (1998) Systematic mutation screening and association study of the A1 and A2A adenosine receptor genes in panic disorder suggest a contribution of the A2A gene to the development of disease. Mol. Psychiatry 3:81-85.

Domschke, K., Freitag, C.M., Kuhlenbaumer, G., Schirmacher, A., Sand, P., Nyhuis, P., Jacob, C., Fritze, J., Franke, P., Rietschel, M., Garritsen, H.S., Fimmers, R., Nothen, M.M., Lesch, K.P., Stogbauer, F., Deckert, J. (2004) Association of the functional V158M catechol-Omethyl-transferase polymorphism with panic disorder in women. Int. J. Neuropsychopharmacol. 7:183-138.

Domschke, K., Braun, M., Ohrmann, P., Suslow, T., Kugel, H., Bauer, J., Hohoff, C., Kersting, A., Engelien, A., Arolt, V., Heindel, W.L., Deckert, J. (2005) Association of the functional -1019C/G 5-HT1A polymorphism with prefrontal and amygdala activation measured with 3T fMRI in panic disorder, Int. J. Neuropsychopharmacol., doi: 10.1017/S1461145705005869.

Goldstein, R.B., Wickramaratne, P.J., Horwath, E., Weissman, M.M. (1997) Familial aggregation and phenomenology of early-onset (at or before age 20 years) panic disorder. Arch. Gen. Psychiatry 54:271-278.

Gratacos, M., Nadal, M., Martin-Santos, R., Pujana, M.A., Gago, J., Peral, B., Armengol, L., Ponsa, I., Miro, R., Bulbena, A., Estivill, X. (2001) A polymorphic genomic duplication on human chromosome 15 is a susceptibility factor for panic and phobic disorders. Cell 106:367-379.

Hamilton, S.P., Slager, S.L., Heiman, G.A., Deng, Z., Haghighi, F., Klein, D.F., Hodge, S.E., Weissman, M.M., Fyer, A.J., Knowles, J.A. (2002) Evidence for a susceptibility locus for panic disorder near the catechol-O-methyltransferase gene on chromosome 22. Biol. Psychiatry 51:591-601.

Hettema, J.M., Neale, M.C., Kendler, K.S. (2001) A review and meta-analysis of the genetic epidemiology of anxiety disorders. Am. J. Psychiatry 158:1568-1578.

Horwath, E., Adams, P., Wickramaratne, P., Pine, D., Weissman, M.M. (1997) Panic disorder with smothering symptoms: evidence for increased risk in first-degree relatives. Depress. Anxiety 6:147-153.

Kendler, K.S., Walters, E.E., Neale, M.C., Kessler, R.C., Heath, A.C., Eaves, L.J. (1995) The structure of the genetic and environmental risk factors for six major psychiatric disorders in women. Arch. Gen. Psychiatry 52:374-383.

Knowles, J.A., Fyer, A.J., Vieland, V.J., Weissman, M.M., Hodge, S.E., Heiman, G.A., Haghighi, F., de Jesus, G.M., Rassnick, H., Preud'homme-Rivelli, X., Austin, T., Cunjak, J., Mick, S., Fine, L.D., Woodley, K.A., Das, K., Maier, W., Adams, P.B., Freimer, N.B., Klein, D.F., Gilliam, T.C. (1998) Results of a genome-wide genetic screen for panic disorder. Am. J. Med. Genet. 81:139-147.

Lesch, K.P., Bengel, D., Heils, A., Sabol, S.Z., Greenberg, B.D., Petri, S., Benjamin, J. , Müller, C.R., Hamer, D.H., Murphy, D.L. (1996) Association of anxiety-related traits with a polymorphism in the serotonin transporter gene regulatory region. Science 274:1483-1487.

MacKinnon, D.F., Xu, J., MacMahon, F.J., Simpson, S.G., Stine, O.C., McInnis, M.G., DePaulo, J.R. (1998) Bipolar disorder and panic disorder in families: an analysis of chromosome 18 data. Am. J. Psychiatry 155:829-831.

Maier, W., Lichtermann, D., Minges, J., Oehrlein, A., Franke, P. (1993) A controlled family study in panic disorder. J. Psychiatr. Res. 27(Suppl. 1):79-87.

Martin-Santos, R., Bulbena, A., Porta, M., Gago, J., Molina, L., Duro, J.C. (1998) Association between joint hypermobility syndrome and panic disorder. Am. J. Psychiatry 155:1578-1583.

Propping, P. (1989) Psychiatrische Genetik. Berlin-Heidelberg-New York, Springer-Verlag.

Rothe C, Gutknecht L, Freitag C, Tauber R, Franke P, Fritze J, Wagner G, Peikert G, Wenda B, Sand P, Jacob C, Rietschel M, Mössner R, Nöthen M, Garritsen H, Fimmers R, Deckert J, Lesch KP (2004)Association of the functional –1019C>G 5-HT1A receptor gene polymorphism with panic disorder with agoraphobia. Int. J. Neuropsychopharmacol., 7: 189-192.

Skre, I., Onstad, S., Torgersen, S., Lygren, S. Kringlen, E. (1993) A twin study of DSM-III-R anxiety disorders. Acta. Psychiatr. Scand. 88:85-92.

Smoller, J.W., Yamaki, L.H., Fagerness, J.A., Biederman, J., Racette, S., Laird, N.M., Kagan, J., Snidman, N., Faraone, S.V., Hirshfeld-Becker, D., Tsuang, M.T., Slaugenhaupt, S.A., Rosenbaum, J.F., Sklar, P.B. (2005) The corticotropin-releasing hormone gene and behavioral inhibition in children at risk for panic disorder. Biol. Psychiatry 57:1485-1492.

Thorgeirsson, T.E., Oskarsson, H., Desnica, N., Kostic, J.P., Stefansson, J.G., Kolbeinsson, H., Lindal, E., Gagunashvili, N., Frigge, M.L., Kong, A., Stefansson, K., Gulcher, J.R. (2003) Anxiety with panic disorder linked to chromosome 9q in Iceland. Am. J. Hum. Genet. 72:1221-1230.

Unnewehr, S., Schneider, S., Florin, I., Margraf, J. (1998) Psychopathology in children of patients with panic disorder or animal phobia. Psychopathology 31:69-84.

Van West, D., Claes, S. (2004) The genetics of panic disorder: state of the art. Acta Neuropsychiatrica 16:68-78.

Vieland, V.J., Goodman, D.W., Chapman, T., Fyer, A.J. (1996) New segregation analysis of panic disorder. Am. J. Med. Genet. 67:147-153.

2.3. Therapie bei Panikstörung und Agoraphobie

2.3.1. Kognitive Verhaltenstherapie

(M. Ruhmland, J. Margraf)

Einleitung

Die Behandlung agoraphobischer Symptomatik mittels konfrontativer Methoden wurde bereits zu Beginn dieses Jahrhunderts von Oppenheim (1911) in seinem "Lehrbuch der Nervenkrankheiten" beschrieben und empfohlen. Auch Freud

(1947) schlägt bei schweren Agoraphobien vor, den Patienten dazu zu bewegen, "auf die Straße zu gehen und während dieses Versuchs mit der Angst zu kämpfen" (S.191).

In den vergangenen Jahrzehnten wurden *Konfrontationsbehandlungen* weiter ausdifferenziert und empirisch überprüft. Gemeinsame Grundlage dieser Therapien ist die Annahme, dass die Ängste der Patienten durch das Aufsuchen der angstauslösenden Situationen behandelt werden können.

Im Vergleich zur Behandlung agoraphobischer Symptome, steht die Behandlung von Panikanfälle erst seit kurzer Zeit im Blickpunkt des Interesses. Neben der *Konfrontation mit internen, zumeist körperlichen Reizen* (Barlow & Cerne, 1988) haben sich hier vor allem *kognitive Therapien*, basierend auf einem kognitiven Modell von Panik (☞ Beck, Emery & Grünberg, 1985; Clark, 1986) etabliert. Danach erleiden Patienten wiederholt Panikattacken aufgrund von Missinterpretationen körperlicher Empfindungen als Anzeichen einer drohenden körperlichen oder geistigen Katastrophe.

Inzwischen liegen zu allen Arten kognitiver und konfrontativer Therapien bei Panik und Agoraphobie eine Reihe von Evaluationsstudien vor, deren Ergebnisse wiederum in verschiedenen Metaanalysen zusammengefasst wurden (z.B. Chambress & Gillis, 1993; van Balkom et al., 1997). In einer eigenen Metaanalyse (Ruhmland & Margraf, eingereicht) wurden für Panikstörung mit und ohne Agoraphobie allein 36 Studien zu kognitiver Verhaltenstherapie ausgewertet, in denen über 1000 Patienten behandelt wurden. Die 19 Studien, in denen rein konfrontativ vorgegangen wurde, d.h. ohne über eine Vermittlung des Störungsrationals hinausgehende kognitive Umstrukturierung, nehmen sich mit knapp 500 untersuchten Patienten deutlich geringer aus. Eine rein kognitive Behandlung, ohne Konfrontation mit angstauslösenden Situationen oder Sensationen nimmt mit ca. 70 untersuchten Patienten in 4 Studien den letzten Rang in der Häufigkeit der Evaluationen ein. Alle drei Behandlungsart konnten ihre Wirksamkeit in bezug auf die Reduktion von Panikanfälle und agoraphobischer Symptomatik mit Affektstarke von bis zu 1.64 (d.h. dem durchschnittlichen Patienten geht es nach der Therapie besser als 94 % aller Patienten vor der Therapie) eindrucksvoll belegen. Diese Effekte erweisen sich in Nachuntersuchungen bis zu zwei Jahren nach der Therapie als stabil. Auch zeigen sich signifikante und dauerhafte Verbesserungen in Depressivität und allgemeiner Psychopathologie, was gegen eine Symptomverschiebung nach verhaltenstherapeutischer Intervention spricht. Betrachtet man die Behandlungen - Konfrontation, kognitive Therapie und als Kombination beider Vorgehen kognitive Verhaltenstherapie - getrennt voneinander, so zeigen sich allerdings spezifische Wirkungen, nach denen im Einzelfall entschieden werden sollte, welches Vorgehen zu wählen ist. So ergeben sich für Panikstörung mit Agoraphobie die höchsten Effekte insgesamt durch eine reine Konfrontationsbehandlung. Allerdings gibt es Hinweise darauf, dass diese Behandlung weniger dauerhafte Effekte auf die Reduktion der Panikanfälle hat als kognitive Verhaltenstherapie (☞ auch die Ergebnisse der Metaanalyse von van Balkom et al., 1997).

Wenn sich in der Diagnostik des einzelnen Patienten also herausstellt, dass Panikanfälle für die Aufrechterhaltung der Störung zentral sind, scheint eine Kombination mit kognitiver Restrukturierung sinnvoll zu sein.

In der Behandlung von Panik ohne agoraphobisches Vermeidungsverhalten erweist sich kognitive Verhaltenstherapie als am besten abgesichert und wirksam. Das konfrontative Therapieelement bezieht sich hier auf die Auseinandersetzung mit internen, körperlichen Sensationen. Im folgenden sollen die am besten evaluierten und wirksamsten Behandlungen für Panikstörung mit und ohne Agoraphobie konkret vorgestellt werden.

2.3.1.1. Praktisches Vorgehen

■ Diagnostik

In der diagnostischen Therapiephase sollte heraus gearbeitet werden, ob die Panikanfälle, agoraphobisches Vermeidungsverhalten oder andere Beschwerden im Vordergrund stehen. Neben strukturierten Interviews, in denen über vorformulierte Fragen systematisch für die psychotherapeutische Praxis relevante Diagnosebereiche abgefragt werden (☞ Tab. 2.15), haben sich für den Bereich von Panik und Agoraphobie vor allem die folgenden Fragebögen als hilfreich für die weitere Therapieplanung erwiesen (☞ Tab. 2.15): Der ACQ, BSQ und das MI geben in kurzer Zeit und ohne viel Aufwand für den Patienten wichtige Informationen über das Ausmaß angstbezogener Kognitionen, der Angst vor körperlichen Symptomen und des agoraphobischen Vermeidungsverhaltens. Die PAS dient zur Bestimmung des Gesamtschweregrades bei Panikstörung mit oder ohne Agoraphobie.

Fünf Komponenten, die die Lebensqualität bei Panikpatienten einschränken, wurden in den fünf Subscores der Skala berücksichtigt:

- Panikattacken
- agoraphobische Vermeidung
- antizipatorische Angst
- Einschränkung (Familie und Partnerschaft, soziale und Freizeitaktivitäten, Arbeit
- Gesundheitsbefürchtungen

Strukturierte Interviews
• SKID: Strukturiertes Klinisches Interview für DSM-III-R (Wittchen et al., 1990) • DIPS: Diagnostisches Interview bei psychischen Störungen (Margraf et al., 1994)
Fragebögen
• ACQ: Fragebogen zu angstbezogenen Kognitionen (Ehlers & Margraf, 1993) • BSQ: Fragebogen zu Angst vor körperlichen Symptomen (Ehlers & Margraf, 1993) • MI: Mobilitätsinventar (Ehlers & Margraf, 1993) • PAS: Panik- und Agoraphobieskala (Bandelow, 1997)

Tab. 2.15: Diagnostische Hilfsmittel.

Therapie

Panikanfälle

Die Grundlage der kognitiv-verhaltenstherapeutischen Behandlung von Panikanfällen besteht in der Vermittlung eines glaubwürdigen Erklärungsmodells für die plötzlich und wie aus heiterem Himmel auftretenden Ängste. Zum einen bedeutet dies für die meisten Patienten eine große Erleichterung, da sie alternativ zu der Befürchtung an einer schweren körperlichen oder seelischen Krankheit zu leiden, eine Erklärung ihrer Symptome erhalten. Zum anderen bildet das Erklärungsmodell die Grundlage zur Akzeptanz des therapeutischen Vorgehens. Ausgegangen wird dabei vom psychophysiologischen Modell des Paniksyndroms (☞ Abb. 2.5), nach dem Panikanfälle durch positive Rückkopplung zwischen körperlichen Symptomen, deren Assoziation mit Gefahr und der daraus resultierenden Angstreaktion entstehen (☞ Ehlers & Margraf, 1989; Margraf & Ehlers, 1989).

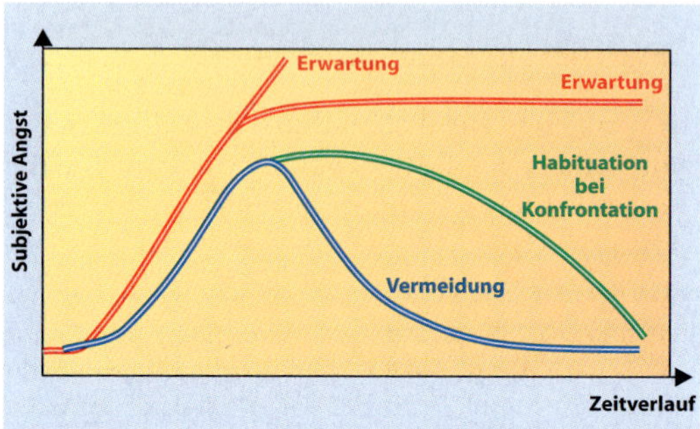

Abb. 2.5: Psychologisches Modell des Paniksyndroms.

Mit den Patienten gemeinsam wird dieser Aufschaukelungsprozess in Form eines Teufelskreises anhand der individuell relevanten körperlichen Symptome (z.B. Herzrasen, Schweißausbrüche), Kognitionen (z.B. "ich werde sterben") und Verhaltensweisen (z.B. Notarzt rufen) erarbeitet. Wichtig dabei ist, dass der Patient mit Hilfe "geleiteten Entdeckens" das Modell an einem möglichst vor kurzer Zeit erlebten Panikanfall selbst entwickelt und es nicht in Form eines Vortrages vermittelt bekommt. Gezielte Fragen des Therapeuten geben dabei den Rahmen, um die eigenen Erlebnisse in das Modell zu integrieren. Abb. 2.6 zeigt ein Beispiel eines individuellen Teufelskreises der Angst (ausführlich hierzu Margraf & Schneider, 1996).

Den Patienten wird dabei erläutert, dass sie "Angst vor der Angst" haben. Ihre Deutung der Symptome sei erklärlich und verständlich, verschlimmere aber die erlebten Symptome. Dieser Erklärungsprozess kann sich über mehrere Behandlungssitzungen erstrecken. Zweifel des Patienten sollten ernst genommen und ausführlich besprochen werden, um Widerständen vorzubeugen.

Aus dem Erklärungsmodell werden dann die weiteren Behandlungsschritte, nämlich die Korrektur

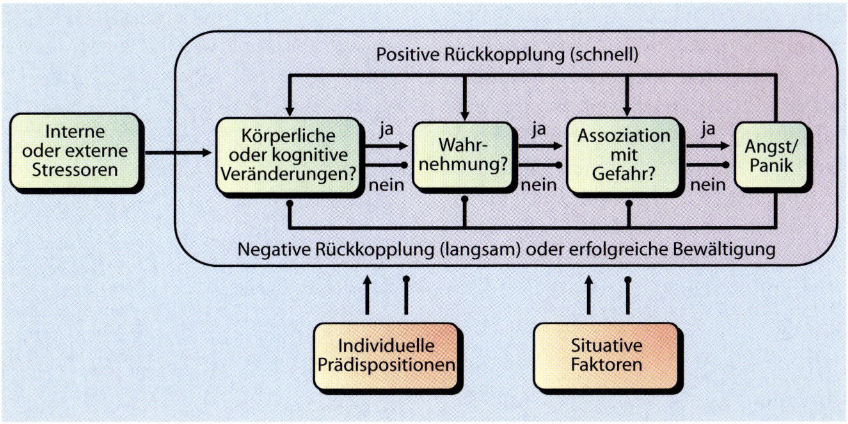

Abb. 2.6: Individuelles Teufelskreisschema von Herrn M.

der Fehlinterpretationen körperlicher Symptome und Verhaltensexperimente abgeleitet.

Typische Fehlinterpretationen körperlicher Symptome sind in Tab. 2.16 aufgeführt. Im Rahmen einer kognitiven Restrukturierung muss zunächst eine Fehlinterpretation identifiziert werden. Dann sollen alle Daten gesammelt werden, die für diese Interpretation sprechen (z.B. "mein Vater hatte einen Herzinfarkt - der hatte auch solche Schmerzen in der Brust"). Wenn keine weiteren Argumente dafür gefunden werden, sollen Daten aufgelistet werden, die dagegen sprechen (z.B. "wenn der Arzt dann unterwegs ist, gehen die Schmerzen schon wieder weg"). Im nächsten Schritt entwickelt der Therapeut eine alternative Erklärung des Anfalls (Rückgriff auf den Teufelskreis), um anschließend mit dem Patienten Daten zu sammeln, die für diese Alternativerklärung sprechen. Wichtig ist, dass bei dieser kognitiven Restrukturierung die Sichtweise des Patienten aufgegriffen wird. Er soll nicht überredet werden, eine alternative Erklärung anzunehmen, sondern aktiv das Alternativmodell mit entwickeln. Fragen und Zweifel müssen ausgiebig besprochen werden. Die Korrektur der Fehlinterpretationen ist dann abgeschlossen, wenn alle wichtigen Fehlinterpretationen besprochen sind.

Symptome	Gedanken/ Interpretationen
• Herzrasen • Brustschmerzen • Schwitzen • Atembeschwerden	• Ich habe einen Herzinfarkt
• Atemnot • Enge im Hals	• Ich ersticke
• Schwindel • Schwächegefühl • Sehbeschwerden • Benommenheit	• Ich werde in Ohnmacht fallen • Ich habe einen Hirntumor • Ich habe einen Schlaganfall
• Depersonalisations- und Derealisationsgefühle • Konzentrationsschwäche	• Ich verliere die Kontrolle über mich • Ich werde verrückt
• Alle intensiven Angstsymptome	• Ich sterbe

Tab. 2.16: Fehlinterpretationen körperlicher Symptome. Nach Margraf & Schneider (1990).

Die bereits weiter oben angesprochenen Verhaltensexperimente helfen in zweierlei Hinsicht: Zum einen kann das erarbeitete alternative Erklärungsmodell überprüft werden, zum anderen bieten sie die Möglichkeit der Konfrontation mit gefürchteten Körperempfindungen. So kann bei einem Patienten, der starkes Herzklopfen für ein Signal des drohenden Herzinfarktes hält durch Treppensteigen, Kniebeugen oder Laufen ein Pulsanstieg verursacht werden. Durch aktives Hyperventilieren können Symptome wie Schwindel, Gefühl der Luftnot und Kribbeln in den Händen erzeugt werden. Die Befürchtung einer Ohnmacht in einem stickigen Kaufhaus kann durch einen Besuch in diesem überprüft werden. Sinnvolle Verhaltensexperimente müssen auf die individuelle Symptomatik und Ängste der Patienten bezogen sein (ausführlich ☞ Margraf & Schneider, 1990).

▶ Agoraphobie

Bei der Behandlung agoraphobischer Symptomatik steht die Konfrontation mit den angstauslösenden Situationen oder Orten im Mittelpunkt der Therapie.

Zunächst muss aber auch hier den Patienten ein Erklärungsmodell für die Angstproblematik vermittelt werden, aus dem in weiteren Schritten das therapeutische Vorgehen abgeleitet wird. Wie bei der Behandlung der Panikanfälle, sollte dieses Erklärungsmodell mit dem Patienten gemeinsam und auf die individuelle Symptomatik zugeschnitten sein. Grundlage ist die Zwei-Faktoren-Theorie der Angst, wonach die Aufrechterhaltung und Stabilisierung der Ängste aus dem Vermeidungsverhalten des Patienten resultiert. Als hilfreich hat es sich erwiesen, die Patienten "Angstkurven" zeichnen zu lassen (☞ Abb. 2.7): den erwarteten Verlauf der Angst bei Konfrontation mit der gefürchteten Situation. Typischerweise erwarten Patienten, dass die Angst unendlich anhält, immer weiter ansteigt bis hin dazu, dass sie vor lauter Angst sterben. In der Therapie sollen diese Erwartungen durch die Konfrontation überprüft werden. Der Verlauf der Ängste in der Therapie, eine langsam abfallende Kurve bei Verbleiben in der Situation, wird ebenfalls aufgezeichnet. Der Therapeut erläutert dann, wie bei wiederholter Konfrontation und der Erfahrung, dass die Befürchtungen nicht eintreten, die Kurven immer flacher werden, die Ängste habituieren.

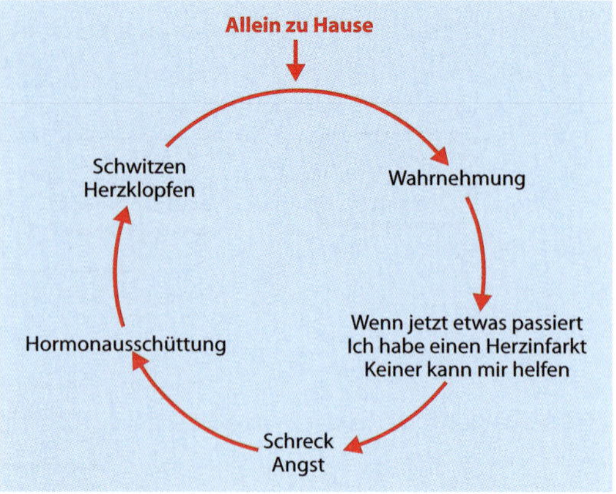
Allein zu Hause
Wahrnehmung
Wenn jetzt etwas passiert
Ich habe einen Herzinfarkt
Keiner kann mir helfen
Schreck
Angst
Hormonausschüttung
Schwitzen
Herzklopfen

Abb. 2.7: Verläufe von Angst bei der Konfrontation mit Angstreizen.

Entscheidet sich der Patient für die Therapie (es sollte ihm angemessene Bedenkzeit gegeben werden, um die für die Konfrontationstherapie nötige Therapiemotivation sicher zu stellen), beginnt die Konfrontation in vivo. Idealer Weise wird die Konfrontation an 5-10 aufeinanderfolgenden Tagen durchgeführt, wobei täglich 6 bis 8 Stunden die individuellen angstbesetzten Situationen aufgesucht werden. Der Patient soll so lange in einer Situation bleiben, bis die Angst von allein, d.h. ohne dass er versucht, die Angst zu unterdrücken oder sich abzulenken, deutlich abnimmt. Die Begleitung durch den Therapeuten sollte dabei so rasch wie möglich ausgeschlichen werden, um dem Patienten die Kontrolle des eigenen Verhaltens zu übergeben. Allerdings muss gewährleistet sein, dass der Therapeut auftretende Problemen rasch mit dem Patienten bearbeiten kann, weshalb in dieser Phase noch ein häufiger Therapeutenkontakt bestehen sollte.

Um Rückfällen vorzubeugen, sollte zum Abschluss der Therapie betont werden, dass Ängste immer wieder auftreten können, die in der Therapie erlernten Fertigkeiten aber eine Grundlage bilden, um selbständig mit diesen Ängsten umzugehen.

Das hier beschriebene Vorgehen stellt den idealen Ablauf vor, insofern als massiert vorgegangen wird und der Patient in sehr kurzer Zeit viele Erfahrungen sammeln kann und ihm wenig Zeit bleibt, um zwischen einzelnen Konfrontationsübungen neue Erwartungsängste aufzubauen. In vielen Studien zeigen sich aber auch positive Ergebnisse bei wöchentlichen Therapeutenkontakten. Ein Großteil der Konfrontationsübungen wird dann durch den Patienten allein oder z.B. mit Unterstützung des Partners durchgeführt. Hier ist aber die kognitive Vorbereitung, d.h. die Erläuterung des Störungsmodells und die Begründung des Behandlungsvorgehens von besonderer Wichtigkeit, um die Motivation des Patienten, sich seiner massiven Ängste auszusetzen zu stärken.

Literatur

Bandelow, B. (1997). Panik- und Agoraphobieskala (PAS). Göttingen/Bern/Toronto/Seattle, Hogrefe.

Barlow, D. H., Cerny, J. A. (1988). The psychological treatment of panic. New York: Guilford.

Beck, A. T., Emery, G., Greenberg, R. L. (1985). Anxiety disorders and phobias - A cognitive perspective. New York: Basic Books.

Chambless, D. L., Gillis, M. M. (1993). Cognitive Therapy of anxiety disorders. Journal of Consulting and Clinical Psychology 61: 248-260.

Clark, D. M. (1986). A cognitive approach to panic. Behaviour Research and Therapy 24: 461-470.

Ehlers, A., Margraf, J. (1989). The psychophysiological model of panic attacks. In Emmelkamp, P.M.G., Everaerd, W.T. A.M., Kraaimaat F., Van Son, M.J.M. (Eds). Fresh perspectives on anxiety disorders. Amsterdam: Swets & Zeitlinger.

Ehlers, A., Margraf, J. (1993). Fragebogen zu körperbezogenen Ängsten, Kognitionen und Vermeidung (AKV). Weinheim: Beltz.

Freud, S. (1947). Wege der psychoanalytischen Therapie. In Gesammelte Werke (Bd. I). London: Imago.

Margraf, J., Ehlers, A. (1989). Etiological models of panic – psychophysiological and cognitive aspects. In Baker, R. (Eds.). Panic disorder: Research and therapy. London: Wiley.

Margraf, J., Schneider, S. (1990). Panik. Angstanfälle und ihre Behandlung (2. Aufl.). Berlin: Springer.

Margraf, J., Schneider, S. (1996). Paniksyndrom und Agoraphobie. In Margraf, J. (Eds.), Lehrbuch der Verhaltenstherapie (Bd. 2). Berlin: Springer: 1-27.

Margraf, J., Schneider, S., Ehlers, A. (1994). Diagnostisches Interview für psychische Störungen (DIPS). Berlin: Springer.

Oppenheim, H. (1911). Textbook of nervous deseases for physicians and students. New York: Stechert.

Van Balkom, A. J. L. M., Bakker, A., Spinhoven, P., Blaauw, B., Smeenk, S., Ruesink, B. (1997). A meta-analysis of the treatment of panic disorder with or without agoraphobia: A comparison of psychopharmacological, cognitive-behavioral, and combination treatments. The Journal of Nervous and Mental Disease 185: 510-516.

Wittchen, H.-U., Zaudig, M., Schramm, E., Spengler, P., Mombour, W., Klug, J., Horn, R. (1990). Strukturiertes Klinisches Interview für DSM-III-R. Weinheim: Beltz Test Gesellschaft.

2.3.2. Psychodynamische Konzepte zur Behandlung von Panikstörung mit Agoraphobie

(M. Bassler)

Vor rund 4 Jahrzehnten wurde in der psychiatrischen Forschung erstmals von Klein (1964) die "*Panikstörung*" als nosologisch eigenständiges psychopathologisches Phänomen interpretiert, die hinsichtlich klinischer Manifestation, Verlauf und therapeutischer Zugänglichkeit deutlich von der generalisierten Angst ("Angstneurose" im engeren Sinn) zu unterscheiden sei, jedoch erhebliche Überschneidungen mit dem Krankheitsbild der Agoraphobie aufweise.

Leitsymptomatik dieser so definierten Panikstörung ist, dass es zu akuten und für den Patienten *unvorhersehbaren Angstanfällen* kommt, wobei im Gegensatz zur generalisierten Angststörung angstfreie Intervalle zwischen den Panikattacken bestehen.

Klein vertrat dezidiert die Hypothese, dass für die Ätiologie der Panikstörung eine ausschließlich neurophysiologische Dysfunktion (d.h. pathologisch erniedrigte Schwelle für angeborene Angstreaktionen) verantwortlich sei, wobei er aber interessanterweise die Möglichkeit offen ließ, dass diese Schwellenverschiebung auch biographisch mitbedingt sein könne.

Die Debatte um die Hypothesen Kleins zur überwiegend biologischen Ätiologie der Panikstörung dauert noch an. Seitens der psychodynamischen Konzepte der Panikstörung und Agoraphobie wurde stets betont, dass meist ein drängender unbewusster Konflikt (Freud 1926) oder eine unspezifische Konfliktbelastung bei selbstunsicher-ängstlicher Persönlichkeitsstruktur (vgl. Bowlby 1976) für Panikattacken auslösend sein können - wobei das agoraphobe Vermeidungsverhalten häufig sekundär als Ausweichen vor der Möglichkeit weiterer Panikattacken eintritt, vergleichbar mit der Auffassung Kleins (1981) bzw. der klassischen "Zwei-Faktoren-Theorie" von Mowrer (1960).

Für die psychodynamische Psychotherapie von Panikstörung und Agoraphobie liegen mit einer Ausnahme (vgl. Milrod et al., 1997) bislang keine spezifischen Therapiemanuale vor. Für ein fokaltherapeutisches Konzept (mit ca. 50 Stunden Therapiedauer) wurden erste Erfahrungen von Hoffmann & Bassler (1995), allgemeine klinische Erwägungen von Bassler (2000) veröffentlicht. Ein wesentlicher Grund für die eher zögerliche Entwicklung von störungsspezifischen Therapiemanualen liegt darin, dass aus Sicht der Psychoanalyse dem Symptom (z.B. die Panikattacke) nur eine nachgeordnete Bedeutung zukommt - eine Position, die auch von den meisten psychodynamischen Therapieverfahren weitgehend so übernommen wurde. In jüngerer Zeit zeichnet sich jedoch bezüglich dieser Bewertung ein tiefgreifender Wandel ab, da nunmehr auch seitens der Psychoanalyse zunehmend anerkannt wird, dass Symptome sich über einen längeren Verlauf von den sie ursprünglich bedingenden Konflikten abkoppeln und sich verselbstständigen können. Diese Phänomene lassen sich nicht allein konfliktdynamisch verstehen, sondern müssen wesentlich um lerntheoretische und neurobiologische Ansätze ergänzt werden, was insgesamt die Entwicklung von multimodalen Therapiekonzepten fördern dürfte.

Bevor eine spezifischere Indikation für eine psychodynamische Psychotherapie gestellt wird, ist es zunächst erforderlich, eine sorgfältige Diagnostik durchzuführen, die allerdings in Ergänzung zu den erklärtermaßen nur deskriptiven Diagnoseschemata von ICD-10 oder DSM-IV auch konflikt- und beziehungsdynamische Aspekte enthalten sollte. Darüber hinaus spielt auch die Einschätzung der Ich-strukturellen Ressourcen des Patienten eine besondere Rolle. Im deutschsprachigen Raum ist gegenwärtig die "operationalisierte psychodynamische Diagnostik" ein vielversprechendes Instrument, das diese ergänzenden psychodynamischen Dimensionen in der Diagnosestellung berücksichtigt (Arbeitskreis OPD 1996). Häufig zeigt sich in der klinischen Praxis, dass Angstpatienten nicht nur an einer Angststörungen leiden, sondern noch weitere relevante psychische Störungen bestehen. Zu erwähnen sind hier vor allem depressive Begleitreaktionen wie auch Persönlichkeitsstörungen im engeren Sinn. Aus klinischer Sicht ist dann sorgfältig abzuwägen, welche psychische Störung vorrangig behandelt werden sollte.

Da bei den mehr phobisch organisierten Angstsymptomen, wie sie bei Panikstörung und Agoraphobie vorherrschen, meist eine stabilere Ich-Struktur besteht, kann frühzeitig eine konfliktaufdeckende Strategie angewendet werden. Die Gesamtdauer und Intensität der psychodynamischen Psychotherapie wird dabei auch vom Interesse des Patienten nach Selbstaufklärung abhängen. Das Spektrum der Behandlungsmöglichkeiten reicht dabei von fokal orientierter niederfrequenter Psychotherapie (mit insgesamt bis zu 50 Stunden - vgl. Hoffmann & Bassler 1995) bis hin zu Langzeittherapien (mit insgesamt > 100 Stunden - vgl. Mentzos 1984, Thomä & Kächele 1988). Wie bereits oben erwähnt, zeigt sich bei den psychodynamischen Therapieverfahren, dass sie bislang zu wenig auf die Verselbstständigungstendenz von phobischen Symptomen, d.h. insbesondere auf das chronifizierte Vermeidungsverhalten, fokussieren. Wenn dies jedoch geschieht (was bisher vor allem im Rahmen von stationärer Psychotherapie umgesetzt wurde), lässt sich eine deutlich verbesserte Wirksamkeit bezüglich der phobischen Symptome erreichen (vgl. Bush et al., 1991; Hoffmann et al., 1998; Nickel et al., 1999). Grundsätzliche Empfehlungen zum psychodynamischen Procedere bei Panikstörung und Agoraphobie lassen sich einer Arbeit von Bassler (2000) entnehmen; aus dieser Arbeit seien kurz folgende Gesichtspunkte aufgelistet:

I. Phase

1.	Sorgfältige Abklärung der Angstsymptomatik und der sie begleitenden (bzw. verursachenden) Phantasien. Fokussierung auf katastrophische Fehlinterpretation an für sich harmloser Körpersensationen infolge von Angst.
2.	Sorgfältige Abklärung des phobischen Vermeidungsverhaltens - sowohl hinsichtlich der Verhaltensebene als auch hinsichtlich der Kognitionen.
3.	Motivierung des Patienten, sich den ängstigenden Situationen aktiv zu stellen und solange darin zu verbleiben, bis die Angst deutlich nachgelassen hat.

Diese drei Gesichtspunkte verdanken sich Empfehlungen aus der kognitiv-behavioralen Psychotherapie, wie sie etwa von Schneider & Margraf (1998) publiziert worden sind. Nach Meinung vieler Experten im Feld der modernen Psychotherapieforschung repräsentieren sie einen unverzichtbaren Bestandteil jeder Form von Psychotherapie bei phobischen Störungen (vgl. Selbmann & Dengler, 2000). Ergänzend hierzu gehen die psychodynamischen Therapieverfahren davon aus, dass es für eine langfristige Stabilisierung und Prävention entscheidend darauf ankommt, die meist unbewussten konflikthaften Hintergründe bzw. Auslöser der Angstsymptomatik aufzudecken und eingehend zu bearbeiten. Ich selbst habe zahlreiche Patienten behandelt, die zunächst eine ausschließlich verhaltenstherapeutische Behandlung ihrer Angstsymptome erfolgreich abgeschlossen hatten, dennoch aber das klare Empfinden behielten, dass hinter ihren Ängsten (die sie in der Regel nunmehr besser eindämmen konnten) "mehr" verborgen sei, z.B. unbewältigte Konflikte, über die sie nunmehr sprechen wollten. Im Sinne Grawes (vgl. Grawe 1998) steht für diese Patienten nunmehr vorrangig die Klärungsperspektive im Vordergrund, nachdem sie hinsichtlich ihrer Ressourcen ausreichend Möglichkeiten für sich fanden, ihre Ängste wirksam in Schach zu halten und das Vermeidungsverhalten aufgeben zu können.

II. Phase

1.	Nachdem sich ein stabiles Übungsverhalten bezüglich der Angstkonfrontation hergestellt hat, können mit dem Patienten die konfliktdynamischen Aspekte fokussiert werden. Bezüglich des technischen Vorgehens ergeben sich prinzipiell keine Besonderheiten gegenüber anderen neurotischen Störungen, wobei insgesamt aber eine mehr aktive Haltung des Therapeuten erforderlich ist.

2.	Hinsichtlich der therapeutischen Beziehung wird es immer wieder darauf ankommen, das Bedürfnis nach Anlehnung und Sicherheit zu thematisieren, wobei unbewusst oft Übertragungsaspekte zu wichtigen Bezugspersonen in der Kindheit (z.B. Eltern) reaktiviert werden. In der therapeutischen Beziehung sollten korrektive emotionale Erfahrungen ermöglicht werden, z.B. dass ein Therapeut Kritik und Abgrenzung des Patienten erträgt, ohne ihn (wie von diesem befürchtet) "zu verstoßen". Implizit wird damit das Selbstvertrauen des Patienten und dessen Fähigkeit, sich in sozialen Situationen zu behaupten, gefördert.

Weitere und vor allem detailliertere Empfehlungen zum therapeutischen Vorgehen lassen sich den Arbeiten von Mentzos (1984), Hoffmann & Bassler (1995), Milrod et al. (1997) und Bassler (2000) entnehmen.

Grawe et al. (1994) kamen auf der Grundlage ihrer Auswertung von empirischen Psychotherapiestudien zu dem Schluss, dass psychodynamische Psychotherapie generell bei Angststörungen kaum wirksam sei. Diese Feststellung Grawes ist sicher übereilt, zumal sie sich auf die Auswertung von kaum repräsentativen psychodynamischen Therapieverfahren stützt (vgl. diesbezügliche Kritik bei Tschuschke et al., 1998). In jüngerer Zeit wurden verschiedene naturalistische Studien mit praxisüblichen Settings von psychodynamischer Psychotherapie durchgeführt, die eine gute allgemeine sowie symptomnahe Wirksamkeit aufweisen (vgl. Rudolf et al., 1994; Bassler & Hoffmann, 1994; Bassler & Krauthauser, 1995; Strauß & Burgmeier-Lohse, 1996; Wiborg & Dahl, 1996; Dengler & Selbmann, 2000). Offenbar gelingt es sogar bei bestimmten Subgruppen agoraphober Patienten mit klassischer Gesprächspsychotherapie allein (ohne gezielte Angstkonfrontationstechniken) gute Ergebnisse zu erzielen (vgl. Teusch et al., 1997).

Ein weiterer Befund gibt zu denken: wenngleich unbestritten ist, dass die kognitiv-behavioralen Therapieverfahren gerade mit der Anwendung der Exposition in vivo sehr gute und anhaltende Behandlungserfolge bei agoraphober Symptomatik erreichen konnten, scheinen dennoch rund 20 % der Patienten hierauf nicht anzusprechen oder sich darunter sogar zu verschlechtern (vgl. Schneider &

Margraf, 1998). Aus psychodynamischer Perspektive könnten hier bislang nicht ausreichend untersuchte unbewusste Widerstandsphänomene sowie Komorbidität (☞ oben) eine wichtige Rolle spielen. Noch nicht ausreichend untersucht ist letztlich auch, auf welche Art und Weise und mit welcher Effizienz allgemeine und spezifische Wirkfaktoren bei den einzelnen Therapiemethoden ineinandergreifen (vgl. Grawe, 1998). Zusammenfassend bleibt festzuhalten, dass in Zukunft der Trend eindeutig auf die Weiterentwicklung von störungsspezifischen und vermutlich multimodalen Therapieansätzen zielen wird (vgl. Bush et al., 1991; Orlinsky, 1994). Erste Erfahrungen mit kombinierten psychodynamisch-verhaltenstherapeutischen Therapieansätzen sind ermutigend, da sie neben den angstkonfrontierenden Techniken auch konfliktdynamische Aspekte berücksichtigen (vgl. Hoffmann et al., 1998; Nickel et al., 1999, Bassler 2000). Ergänzend einzubeziehen ist hierbei oft auch eine pharmakotherapeutische Begleitbehandlung, wenn auf andere Weise keine Compliance bzw. Ansatzpunkte für nur psychologische Behandlungsmaßnahmen erreicht werden können (vgl. Bassler 1999, Dengler & Selbmann 2000).

Literatur

Ainsworth, M., Blehar, M., Waters, E., Wall, S. (1978). Patterns of attachement. A psychological study of the strange situation. Hillsdale/NY: Erlbaum.

Arbeitskreis OPD (1996). Operationalisierte Psychodynamische Diagnostik. Grundlagen und Manual. Bern, Göttingen, Toronto, Seattle: Huber.

Bassler, M., Hoffmann, S.O. (1994). Psychoanalytisch fundierte stationäre Psychotherapie bei Angstpatienten - ein Vergleich der therapeutischen Wirksamkeit bei generalisierter Angststörung, Agoraphobie und Panikstörung. Psychother Psychosom Med Psychol, 44, 217-225.

Bassler, M. (1999). Differentialindikation von Psychotherapie und Pharmakotherapie bei Angststörungen. Psycho 7: 439-446.

Bassler, M. (2000). Psychodynamische Pathogenese und Therapie von Angststörungen. In Möller, H.-J. (Hrsg.). Therapie psychiatrischer Erkrankungen. 2. Aufl., Stuttgart, New York: Thieme.

Bowlby, J. (1976). Trennung. Psychische Schäden als Folge der Trennung von Mutter und Kind. Kindler, München.

Bush, F., N., Cooper, A., M., Klerman, G., L., Penzer, R., J., Shapiro, T., Shear, M., K. (1991). Neurophysiological, cognitive-behavioral, and psycho-analytical approaches to panic disorder: toward an integration. Psychoanalytic Inquiry 11: 316-332.

Dengler, W., Selbmann, H., K. (Hrsg. - 2000). Leitlinien zur Diagnostik und Therapie von Angsterkrankungen. Ergebnis einer Konsensuskonferenz. Darmstadt: Steinkopff.

Dornes, M. (1993). Der kompetente Säugling. Die präverbale Entwicklung des Menschen. Frankfurt: Fischer.

Dornes, M. (1997). Die frühe Kindheit. Entwicklungspsychologie der ersten Lebensjahre. Frankfurt: Fischer.

Grawe, K., Donati, R., Bernauer, F. (1994). Psychotherapie im Wandel. Von der Konfession zur Profession. Göttingen: Hogrefe.

Grawe, K. (1998). Psychologische Therapie. Göttingen, Bern, Toronto, Seattle: Hogrefe.

Hand, I. (1989). Verhaltenstherapie bei schweren Phobien und Panik – psychologische und medizinische Aspekte. In: Hand., I., Wittchen, H.U. (Hrsg.). Verhaltenstherapie in der Medizin. Springer, Berlin, Heidelberg, New York, Tokyo.

Hoffmann, S.O., Bassler, M. (1995). "Manual" für fokal orientierte psychoanalytische Psychotherapie bei Angststörungen. Erste Erfahrungen aus einer Therapiestudie. Forum der Psychoanalyse, 11: 2-14.

Hoffmann, S.O, Egle, U.T., Bassler, M., Nickel, R., Petrak, F., Porsch, U. (1998). Wechselwirkung differenter Therapieteile innerhalb einer stationären psychodynamisch-verhaltenstherapeutischen Kombinationsbehandlung. Psychotherapeut, 43: 282-287.

Klein, D., F. (1964). Delineation of two drug-responsive anxiety syndromes. Psychopharmacologia 5: 397-408.

Klein, D., F. (1981). Anxiety reconceptualized. In Klein, D.,F., Rabkin J. (Eds.). Anxiety: new research and changing concepts. New York: Raven Press.

Mentzos, S. (1984). Angstneurose. Psychodynamische und psychotherapeutische Aspekte. Frankfurt: Fischer.

Milrod, B., Busch, F., Cooper, A., Shapiro, T. (1997). Manual of panic-focused psychodynamic psychotherapy. Washington: American Psychiatric press.

Mowrer, O., H. (1960). Learning Theory and Behavior. New York: Wiley.

Nickel, R., Petrak, F., Bassler, M., Hoffmann, S.O. (1999). Stationäre verhaltenstherapeutisch-psychodynamische Kombinationsbehandlung. Fallbericht zur Behandlung eines Patienten mit Angststörung. Psychotherapeut 44: 241-247.

Orlinsky, D. (1994). Learning from many masters. Ansätze zu einer wissenschaftlichen Integration psychotherapeutischer Behandlungsmodelle. Psychotherapeut 39: 2-9.

Rudolf, G., Manz, R., Öri, C. (1994). Ergebnisse psychoanalytischer Therapien. Z Psychosom Med 40: 25-40.

Schneider, S., Margraf, J. (1998). Agoraphobie und Panikstörung. Göttingen, Bern, Toronto, Seattle: Hogrefe.

Seligman, M.E P. (1971). Phobias and preparedness. Behavior Therapy, 2: 307-320.

Shear, M., K., Cooper, A., M., Klerman, G., L., Busch, F., N., Shapiro, T (1993): A psychodynamic model of panic disorder. Am. J. Psychiatry, 150, 859-866.

Strauß, B., Burgmeier-Lohse, M. (1994). Evaluation einer stationären Langzeitgruppenpsychotherapie. Ein Beitrag zur differentiellen Psychotherapieforschung im stationären Feld. Psychother. Psychosom Med Psychol 44: 184-192.

Thomä, H., Kächele, H. (1988). Lehrbuch der psychoanalytischen Therapie. 2.Praxis. Berlin, Heidelberg, New York: Springer.

Teusch, L., Böhme, H., Gastpar M. (1997). The benefit of an insight-oriented and experimental approach on panic and agoraphobic symptoms – Results of a controlled comparison of client-centered psychotherapy alone and in combination with behavioral exposure. Psychother Psychosom 66: 293-301.

Tschuschke, V., Bänninger-Huber,E., Faller, H. (1994): Psychotherapieforschung - wie man es (nicht) machen sollte. Eine Experten/-innen-Reanalyse von Vergleichsstudien bei Grawe et al. Psychother Psychosom Med Psychol 1998;48:430-44.

Wiborg, I.M., Dahl, A.A. (1996). Does brief psychodynamic psychotherapy reduce the relapse rate of panic disorder? Arch Gen Psychiat 53: 689-694.

2.3.3. Medikamentöse Behandlung

(B. Bandelow, A. Broocks)

Drei Jahre nach der Entdeckung des Imipramins als Antidepressivum behandelte Donald F. Klein in New York zum ersten Mal erfolgreich Patienten mit einer Panikstörung medikamentös (Klein, 1964). Seitdem hat sich die Pharmakotherapie dieser Angststörung als Standardmethode neben psychotherapeutischen Maßnahmen durchgesetzt. In über 150 Doppelblindstudien wurde die Wirksamkeit verschiedenster Medikamente bei der Panikstörung überprüft (Bandelow et al., 2002a).

2.3.3.1. Verfügbare Medikamente

Selektive Serotonin-Wiederaufnahme-Hemmer (SSRI)

> Die SSRI bewirken eine Hemmung der Serotonin-Wiederaufnahme in die präsynaptische Zelle, die bereits wenige Stunden nach der Einnahme einsetzt.

Da aber eine antidepressive Wirkung erst nach ca. 2-4 Wochen beginnt - das gleiche gilt übrigens auch für eine Antipanikwirkung -, die Wiederaufnahme-Hemmung jedoch sofort nach Beginn der Behandlung einsetzt, wird vermutet, dass andere Mechanismen, nämlich erst später einsetzende Veränderungen der Rezeptordichte oder -sensitivität verschiedener 5-HT-Rezeptoren für die Wirkung bei Depressionen und Angsterkrankungen verantwortlich sind (Bandelow, 1998).

Die SSRI werden im Allgemeinen gut vertragen. In den ersten Tagen der Behandlung können allerdings Unruhe, Nervosität oder verstärkte Panikattacken auftreten. Die Patienten sollten unbedingt darauf hingewiesen werden, damit sie das Präparat nicht verfrüht absetzen. Nach längerer Behandlung können auch sexuelle Dysfunktionen auftreten.

Ausnahmslos alle verfügbaren SSRI wurden bei der Panikstörung mit positivem Ergebnis untersucht. In Deutschland sind die SSRIs Escitalopram, Citalopram und Paroxetin für die Behandlung der Panikstörung zugelassen.

Escitalopram

Escitalopram, das S-Enantiomer des Razemats Citalopram, war in einer Doppelblindstudie besser wirksam als Placebo und zeigt auch eine Überlegenheit gegenüber dem Referenzpräparat Citalopram (Stahl et al., 2003).

Citalopram

Für Citalopram liegt eine Studie vor, in der das Medikament signifikant besser als Placebo und ebenso gut wie Clomipramin wirkte (Wade et al., 1997). Die Nebenwirkungshäufigkeit war geringer als unter dem trizyklischen Antidepressivum. In einer Langzeitstudie, in der die Patienten bis zu einem Jahr behandelt wurden, wurde die gute Wirkung bestätigt (Lepola et al., 1998). In einem Vergleich mit Fluoxetin ergab sich Gleichwirksamkeit (Amore et al., 1999b).

Fluvoxamin

Für Fluvoxamin liegen zahlreiche Placebo- und Referenzvergleiche vor (z.B. Bakish et al., 1996; Black et al., 1993; Hoehn-Saric et al., 1993); nur in einer Studie war das Medikament nicht besser wirksam als Placebo (Sandmann et al., 1998).

▶ Fluoxetin

In einer placebokontrollierten Doppelblindstudie (Michelson et al., 1998) sowie in Vergleichsuntersuchungen mit anderen Medikamenten (Amore et al., 1999a; Amore et al., 1999b) konnte die Wirksamkeit von Fluoxetin nachgewiesen werden.

▶ Paroxetin

Die Wirkung von Paroxetin ist durch mehrere Placebo- und Referenzvergleiche nachgewiesen (Bakker et al., 1999; Ballenger et al., 1998; Lecrubier et al., 1997; Oehrberg et al., 1995). Es war ebenso gut wirksam wie das trizyklische Antidepressivum Clomipramin, wobei die Nebenwirkungshäufigkeit unter Paroxetin geringer war (Lecrubier et al., 1997). Auch in einer doppelblinden Langzeitstudie konnte die Wirkung bestätigt werden (Lecrubier und Judge, 1997).

▶ Sertralin

Für Sertralin liegen drei Placebo-kontrollierte Vergleichsuntersuchungen vor, in denen sich ein signifikanter Unterschied zu Placebo zeigte (Londborg et al., 1998; Pohl et al., 1998; Pollack et al., 1998). In einem Vergleich von Sertralin und Paroxetin zeigte sich kein Unterschied zwischen den beiden Medikamenten hinsichtlich der Besserung der Panik- und Agoraphobie-Skala (PAS) (Bandelow et al., 2004).

■ Selektiver Serotonin-Noradrenalin-Wiederaufnahme-Hemmer (SNRI) Venlafaxin

> SNRI bewirken eine Hemmung der Serotonin- und Noradrenalin-Wiederaufnahme.

Von den verfügbaren SNRIs ist nur Venlafaxin für die Behandlung der Panikstörung zugelassen. Der duale Wiederaufnahmehemmer Venlafaxin zeigte seine Wirksamkeit in mehreren kontrollierten Studien (Pollack et al., 1996; Bradwejn et al., 2005; weitere vorhandene positive Studien sind bis zur Drucklegung dieses Buches nur in Posterform veröffentlicht worden). Das Nebenwirkungsprofil ist ähnlich wie bei den SSRI.

■ Trizyklische Antidepressiva (TZA)

Da die meisten verfügbaren Antidepressiva eine Serotonin- oder Noradrenalin-Wiederaufnahme-Hemmung bewirken, wird vermutet, dass zumindestens eine dieser Eigenschaften für eine Wirkung bei Depressionen und Angststörungen indirekt notwendig ist. Wie auch bei den SSRI werden später einsetzende Rezeptorveränderungen mit der direkten Wirkung in Verbindung gebracht, da erste Besserungen erst nach 2-4 Wochen einsetzen. Vorwiegend wurden Imipramin und Clomipramin untersucht.

▶ Clomipramin

In Deutschland wurde Clomipramin als erstes Medikament für die Indikation Panikstörung zugelassen. Übereinstimmend belegen alle 8 placebokontrollierten Studien die Überlegenheit gegenüber Placebo (z.B. Cassano et al., 1988; Johnston et al., 1988; Lecrubier et al., 1997; Modigh et al., 1992). Bei Vergleichen mit anderen Psychopharmaka (Paroxetin, Citalopram, Lofepramin, Brofaromin) war Clomipramin jeweils genauso oder besser wirksam als das Vergleichspräparat. In Vergleichsuntersuchungen mit SSRI wurde allerdings berichtet, dass Clomipramin insgesamt mehr Nebenwirkungen verursachte als Paroxetin (Lecrubier et al., 1997) oder Citalopram (Wade et al., 1997).

▶ Imipramin

Da Imipramin häufig als Referenzmedikament in Panikstudien eingesetzt wurde, gehört es zu den bei Panikstörung am häufigsten untersuchten Medikamenten. In den meisten der 22 Doppelblindstudien konnte eine Wirkung nachgewiesen werden (z.B. CNCPS, 1992; Uhlenhuth et al., 1989).

Auch Amitriptylin, Clomipramin, Lofepramin und Desipramin zeigten sich in Doppelblindstudien als wirksam. Da die verschiedenen TZA unterschiedliche Wirkung auf die Noradrenalin- oder Serotoninrezeptoren besitzen, stellt sich die Frage, ob alle TZA der Panikstörung wirken, also beliebig austauschbar sind. Bei Clomipramin herrscht die Serotoninwirkung vor, während bei Desipramin die Noradrenalinwirkung im Vordergrund steht. Allerdings wurden die meisten Untersuchungen mit eher serotonerg wirkenden Antidepressiva durchgeführt. Der relativ selektive Noradrenalin-Wiederaufnahme-Hemmer Desipramin bessert Panikattacken (Lydiard et al., 1993), allerdings schlechter als Clomipramin (Sasson et al., 1999). In einer sehr kleinen Studie war kein Unterschied zu Fluoxetin feststellbar (Bystritsky et al., 1994). Maprotilin war weniger wirksam als Fluvoxamin (den Boer und Westenberg, 1988). Es könnte vermutet werden, dass eine serotonerge Komponente eine Bedingung für die Wirkung bei einer Panikstörung ist. Da allerdings auch der selektiv wirkende Noradrenalin-Wiederaufnahme-Hemmer Reboxetin bei einer Panikstörung wirksam war (Versiani et al., 2002), bleibt diese Hypothese weiterhin offen.

Wegen ihrer insgesamt häufigeren Nebenwirkungen (z.B. Mundtrockenheit, Sedierung oder Gewichtszunahme) wurden die trizyklischen Antidepressiva in letzter Zeit von den SSRI verdrängt. Bei Patienten, die auf SSRI nicht ansprechen, werden sie jedoch nach wie vor mit Erfolg eingesetzt.

Benzodiazepine

Die Benzodiazepine binden am GABA-(γ-Aminobuttersäure-) Benzodiazepin-Rezeptorkomplex. Eine Aktivierung des $GABA_A$-Rezeptors führt zu einer Öffnung des Chloridionenkanals. Die GABA-Wirkung wird durch Benzodiazepine verstärkt, indem die Frequenz der durch GABA ausgelösten Öffnung des Chloridionen-Kanals erhöht wird. Benzodiazepine wirken, indem sie die Wirkung der GABA unterstützen. Wenn GABA als Bremse wirkt (inhibitorischer Neurotransmitter), wirken die Benzodiazepine sozusagen als Bremskraftverstärker.

Im Gegensatz zu den Antidepressiva setzt die angstlösende Wirkung der Benzodiazepine sofort nach der Einnahme ein. Sie können daher also auch zur Akutbehandlung einer Panikattacke eingesetzt werden.

Die Gefahr einer Abhängigkeitsentwicklung schränkt allerdings die Anwendbarkeit der Benzodiazepine erheblich ein. Nach dem Absetzen kann es auch zu "Rebound-Anxiety"-Phänomenen, d.h. einer noch stärkeren Angst als vor der Behandlung kommen. Benzodiazepine gelten daher nicht mehr als Mittel der ersten Wahl, sondern werden oft nur zur Überbrückung bis zum Eintritt der Wirkung der Antidepressiva oder in Kombination mit anderen Medikamenten bei besonders schweren oder therapieresistenten Fällen eingesetzt.

Alprazolam

Vom deutschen Bundesinstitut für Arzneimittel und Medizinprodukte (BfArM) ist nur ein Benzodiazepin, nämlich Alprazolam, für die Behandlung der Panikstörung zugelassen. Nach dieser Zulassung soll das Medikament nur verwendet werden, wenn andere Behandlungen nicht wirksam waren bzw. nicht toleriert wurden. Für Alprazolam liegen 23 Studien vor, die die Wirksamkeit im Vergleich zu Placebo oder Referenzpräparaten belegen (z.B. Ballenger et al., 1988; CNCPS, 1992; Lydiard et al., 1992; Pecknold et al., 1994).

Studien liegen außerdem für Clonazepam, Lorazepam, Diazepam, Adinazolam und Etizolam vor.

Monoaminooxidase-Hemmer (MAOH)

Der bei der Panikstörung untersuchte irreversible, nicht-selektive MAOH Phenelzin, der in einer Doppelblindstudie bei Panikstörung wirksam war (Sheehan et al., 1980), ist in Deutschland nicht verfügbar; über den einzigen in Deutschland erhältlichen irreversiblen MAOH Tranylcypromin liegen keine Studien mit Panikpatienten vor. Die potenziell schwerwiegenden Neben- und Wechselwirkungen der irreversiblen MAOH haben diese Gruppe außerdem gegenüber anderen Medikamenten völlig in den Hintergrund treten lassen.

Der neue reversible, selektive MAO_A-Hemmer Moclobemid war bei Panikstörung nicht wirksamer als Placebo, wie eine nicht publizierte Studie zeigte (Buller, 1994). In einer anderen Studie war Moclobemid ebenfalls nicht besser als Placebo, obwohl die Patienten im Follow-up dieser Studie von einer Kombination aus Moclobemid- und Psychotherapie zu profitieren schienen (Loerch et al., 1999). Bei Vergleichen mit anderen Medikamenten mit nachgewiesener Wirkung bei Panikstörung war allerdings Moclobemid ebenso gut wirksam wie Clomipramin (Krüger und Dahl, 1999) oder Fluoxetin (Tiller et al., 1999).

Serotonin-Rezeptor-Agonist

Der zu der Gruppe der Azapirone gehörende $5\text{-}HT_{1A}$-Agonist Buspiron ist bei der generalisierten Angststörung wirksam. Bei der Panikstörung ist jedoch die Wirksamkeit nicht zweifelsfrei nachgewiesen worden. In 3 Vergleichen war Buspiron nicht besser als Placebo und dem Referenzpräparat unterlegen (Pohl et al., 1989; Sheehan et al., 1993; Sheehan et al., 1990). Nur in einer Studie war Buspiron besser als Placebo (Cottraux et al., 1995).

Neuroleptika

In Europa werden im Gegensatz zu den USA häufig Neuroleptika zur Behandlung von Angsterkrankungen eingesetzt. Nach einer Untersuchung von Goisman et al. (1994) wurden in den USA nur 2 % der Panikpatienten mit Neuroleptika behandelt; in Deutschland waren es dagegen 29 % (Bandelow et al., 1995). Neuroleptikastudien mit Angstpatienten wurden vorwiegend in den 70er und 80er Jahren durchgeführt; es existieren jedoch keine Studien, in denen ein Patientenkollektiv behandelt wurde, das einer nach den heutigen Kriterien definierten Panikstörung entspricht. In zahlreichen kontrollierten Studien konnte allerdings die Wirksamkeit niedrig dosierter Neuroleptika bei nicht-psychotischen Angstsyndromen und psychovegetativen Beschwerden gezeigt werden. Hier wurde vor allem Fluspirilen verwendet (Bergdolt und Karrass, 1983; Laakmann et al., 1988), aber auch Flupentixol, Fluphenazin, Haloperidol, Perazin, Pimozid und Thioridazin. Es ist fraglich, ob diese mit vagen Stichprobenbeschreibungen gewonnenen Ergebnisse auf Panikpatienten übertragen werden können.

In einer Konsensuskonferenz des National Institute of Health zur Panikstörung wurde die Neuroleptikatherapie nicht als Behandlungsmöglichkeit genannt (NIH, 1991). In Zukunft könnten sich allerdings in Hinblick auf die atypischen Antipsychotika neue Behandlungsmöglichkeiten ergeben.

Betablocker

Betablocker werden bei Panikstörung nicht selten eingesetzt - in der Hoffnung, dass aufgrund eines peripheren Effekts körperliche Symptome wie Tachykardie, Schwitzen und Zittern unterdrückt werden. Atenolol passiert die Blut-Hirn-Schranke nur in geringem Ausmaß; Propranolol reichert sich dagegen stark im ZNS an. Nun sind jedoch die peripheren Symptome nicht das Problem einer Panikstörung - die Herzfrequenz ist ja oft nicht deutlich über das normale Maß erhöht, lediglich die subjektive Wahrnehmung dieser Symptome ist verzerrt (Margraf et al., 1987), so dass die Hoffnung, hierdurch eine Besserung der subjektiven Wahrnehmung einer Panikattacke zu erreichen, als rein theoretisch angesehen werden muss. Ein placebokontrollierter Doppelblindvergleich zeigte für Propranolol eine Wirksamkeit auf Placeboniveau, mit signifikant schwächerer Wirkung als Alprazolam (Munjack et al., 1989). Nur in einer Untersuchung von Ravaris et al. (1991) waren Alprazolam und Propranolol gleich wirksam; hier kann aber ein Typ-II-Fehler (Nicht-Entdecken eines vorhandenen Unterschieds wegen zu geringer Versuchspersonenanzahl) nicht ausgeschlossen werden.

2.3.3.2. Behandlung der akuten Panikattacke

> Wird ein Arzt bei einem akuten Panikanfall hinzugezogen, ist in den meisten Fällen ein beruhigendes Gespräch mit dem Patienten schon ausreichend, um die Panikattacke zu beenden.

Nur in schweren Fällen sollte eine Behandlung mit einem schnell wirksamen Benzodiazepinpräparat (z.B. Lorazepam-Sublingualplättchen oder Diazepam i.v.) notwendig sein. Patienten, die nur unter sehr seltenen, aber schweren Panikattacken leiden und sonst nicht beeinträchtigt sind, können mit einer reinen Bedarfsbehandlung auskommen.

Nicht untersuchte Substanzen

Pflanzliche Präparate (z.B. *Hypericum perforatum* oder *Radix valerianae*) oder homöopathische Präparate sind bei Panikstörung nicht untersucht worden; dennoch werden solche Präparationen sehr häufig eingesetzt (Bandelow et al., 1996). Dabei wird wohl auf eine Placebowirkung gehofft.

2.3.3.3. Überblick: medikamentöse Behandlungen

> Die Behandlung der Panikstörung wird heute vor allem mit SSRI, trizyklischen Antidepressiva und in zweiter Linie mit Benzodiazepinen durchgeführt (☞ Tab. 2.17). Hinsichtlich der Wirkung unterscheiden sich diese drei Gruppen wahrscheinlich nicht, so dass für die Auswahl vor allem das Nebenwirkungsprofil entscheidend ist.

2.3.3.4. Dauer der Behandlung

In vielen Fällen kann nach einer dreimonatigen Behandlung durch Medikamente bereits eine deutliche oder komplette Symptomreduktion erreicht werden. Dennoch sollte die Behandlung mit Antidepressiva ca. 12 Monate weitergeführt werden, um Rezidive zu vermeiden.

2.3.3.5. Begleitung des Patienten

Die medikamentöse Therapie wird dann keinen Erfolg haben, wenn dem Patienten ohne weitere Erklärung das Rezept überreicht wird und keine stützenden Gespräche stattfinden. Psychotherapeutische Maßnahmen werden in den Kap. 2.3.1. "Kognitive Verhaltenstherapie" und 2.3.2. "Psy-

Regelbehandlung	In therapieresistenten Fällen:
Akutbehandlung • "Talking down" • Schnellfreisetzende Benzodiazepin-Präparate wie z.B. Lorazepam-Sublingualplättchen (Tavor Expidet®) 1-2,5 mg **Dauerbehandlung (Tagesdosen):** • Venlafaxin* (Trevilor®) 75-225 mg; in der Regel 150 mg • Escitalopram* (Cipralex®) 10-30 mg; in der Regel 20 mg • Citalopram* (Citalopram®, Sepram®) 20-60 mg; in der Regel 40 mg • Paroxetin* (Seroxat®, Tagonis®) 20-60 mg; in der Regel 40 mg • Fluoxetin (Fluctin®) 20-40 mg; in der Regel 20 mg • Fluvoxamin (Fevarin®) 50-300 mg; in der Regel 100 mg • Sertralin (Gladem®, Zoloft®) 50-150 mg; in der Regel 50 mg • Clomipramin* (Anafranil®) 100-200 mg; in der Regel 100 mg • Imipramin (Tofranil®)100-200 mg; in der Regel 100 mg • Zur Überbrückung bis zum Wirkungseintritt der Antidepressiva: Alprazolam* (Tafil®) 1,5-6 mg	• Wechsel SSRI/SNRI/TZA oder umgekehrt • Alprazolam* (Tafil®) 1,5-6 mg • Reboxetin (Edronax®) 4-8 mg • Clomipramin* (Anafranil®) 150 mg + Lithiumcarbonat (Dosis nach Spiegelbestimmung) • Moclobemid (Aurorix®) 300-600 mg • Tranylcypromin (Jatrosom N®) 10-30 mg • Valproinsäure (Ergenyl®, Orfiril®; Dosierung nach Spiegel)

Tab. 2.17: Medikamentöse Therapieempfehlungen bei Panikstörung (Tagesdosen)
* = zugelassen vom BfArM.

chodynamische Konzepte zur Behandlung von Panikstörung mit Agoraphobie" erläutert. Die Behandlung kann durch leicht verständliche Literatur über die Hintergründe der Entstehung von Ängsten und die Wirkmechanismen der Therapie wirkungsvoll unterstützt werden (z.B. "Das Angstbuch", Bandelow, 2004).

Bei den Antidepressiva können eventuelle Nebenwirkungen gerade in den ersten Tagen der Behandlung störend wirken, während der Patient noch keinen Therapieerfolg sieht. Eine vorbeugende Aufklärung über die zu erwartenden Nebenwirkungen kann die Compliance entscheidend verbessern.

Literatur

Amore, M., Magnani, K., Cerisoli, M., Casagrande, C., Ferrari, G. (1999a). Panic disorder. A long-term treatment study: Fluoxetine vs. imipramine. Human Psychopharmacology Clinical and Experimental 14: 429-434.

Amore, M., Magnani, K., Cerisoli, M., Ferrari, G. (1999b). Short-term and long-term evaluation of selective serotonin reuptake inhibitors in the treatment of panic disorder: fluoxetine vs. citalopram. Human Psychopharmacology Clinical and Experimental 14: 435-440.

Bakish, D., Hooper, C.L., Filteau, M.J., Charbonneau, Y., Fraser, G., West, D.L., Thibaudeau, C., Raine, D. (1996). A double-blind placebo-controlled trial comparing fluvoxamine and imipramine in the treatment of panic disorder with or without agoraphobia. Psychopharmacol Bull 32: 135-41.

Bakker, A., van Dyck, R., Spinhoven, P., van Balkom, A. (1999). Paroxetine, clomipramine, and cognitive therapy in the treatment of panic disorder. Journal-of-Clinical-Psychiatry 60: 831-838.

Ballenger, J.C., Burrows, G.D., DuPont, R.L., Jr., Lesser, I.M., Noyes, R., Jr., Pecknold, J.C., Rifkin, A., Swinson, R.P. (1988). Alprazolam in panic disorder and agoraphobia: results from a multicenter trial. I. Efficacy in short-term treatment. Arch Gen Psychiat 45: 413-22.

Ballenger, J.C., Wheadon, D.E., Steiner, M., Bushnell, W., Gergel, I.P. (1998). Double-blind, fixed-dose, placebo-controlled study of paroxetine in the treatment of panic disorder. Am J Psychiatry 155: 36-42.

Bandelow, B. (1998). Therapie mit Antidepressiva. In: R.E. Fox J (Hrsg.). Handbuch der Arzneimitteltherapie Band I: Psychopharmaka (pp. 65-113). Stuttgart, Thieme.

Bandelow, B., Röthemeyer, M., Sievert, K., Hajak, G., Rüther, E. (1996). Panic disorder - acceptance of the diagnostic entity and preferred treatment. Anxiety 1996: 99-101.

Bandelow, B., Sievert, K., Rothemeyer, M., Hajak, G., Rüther, E. (1995). What treatments do patients with panic disorder and agoraphobia get? Eur Arch Psychiatry Clin Neurosci 245: 165-71.

Bandelow, B., Zohar, J., Hollander, E., Kasper, S., Möller, H.J. WFSBP Task Force on Treatment Guidelines for the Pharmacological Treatment of Anxiety Obsessive-Compulsive Disorders and Postraumatic Stress Disorder (2002). Guidelines for the pharmacological treatment of anxiety and obsessive-compulsive disorders. World Journal of Biological Psychiatry 3: 171-99

Bandelow, B., K. Behnke, et al. (2004). Sertraline versus paroxetine in the treatment of panic disorder: an acute, double-blind noninferiority comparison. J Clin Psychiatry 65: 405-413.

Bandelow, B. (2004). Das Angstbuch. 3. Aufl. Reinbek, Rowohlt

Bergdolt, H., Karrass, W. (1983). Herzneurotiker sind keine Simulanten. Therapie der Gegenwart 7: 20-3.

Black, D.W., Wesner, R., Bowers, W., Gabel, J. (1993). A comparison of fluvoxamine, cognitive therapy, and placebo in the treatment of panic disorder. Arch Gen Psychiatry 50: 44-50.

Bradwejn J, Ahokas A, Stein DJ, Salinas E, Emilien G, Whitaker T (2005) Venlafaxine extended-release capsules in panic disorder: flexible-dose, double-blind, placebo-controlled study. Br J Psychiatry 187: 352-9

Buller, R. (1994). Reversible inhibitors of monoamine oxidase A (RIMA) in anxiety disorders. Oral presentation on the 7th congress of the Association of European Psychiatrists (AEP); Copenhagen, 18-22 Sept,1994.

Bystritsky, A., Rosen, R.M., Murphy, K.J., Bohn, P., Keys, S.A., Vapnik, T. (1994). Double-blind pilot trial of desipramine versus fluoxetine in panic patients. Anxiety 1: 287-90.

Cassano, G.B., Petracca, A., Perugi, G., Nisita, C., Musetti, L., Mengali, F., McNair, D.M. (1988). Clomipramine for panic disorder: I. The first 10 weeks of a long-term comparison with imipramine. J Affect Disord 14: 123-7.

CNCPS (1992). Cross-national collaborative panic study. Drug treatment of panic disorder. Comparative efficacy of alprazolam, imipramine, and placebo. Br J Psychiat 160: 191-202.

Cottraux, J., Note, I.D., Cungi, C., Legeron, P., Heim, F., Chneiweiss, L., Bernard, G., Bouvard, M. (1995). A controlled study of cognitive behaviour therapy with buspirone or placebo in panic disorder with agoraphobia. Br J Psychiatry 167: 635-41.

den Boer, J.A., Westenberg, H.G. (1988). Effect of a serotonin and noradrenaline uptake inhibitor in panic disorder; a double-blind comparative study with fluvoxamine and maprotiline. Int Clin Psychopharmacol 3: 59-74.

Goisman, R.M., Warshaw, M.G., Peterson, L.G., et al. (1994). Panic, agoraphobia, and panic disorder with agoraphobia. Data from a multicenter anxiety disorders study. J Nerv Ment Dis 182: 72-9.

Hoehn-Saric, R., McLeod, D.R., Hipsley, P.A. (1993). Effect of fluvoxamine on panic disorder. J Clin Psychopharmacol 13: 321-6.

Johnston, D., Troyer, I., Whitsett, S. (1988). Clomipramine treatment of agoraphobic women. An eight-week controlled trial. Arch Gen Psychiat 45: 453-59.

Klein, D. (1964). Delineation of two drug-responsive anxiety syndromes. Psychopharmacol 5: 397-408.

Krüger, M.B., Dahl, A.A. (1999). The efficacy and safety of moclobemide compared to clomipramine in the treatment of panic disorder. European Archives Of Psychiatry And Clinical Neuroscience 249 Suppl 1: S19-24.

Laakmann, G., Blaschke, D., Eissner, H.J., Hippius, H. (1988). Niedrig dosierte Neuroleptika in der Behandlung von Angstzuständen - Ergebnisse einer Ambulanzstudie. In: H. Hippius G. Laakmann (Hrsg.). Therapie mit Neuroleptika - Niedrigdosierung (pp. 60-66). Erlangen, Perimed.

Lecrubier, Y., Bakker, A., Dunbar, G., Judge, R. (1997). A comparison of paroxetine, clomipramine and placebo in the treatment of panic disorder. Collaborative Paroxetine Panic Study Investigators. Acta Psychiatr Scand 95: 145-52.

Lecrubier, Y., Judge, R. (1997). Long-term evaluation of paroxetine, clomipramine and placebo in panic disorder. Collaborative Paroxetine Panic Study Investigators. Acta Psychiatr Scand 95: 153-60.

Lepola, U.M., Wade, A.G., Leinonen, E.V., Koponen, H.J., Frazer, J., Sjodin, I., Penttinen, J.T., Pedersen, T., Lehto, H.J. (1998). A controlled, prospective, 1-year trial of citalopram in the treatment of panic disorder. J Clin Psychiatry 59: 528-34.

Loerch, B., Graf-Morgenstern, M., Hautzinger, M., Schlegel, S., Hain, C., Sandmann, J., Benkert, O. (1999). Randomised placebo-controlled trial of moclobemide, cognitive- behavioural therapy and their combination in panic disorder with agoraphobia. Br J Psychiatry 174: 205-12.

Londborg, P.D., Wolkow, R., Smith, W.T., DuBoff, E., England, D., Ferguson, J., Rosenthal, M., Weise, C. (1998). Sertraline in the treatment of panic disorder - A multi-site, double-blind, placebo-controlled, fixed-dose investigation. Br J Psychiat 173: 54-60.

Lydiard, R.B., Lesser, I.M., Ballenger, J.C., Rubin, R.T., Laraia, M., DuPont, R. (1992). A fixed-dose study of alprazolam 2 mg, alprazolam 6 mg, and placebo in panic disorder. J Clin Psychopharmacol 12: 96-103.

Lydiard, R.B., Morton, W.A., Emmanuel, N.P., Zealberg, J.J., Laraia, M.T., Stuart, G.W., PM, O.N., Ballenger, J.C. (1993). Preliminary report: placebo-controlled, double-blind study of the clinical and metabolic effects of desipramine in panic disorder. Psychopharmacol Bull 29: 183-8.

Margraf, J., Taylor, B., Ehlers, A., Roth, W.T., Agras, W.S. (1987). Panic attacks in the natural environment. J Nerv Ment Dis 175: 558-65.

Michelson, D., Lydiard, B., Pollack, M.H., Tamura, R.N., Hoog, S.L., Tepner, R., Demitrack, M.A., Tollefson, G.D. (1998). Outcome assessment and clinical improvement in panic disorder: Evidence from a randomized controlled trial of fluoxetine and placebo. American-Journal-of-Psychiatry 155: 1570-1577.

Modigh, K., Westberg, P., Eriksson, E. (1992). Superiority of clomipramine over imipramine in the treatment of panic disorder: a placebo-controlled trial. J Clin Psychopharmacol 12: 251-61.

Munjack, D.J., Crocker, B., Cabe, D., et al. (1989). Alprazolam, propranolol, and placebo in the treatment of panic disorder and agoraphobia with panic attacks. J Clin Psychopharmacol 9: 22-7.

NIH (1991). National Institutes of Health Consensus Development Conference Statement: Treatment of Panic Disorder September 25-27. 1-26.

Oehrberg, S., Christiansen, P.E., Behnke, K., et al. (1995). Paroxetine in the treatment of panic disorder. A randomised, double-blind, placebo-controlled study. Br J Psychiatry 167: 374-9.

Pecknold, J., Luthe, L., Munjack, D., Alexander, P. (1994). A double-blind, placebo-controlled, multicenter study with alprazolam and extended-release alprazolam in the treatment of panic disorder. J-Clin-Psychopharmacol 14: 314-21.

Pohl, R., Balon, R., Yeragani, V., Gershon, S. (1989). Serotonergic anxiolytics in the treatment of panic disorder - a controlled study with buspirone. Psychopathol 22 (suppl): 60-67.

Pohl, R.B., Wolkow, R.M., Clary, C.M. (1998). Sertraline in the treatment of panic disorder: A double-blind multicenter trial. Am J Psychiat 155: 1189-1195.

Pollack MH, Worthington JJ, 3rd, Otto MW, Maki KM, Smoller JW, Manfro GG, Rudolph R, Rosenbaum JF (1996) Venlafaxine for panic disorder: results from a double-blind, placebo-controlled study. Psychopharmacol Bull 32: 667-70

Pollack, M.H., Otto, M.W., Worthington, J.J., Manfro, G.G., Wolkow, R. (1998). Sertraline in the treatment of panic disorder: a flexible-dose multicenter trial. Arch-Gen-Psychiatry 55: 1010-6.

Ravaris, C.L., Friedman, M.J., Hauri, P.J., McHugo, G.J. (1991). A controlled study of alprazolam and propranolol in panic-disordered and agoraphobic outpatients. J Clin Psychopharmacol 11: 344-50.

Sandmann, J., Lorch, B., Bandelow, B., Hartter, S., Winter, P., Hiemke, C., Benkert, O. (1998). Fluvoxamine or placebo in the treatment of panic disorder and relationship to blood concentrations of fluvoxamine. Pharmacopsychiat 31: 117-21.

Sasson, Y., Iancu, I., Fux, M., Taub, M., Dannon, P.N., Zohar, J. (1999). A double-blind crossover comparison of clomipramine and desipramine in the treatment of panic disorder. Eur Neuropsychopharmacology 9: 191-196.

Sheehan, D.V., Ballenger, J., Jacobsen, G. (1980). Treatment of endogenous anxiety with phobic, hysterical, and hypochondriacal symptoms. Arch Gen Psychiatry 37: 51-9.

Sheehan, D.V., Raj, A.B., Harnett Sheehan, K., Soto, S., Knapp, E. (1993). The relative efficacy of high-dose buspirone and alprazolam in the treatment of panic disorder: a double-blind placebo-controlled study. Acta Psychiatr Scand 88: 1-11.

Sheehan, D.V., Raj, A.B., Sheehan, K.H., Soto, S. (1990). Is buspirone effective for panic disorder? J Clin Psychopharmacol 10: 3-11.

Stahl, S. M., I. Gergel, et al. (2003). "Escitalopram in the treatment of panic disorder: a randomized, double-blind, placebo-controlled trial." J Clin Psychiatry 64: 1322-7.

Tiller, J.W., Bouwer, C., Behnke, K. (1999). Moclobemide and fluoxetine for panic disorder. International Panic Disorder Study Group. European Archives Of Psychiatry And Clinical Neuroscience 249 Suppl 1: S7-10.

Uhlenhuth, E.H., Matuzas, W., Glass, R.M., Easton, C. (1989). Response of panic disorder to fixed doses of alprazolam or imipramine. J Affect Disord 17: 261-70.

Versiani, M., Cassano, G., Perugi, G., Benedetti, A., Mastalli, L., Nardi, A., Savino, M. (2002). Reboxetine, a selective norepinephrine reuptake inhibitor, is an effective and well-tolerated treatment for panic disorder. J Clin Psychiatry 63: 31-7.

Wade, A.G., Lepola, U., Koponen, H.J., Pedersen, V., Pedersen, T. (1997). The effect of citalopram in panic disorder. Br J Psychiat 170: 549-553.

2.3.4. Medikamentöse und psychotherapeutische Verfahren und Kombinationstherapie im Vergleich

(B. Bandelow, A. Broocks)

Die Vor- und Nachteile einer Psychotherapie oder medikamentöse Behandlung bei der Panikstörung werden häufig kontrovers diskutiert. Für die Panikstörung wird eine multifaktorielle Ätiologie angenommen (☞ Kap. 2.2.). Daher wäre es nahe liegend, auch die Behandlung mehrdimensional durchzuführen. Da es sowohl bei der medikamentösen als auch bei der verhaltenstherapeutischen Behandlung nicht immer zu einer kompletten Besserung kommt, ist es nahe liegend, den Therapieerfolg durch eine Kombinationstherapie zu verbessern.

Von Verhaltenstherapeuten wird oft eine Kombination der Verhaltenstherapie mit einer medikamentösen Behandlung abgelehnt, da durch die Medikamente die Angst unterdrückt werde, obwohl das Erleben und Durchstehen von Ängsten während der Exposition notwendig sei.

Es sind allerdings keine randomisierten Untersuchungen zu der Frage bekannt, ob Patienten, die während einer Expositionstherapie unter Panikattacken litten, bessere Ergebnisse erzielten als Patienten, die während der Konfrontation angstfrei blieben. Befunde von Emmelkamp und Mersch (1982) weisen darauf hin, dass ein hohes Angstlevel nicht für einen Therapieerfolg notwendig ist. Auch von einigen psychoanalytisch ausgerichteten Psychotherapeuten wird manchmal die Anwendung von Psychopharmaka abgelehnt. Die Begründung ist folgende: die Medikation unterdrücke die Symptome der Angst, verlege damit den Weg zum psychischen Konflikt und behindere so den analytischen Prozess.

Auf der anderen Seite wird überlegt, ob eine medikamentöse Angstunterdrückung nicht genutzt werden kann, die Psychotherapie überhaupt zu ermöglichen, da viele Patienten die Expositionstherapie wegen zu großer Angst erst gar nicht durchführen wollen ("Psychotherapie ohne Medikamente ist wie Schwimmen lernen in einem Fluss voller Piranhas"). Die Expositionstherapie wird von bis zu einem Viertel der Patienten abgelehnt oder frühzeitig beendet (O'Brien und Barlow, 1984).

Gegen eine Kombinationsbehandlung wird weiterhin angeführt, dass der Patient bei Wirksamkeit einer reinen Psychotherapie den Erfolg sich selbst zuschreibe, während er bei einer Pharmakotherapie auf das Medikament attribuiere.

Denkbar wäre es allerdings genauso, dass ein Psychotherapie-Patient die Besserung nicht auf sich selbst attribuiert, sondern auf den Therapeuten. Empirische Ergebnisse zu dieser Fragestellung stehen noch aus.

Als Nachteil der medikamentösen Therapie wird weiter angenommen, dass die Wirkung der Medikamente nur so lange anhalte, wie sie gegeben werden, während die Psychotherapie dauerhaft wirke.

Die theoretischen Vor- und Nachteile einer Kombinationsbehandlung werden in Tab. 2.18 zusammengestellt.

Mögliche Vorteile	Mögliche Nachteile
• Medikamente erleichtern Durchführung der Psychotherapie • Psychotherapie verbessert die Medikamentencompliance • Die multikausale Ätiologie der Angststörungen verlangt eine multifaktorielle Behandlung • Verbesserung des Therapieerfolgs bei mangelnder Therapieresponse	• Die medikamentöse Angstlösung reduziert den Effekt der Exposition • Die medikamentöse Angstlösung behindert den analytischen Prozess • Die Behandlung durch zwei Therapeuten (z.B. Arzt - Medikament und Psychologe - Psychotherapie) erschwert den Aufbau einer therapeutischen Beziehung zu beiden

Tab. 2.18: Mögliche Vor- und Nachteile einer Kombination von Pharmako- und Psychotherapie bei Angststörungen.

Da diese Fragestellung immer wieder zu heftigen theoretischen Kontroversen führt, erscheint es sinnvoll, die vorhandenen Studien ausführlich zu analysieren, wobei die folgenden Fragestellungen angegangen werden sollten:

1.	Wirkt Psychotherapie besser oder schlechter als Medikamente?
2.	Wirkt Psychotherapie plus Medikament besser oder schlechter als Psychotherapie allein?
3.	Wirkt Psychotherapie plus Medikament besser oder schlechter als ein Medikament allein?
4.	Hält die Wirkung von Psychotherapie oder Medikamenten nach Beendigung der Therapie länger an?

Nicht alle der hier aufgeführten Studien genügen hohen methodologischen Standards. Ein Vergleich einer Psychotherapie mit einem Medikament ist nur dann sinnvoll, wenn zuvor für beide untersuchten Modalitäten ein separater Wirksamkeitsnachweis erbracht wurde oder aber in der Studie entsprechende Kontrollgruppen mitgeführt werden.

In die Überlegungen, ob ein Patient eine psychotherapeutische oder pharmakologische Behandlung oder beides erhalten sollte, werden neben Wirksamkeitserwägungen auch die folgenden Aspekte in die Überlegungen miteinbezogen:

- Präferenz des Patienten
- unerwünschte Arzneimittelwirkungen (z.B. Abhängigkeitsentwicklung bei den Benzodiazepinen)
- Wirkungseintritt
- Schweregrad der Erkrankung
- Komorbidität
- Ökonomie
- Zeitfaktoren
- Verfügbarkeit von Psychotherapien
- Qualifizierung des Therapeuten

Wirkt Psychotherapie besser oder schlechter als Medikamente?

Obwohl diese Frage häufig kontrovers diskutiert wird, existieren zu dem Thema erstaunlicherweise weltweit nur 10 Studien (☞ Tab. 2.19). Eine Studie von (Tyrer et al., 1988) wird hier nicht berücksichtigt, da hier nicht nur Patienten mit einer Panikstörung, sondern mit verschiedenen Angststörungen untersucht wurden.

- In keiner Studie konnte zweifelsfrei die Überlegenheit der Verhaltenstherapie gegenüber der medikamentösen Therapie herausgearbeitet werden. Inkonsistente Ergebnisse ergab die Studie von Marks et al. 1993: Alprazolam war schlechter wirksam als Expositionstherapie, aber Exposition plus Alprazolam war besser wirksam als Exposition allein. In der Studie von Loerch et al., in der Moclobemid schlechter wirksam war als die kognitive Therapie, wurde ein Medikament verwendet, von dem aus einer anderen großen Studie ohnehin bekannt ist, dass es nicht besser wirkt als Placebo (Buller, 1994). Dennoch war die Kombination aus Moclobemid- und kognitiver Therapie im Follow-up der alleinigen Verhaltenstherapie überlegen
- Die Medikamente waren in drei Studien besser (Bakker et al., 1999; Black et al., 1993; Mavissakalian und Michelson, 1986a). In einer weiteren Studie (Barlow et al., 2000) waren Medikament und Psychotherapie gleich wirksam; in der Responderanalyse war allerdings das Medikament besser wirksam
- Beide Modalitäten waren in 5 Studien gleich wirksam (Clark et al., 1994; Klosko et al., 1990; Marks et al., 1983; Sharp et al., 1997; Telch et al., 1985)

  Zwar geben Sharp et al. (1997) an, dass die kognitive Therapie in ihrer Studie Fluvoxamin überlegen sei; ein Nachrechnen der Werte mit dem Mann-Whitney-Test ergab aber eine Gleichwirksamkeit von Fluvoxamin und kognitiver Therapie ($p=0.17$, N.S.)

Die Aussagekraft dieser Studien wird allerdings durch folgende Probleme eingeschränkt:

- Die Versuchspersonenanzahlen sind bei manchen dieser Studien grenzwertig niedrig
- Die beiden Untersuchungen von Marks et al. (1983) sind ausschließlich mit agoraphoben Patienten durchgeführt worden, da Patienten ohne Agoraphobie schlecht in-vivo exponiert werden können. Es ist nicht klar, ob die mit Exposition gewonnenen Ergebnisse auf Panikpatienten ohne Agoraphobie generalisiert werden können
- In der Untersuchung von Marks et al. (1983) war Imipramin nicht besser wirksam als Placebo, obwohl demgegenüber 28 positive Studien für Imipramin stehen
- Bei der Untersuchung von Clark et al. (1994) waren in der Psychotherapiegruppe Betablocker und Benzodiazepine als Zusatzmedikation erlaubt; die Aussagekraft dieser Studie ist somit eingeschränkt. Die Imipramin-Durchschnittsdosis war außerdem mit 233 mg/Tag zu hoch

Autoren	Diagnose	Behandlung, Patientenzahl (intent-to-treat/ abgeschlossen)	Wirksamkeit (Post-treatment)	Tagesdosis/mg
Barlow et al., 2000	DSM-III-R PDA	kognitive Therapie 77/56 Imipramin 83/51 24/14 Placebo kogn. Therapie + Imipramin 65/47 kogn. Therapie + Placebo 63/45	kogn. Th. = Imipramin > Placebo kogn. Th. + Imipramin = kogn. Th. + Placebo kogn. Th. + Imipramin > kogn. Th. kogn. Th. + Imipramin = Imipramin Responderanalyse: Imipramin = Placebo kogn. Th. = Placebo Imipramin > kogn. Th. kogn. Th. + Imipramin = kogn. Th. + Placebo kogn. Th. + Imipramin > kogn. Th. kogn. Th. + Imipramin = Imipramin	Imipramin 50-300
Bakker et al., 1999	DSM-III-R PDA	Paroxetin 38/32 Clomipramin 39/32 kognitive Therapie 38/35 Placebo 39/32	Paroxetin = Clomipramin > kognitive Therapie = Placebo	Paroxetin 20-60, Clomipramin 50-150
Black et al., 1993	DSM-III PDA	Fluvoxamin 25/23 kognitive Therapie 25/20 Placebo 25/23	Fluvoxamin > kognitive Therapie = Placebo	Fluvoxamin 300
Clark et al., 1994	DSM-III PDA	kognitive Therapie 20/16 Imipramin 20/16 Relaxation 20/16 Warteliste 16/16 (bei allen Patienten zusätzlich Selbstexposition)	kognitive Therapie = Imipramin > Relaxation > Warteliste	Imipramin Ø 233

Klosko et al., 1990	DSM-III-R PDA	Alprazolam 17/16
		Placebo 18/11
		kognitive Therapie 18/15
		Warteliste 16/15
			kognitive Therapie > Placebo = Warteliste;
			kognitive Therapie = Alprazolam;
			Alprazolam = Placebo
				Alprazolam 6-10

Marks et al., 1983	DSM-III Agoraphobie	Exposition + Imipramin ?/12 Exposition + Placebo ?/10 Relaxation + Imipramin ?/11 Relaxation + Placebo ?/12 (bei allen Patienten zusätzlich Selbstexposition)	Imipramin = Placebo Exposition > Relaxation Imipramin = Exposition Exposition + Imipramin = Exposition + Placebo = Relaxation + Imipramin = Relaxation + Placebo	Imipramin Ø 158
Marks et al., 1993	DSM-III PDA	Exposition + Alprazolam 40/34 Exposition + Placebo 37/34 Relaxation + Alprazolam 38/34 Relaxation + Placebo 39/31	Exposition + Alprazolam > Exposition + Placebo > Relaxation + Alprazolam > Relaxation + Placebo	Alprazolam 5
Mavissakalian und Michelson, 1986a	DSM-III PDA	Imipramin + Exposition ?/14 Exposition + Placebo ?/17 Imipramin ?/17 Placebo ?/14 (bei allen Patienten zusätzlich Selbstexposition)	Imipramin + Exposition = Imipramin > Exposition = Placebo	Imipramin Ø130
Telch et al., 1985	DSM-III PDA	Imipramin + Exposition 13/9 Placebo + Exposition 12/10 Imipramin + Antiexposure 12/10	Imipramin + Exposition > Placebo + Exposition = Imipramin + Antiexposure	Imipramin 180-197
Loerch et al., 1999	DSM-III PDA	Moclobemid + kognitive Therapie 14/11 Moclobemid + psychol. Placebo 16/9 Placebo + kognitive Therapie 14/13 Placebo + psychol. Placebo 11/9	Moclobemid + kognitive Therapie = Placebo + kognitive Therapie > Moclobemid + psychol. Placebo = Placebo + psychol. Placebo	Moclobemid 300-600
Sharp et al., 1997	DSM-III-R PDA	Fluvoxamin ?/29 Placebo ?/28 Fluvoxamin + kognitive Therapie ?/29 Placebo + kognitive Therapie ?/33 kognitive Therapie ?/30	Fluvoxamin = Fluvoxamin + kognitive Therapie = Placebo + kognitive Therapie = kognitive Therapie > Placebo	Fluvoxamin 150

Tab. 2.19: Wirkt Psychotherapie besser oder schlechter als Medikamente?
PDA = Panikstörung mit oder ohne Agoraphobie, > wirkt besser; = gleiche Wirksamkeit, ? keine Angaben.

Autoren	Diagnose	Behandlung, Patientenzahl (intent-to-treat/ abgeschlossen)	Wirksamkeit (Post-treatment)	Tagesdosis/mg
Barlow et al., 2000	DSM-III-R PDA	kognitive Therapie 77/56 Imipramin 83/51 Placebo 24/14 kogn. Therapie + Imipramin 65/47 kogn. Therapie + Placebo 63/45	kogn. Th. + Imipramin > kogn. Th.	Imipramin 50-300
Chambless et al., 1982	DSM-III Agoraphobie mit Panikattacken	Imaginal flooding ?/8 Imaginal flooding + Methohexiton ?/7 psychologisches Placebo ?/6	Imaginal flooding > Imaginal flooding + Methohexiton = psychologisches Placebo	Methohexiton ?
Cottraux et al., 1995	DSM-III-R PDA	Buspiron + kognitive Therapie 37/22 Placebo + kognitive Therapie 40/27	Buspiron + kognitive Therapie > Placebo + kognitive Therapie	Buspiron 5-60
de Beurs et al., 1995	DSM-III-R PDA	Fluvoxamin + Exposition 24/19 Placebo + Exposition 24/19 panic management + Exposition 24/20 Exposition 24/18	Fluvoxamin + Exposition > Placebo + Exposition = panic management + Exposition = Exposition	Fluvoxamin 50-150
Loerch et al., 1999	DSM-III PDA	Moclobemid + kognitive Therapie 14/11 Moclobemid + psychol. Placebo 16/9 Placebo + kognitive Therapie 14/13 Placebo + psychol. Placebo 11/9	Moclobemid + kognitive Therapie = Placebo + kognitive Therapie > Moclobemid + psychol. Placebo = Placebo + psychol. Placebo	Moclobemid 300-600
Marks et al., 1983	DSM-III Agoraphobie	Exposition + Imipramin ?/12 Exposition + Placebo ?/10 Relaxation + Imipramin ?/11 Relaxation + Placebo ?/12 (bei allen Patienten zusätzlich Selbstexposition)	Imipramin = Placebo Exposition > Relaxation Imipramin = Exposition Exposition + Imipramin = Exposition + Placebo = Relaxation + Imipramin = Relaxation + Placebo	Imipramin 158
Marks et al., 1993	DSM-III PDA	Exposition + Alprazolam 40/34 Exposition + Placebo 37/34 Relaxation + Alprazolam 38/34 Relaxation + Placebo 39/31	Exposition + Alprazolam > Exposition + Placebo > Relaxation + Alprazolam > Relaxation + Placebo	Alprazolam 5

Mavissakalian und Michelson, 1986a	DSM-III PDA	Imipramin + Exposition ?/14 Exposition + Placebo ?/17 Imipramin ?/17 Placebo ?/14 (bei allen Patienten zusätzlich Selbstexposition)	Imipramin + Exposition = Imipramin > Exposition = Placebo	Imipramin 130
Oehrberg et al., 1995	DSM-III-R PDA	Paroxetin 60/55 + kognitive Therapie Placebo + kognitive Therapie 60/52	Paroxetin + kognitive Therapie > Placebo + kognitive Therapie	Paroxetin 20-60 mg
Sharp et al., 1997	DSM-III-R PDA	Fluvoxamin ?/29 Placebo ?/28 Fluvoxamin + kognitive Therapie ?/29 Placebo + kognitive Therapie ?/33 kognitive Therapie ?/30	Fluvoxamin = Fluvoxamin + kognitive Therapie = Placebo + kognitive Therapie = kognitive Therapie > Placebo	Fluvoxamin 150
Stein et al., 2000	DSM-IV PDA	Kognitive Therapie + Paroxetin 16/15 Kognitive Therapie + Placebo 17/16	Kognitive Therapie + Paroxetin > kognitive Therapie + Placebo	Paroxetin 10-50
Telch et al., 1985	DSM-III PDA	Imipramin + Exposition 13/9 Placebo + Exposition 12/10 Imipramin + Antiexposure 12/10	Imipramin + Exposition > Placebo + Exposition = Imipramin + Antiexposure	Imipramin 180-197
Zitrin et al., 1980	Agoraphobie (entspricht DSM-III)	Imipramin + Exposition 41/29 Placebo + Exposition 35/24	Imipramin + Exposition > Placebo + Exposition	Imipramin 25-300
Zitrin et al., 1983	Agoraphobie und "gemischte Phobie" (entspricht DSM-III PDA)[1]	Imipramin + systematische Desensibilisierung 52/40 Placebo + systematische Desensibilisierung 50/44 (single-blind: psychodynamische Therapie + Imipramin 56/41)	Imipramin + systematische Desensibilisierung > Placebo + systematische Desensibilisierung	Imipramin 25-300

Tab. 2.20: Psychotherapie + Psychopharmakotherapie vs. Psychotherapie allein.
PDA = Panikstörung mit oder ohne Agoraphobie, > wirkt besser; = gleiche Wirksamkeit, ? keine Angaben.
[1] Die Patienten mit spezifischer Phobie werden hier nicht ausgewertet.

Zwar gibt es rein zahlenmäßig mehr Studien, in denen eine medikamentöse Therapie besser wirkte. Da aber mehrere Studien eine Gleichwirksamkeit ergaben und insgesamt die Anzahl der vorliegenden Studien gering ist, sollte daraus zunächst kein deutlicher Vorteil der psychotherapeutischen oder der pharmakologischen Behandlung herausgearbeitet werden.

Die Ergebnisse müssen natürlich für die verschiedenen Psychotherapieformen und Medikamente getrennt betrachtet werden. Während die Ergebnisse für Alprazolam inkonsistent sind, waren das trizyklische Imipramin und die SSRI Fluvoxamin und Paroxetin entweder besser oder gleich wirksam. Exposition war in einer Studie besser wirksam, während sich für die kognitive Therapie entweder eine schlechtere oder gleiche Wirksamkeit ergab.

Wirkt Psychotherapie plus Psychopharmakotherapie besser oder schlechter als Psychotherapie allein?

Sollte eine Psychotherapie zusätzlich durch ein Psychopharmakon ergänzt werden? Elf Studien beschäftigten sich mit diesem Thema (☞ Tab. 2.20). Ein solcher Vergleich setzt voraus, dass sich das gewählte Psychopharmakon vorher in einer anderen Studie als wirksam erwiesen hatte, was nicht für alle aufgeführten Studien gilt.

- Die Kombination war in 10 Studien besser wirksam als Psychotherapie allein
- Die Kombination war in 2 Studien genauso gut wirksam wie Psychotherapie allein. Zu der eingeschränkten Verwertbarkeit der Studie von Loerch et al. (1999) für diese Fragestellung ☞ oben
- Nur in einer Studie wirkte die Kombination schlechter als Psychotherapie allein (Chambless et al., 1982). Diese kleine Studie ist allerdings nicht aussagekräftig, da hier ein Medikament verwendet wurde, das heute obsolet ist und das nie in einer anderen Panikstudie untersucht wurde
- Die Studie von Marks et al. (1983) wurde später von Raskin, Marks und Sheehan reanalysiert (☞ Michelson et al., 1988). Hier ergab sich, dass Imipramin doch die Wirkung der Exposition auf einigen Skalen verstärkte

Die Kombination aus Psycho- und Pharmakotherapie zeigt also insgesamt deutliche Vorteile gegenüber einer reinen Psychotherapie.

Wirkt Psychotherapie plus Psychopharmakotherapie besser oder schlechter als ein Medikament allein?

Dieses wichtige Thema wurde nur in 6 Studien untersucht:

- Drei Studien sprechen für eine Ergänzung der medikamentösen Therapie durch eine Psychotherapie
- In 3 Studien wurde kein Unterschied zwischen reiner Pharmakotherapie und der Kombination gefunden (☞ Tab. 2.21)

Obwohl die Ergebnisse nicht eindeutig sind, spricht mehr für eine Ergänzung der medikamentösen Behandlung durch eine Psychotherapie als dagegen.

Bisher wurde zu selten untersucht, ob Patienten, die durch eine Behandlungsmethode nicht gebessert wurden, von einer anderen Maßnahme vielleicht dann doch noch profitierten. So konnten Hoffart et al. (1993) zeigen, dass sich Patienten, bei denen eine Expositionstherapie nicht erfolgreich war, unter Clomipramin besserten. Umgekehrt beobachteten Pollack et al. (1994) in einer offenen Studie ohne Kontrollgruppe, dass Patienten, die auf eine medikamentöse Behandlung nicht oder nur teilweise ansprachen, mit Hilfe der kognitiven Therapie gebessert werden konnten.

2.3.4.1. Follow-up-Untersuchungen

Nur 5 bewertbare Untersuchungen widmen sich der Frage, ob Psychotherapien nach Beendigung der Therapie eine länger anhaltende Wirkung haben als Medikamente (☞Tab. 2.22). Das Design erfordert für solche Studien, dass die Patienten zunächst mit Psychotherapie und/oder Medikamenten behandelt werden, dann beide Therapien abgesetzt werden und dass dann nach einer mehrmonatigen behandlungsfreien Zeit eine Nachbeurteilung erfolgt.

Autoren	Diagnose	Behandlung, Patientenzahl (intent-to-treat/abgeschlossen)	Wirksamkeit (Post-treatment)	Tagesdosis/mg
Barlow et al., 2000	DSM-III-R PDA	kognitive Therapie 77/56 Imipramin 83/51 Placebo 24/14 kogn. Therapie + Imipramin 65/47 kogn. Therapie + Placebo 63/45	kogn. Th. + Imipramin= Imipramin	Imipramin 50-300
Loerch et al., 1999	DSM-III PDA	Moclobemid + kognitive Therapie 14/11 Moclobemid + psychol. Placebo 16/9 Placebo + kognitive Therapie 14/13 Placebo + psychol. Placebo 11/9	Moclobemid + kognitive Therapie = Placebo + kognitive Therapie > Moclobemid + psychol. Placebo = Placebo + psychol. Placebo	Moclobemid 300-600
Mavissakalian et al., 1983	Agoraphobie	Imipramin + programmed practice 9/8 > Imipramin 9/7	Imipramin + programmed practice > Imipramin	Imipramin 50-200
Marks et al., 1983	DSM-III Agoraphobie	Exposition + Imipramin ?/12 Exposition + Placebo ?/10 Relaxation + Imipramin ?/11 Relaxation + Placebo ?/12 (bei allen Patienten zusätzlich Selbstexposition)	Imipramin = Placebo Exposition > Relaxation Imipramin = Exposition Exposition + Imipramin = Exposition + Placebo = Relaxation + Imipramin = Relaxation + Placebo	Imipramin 158
Sharp et al., 1997	DSM-III-R PDA	Fluvoxamin ?/29 Placebo ?/28 Fluvoxamin + kognitive Therapie ?/29 Placebo + kognitive Therapie ?/33 kognitive Therapie ?/30	Fluvoxamin = Fluvoxamin + kognitive Therapie = Placebo + kognitive Therapie = kognitive Therapie > Placebo	Fluvoxamin 150
Wiborg und Dahl, 1996	DSM-III-R PDA	Clomipramin + Kurze psychodynam. Th. 20/18 Clomipramin 20/18	Clomipramin + Kurze psychodynam. Th. > Clomipramin	Clomipramin ?-150

Tab. 2.21: Psychotherapie plus Psychopharmakotherapie vs. Psychopharmakotherapie allein.
PDA = Panikstörung mit oder ohne Agoraphobie, > wirkt besser; = gleiche Wirksamkeit, ? keine Angaben.

Autoren	Diagnose	Behandlung	Follow-up-Ergebnis nach n Monaten ohne Behandlung
Barlow et al., 2000	DSM-III-R PDA	kognitive Therapie 28/25 Imipramin 25/20 Placebo 3/3 kogn. Therapie + Imipramin 30/25 kogn. Therapie + Placebo 30/26	6 Monate: Imipramin = Placebo Imipramin = kogn. Th. kogn. Th. ≥ Placebo kogn. Th. + Imipramin = kogn. Th. + Placebo kogn. Th. + Imipramin = kogn. Th. kogn. Th. + Imipramin= Imipramin
Clark et al., 1994	DSM-III PDA	kognitive Therapie 20/16 Imipramin 20/16 Relaxation 20/16 (bei allen Patienten zusätzlich Selbstexposition) (Betablocker und Benzodiazepine erlaubt)	9 Monate: kognitive Therapie > Imipramin = Relaxation
Cohen et al., 1984	DSM-III Agoraphobie	Exposition + Imipramin 12/12 Exposition + Placebo 10/10 Relaxation + Imipramin 10/10 Relaxation + Placebo 10/10 (bei allen Patienten zusätzlich Selbstexposition)	24 Monate Exposition + Imipramin = Exposition + Placebo = Relaxation + Imipramin = Relaxation + Placebo
Loerch et al., 1999	DSM-III PDA	Moclobemid + kognitive Therapie 14/9 Moclobemid + psychol. Placebo 16/9 Placebo + kognitive Therapie 14/11 Placebo + psychol. Placebo 11/8	6 Monate: Moclobemid + kognitive Therapie > Moclobemid + psychol. Placebo > Placebo + kognitive Therapie > Placebo + psychol. Placebo
Marks et al., 1993	DSM-III Agoraphobie m. Panikstörung	Exposition + Alprazolam 40/34 Exposition + Placebo 37/34 Relaxation + Alprazolam 38/34 Relaxation + Placebo 39/31	6/8 Monate: Exposition > Alprazolam = Placebo
Mavissakalian und Michelson, 1986b	DSM-III Agoraphobie m. Panikstörung	Imipramin + Exposition 14/6 Exposition + Placebo 17/7 Imipramin 17/8 Placebo 14/4 (bei allen Patienten zusätzlich Selbstexposition)	12 Monate u. 24 Monate: Imipramin + Exposition = Exposition + Placebo = Imipramin = Placebo

Tab. 2.22: Follow-up-Untersuchungen: Vergleiche zwischen medikamentöser und psychotherapeutischer Behandlung. PDA = Panikstörung mit oder ohne Agoraphobie, > wirkt besser; = gleiche Wirksamkeit.

Follow-up Untersuchungen sind allerdings mit methodischen Schwierigkeiten behaftet:

- nach Beendigung der eigentlichen Therapieperiode kann oft nicht mehr kontrolliert werden, ob die Patienten z.B. Medikamente einnehmen, Selbstexposition betreiben, andere Psychotherapien wahrnehmen usw.
- Ein Vergleich mit einer Warteliste oder einer "psychologisches Placebo"-Gruppe wird oft aus ethischen Erwägungen nicht durchgeführt. In einer einzigen Studie (Barlow et al., 2000) wurde eine reine Placebogruppe mitgeführt; da die Placebogruppe von vornherein zu klein geplant war, blieben nur 3 Patienten für das Follow-up übrig, was für einen reliablen statistischen Vergleich nicht ausreicht
- Die Drop-out-Raten sind oft sehr hoch (z.B. 39 % bei Marks et al., 1983).

Die Psychotherapie wirkte in einer Studie besser (Marks et al., 1993). Ein Gleichstand ergab sich bei 3 Studien (Cohen et al., 1984). Das Medikament war in einer Studie wirksamer (Loerch et al., 1999). Zu Einschränkungen dieser letzteren Studie ☞ oben. Die Follow-up-Untersuchung von Clark et al. (1994) ist wegen der unkontrollierten Komedikation nicht verwertbar.

Aus den vorliegenden Studien lässt sich also bezüglich einer dauerhaften, über den Behandlungszeitraum hinausgehenden Wirkung kein Unterschied zwischen medikamentösen und psychotherapeutischen Maßnahmen herausarbeiten, auch wenn dieses Ergebnis kontraintuitiv erscheint.

2.3.4.2. Metaanalysen

Metaanalysen sprechen für eine Kombination medikamentöser und psychotherapeutischer Verfahren (Telch und Lucas, 1994; van Balkom et al., 1997; ☞ auch Abb. 2.8).

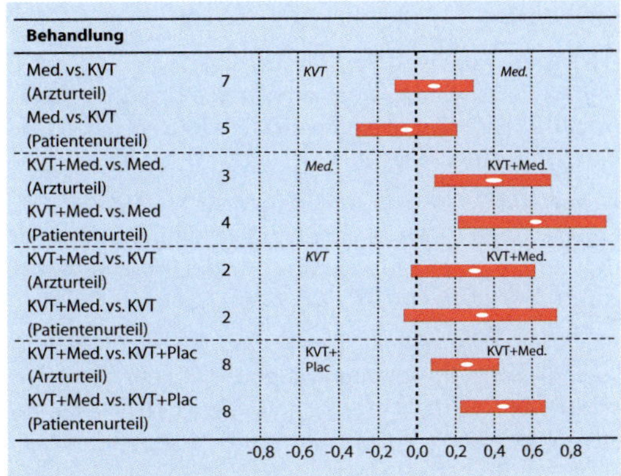

Abb. 2.8: Metaanalyse von Studien, die einen direkten Vergleich von Psycho- und Pharmakotherapien vornahmen. Durchschnittliche gewichtete Effektstärken (Cohens *d*) der Unterschiede zwischen den Therapien. Während sich die Monotherapien kaum unterschieden war die Kombination aus Medikamenten (Med.) und kognitiver Verhaltenstherapie (KVT) besser wirksam als die jeweiligen Monotherapien (Bandelow & Seidler-Brandler et al., unveröffentlicht).

2.3.4.3. Fazit

Die Ergebnisse der oben aufgeführten Studien zum Vergleich medikamentöser und psychotherapeutischer Behandlung bei der Panikstörung und Agoraphobie können wie folgt zusammengefasst werden:

- Anhand der vorliegenden Daten kann nicht generell gesagt werden, dass eine Psychotherapie besser wirke als eine Pharmakotherapie oder umgekehrt
- Betrachtet man die einzelnen Behandlungsformen, so waren die SSRI entweder besser oder gleich wirksam wie eine Vergleichspsychotherapie, und die Expositionstherapie besser oder gleich wirksam wie eine Vergleichspharmakotherapie. Die übrigen Medikamente und die kognitive Therapie lieferten inkonsistente Ergebnisse
- In Follow-up-Untersuchungen war weder die Psychotherapie noch die Pharmakotherapie überlegen
- Der Vorteil einer Kombination aus Psycho- und Pharmakotherapie gegenüber der Monotherapie kann als gesichert gelten

Literatur

Bakker, A., van Dyck, R., Spinhoven, P., van Balkom, A. (1999). Paroxetine, clomipramine, and cognitive therapy in the treatment of panic disorder. Journal of Clinical Psychiatry 60: 831-838.

Barlow, D.H., Gorman, J.M., Shear, M.K., Woods, S.W. (2000). Cognitive-behavioral therapy, imipramine, or their combination for panic disorder: A randomized controlled trial. Jama 283: 2529-36.

Black, D.W., Wesner, R., Bowers, W., Gabel, J. (1993). A comparison of fluvoxamine, cognitive therapy, and placebo in the treatment of panic disorder. Arch Gen Psychiatry 50: 44-50.

Buller, R. (1994). Reversible inhibitors of monoamine oxidase A (RIMA) in anxiety disorders. Oral presentation on the 7th congress of the Association of European Psychiatrists (AEP); Copenhagen, 18-22 Sept, 1994.

Chambless, D.L., Foa, E.B., Groves, G.A., Goldstein, A.J. (1982). Exposure and communications training in the treatment of agoraphobia. Behav Res Ther 20: 219-31.

Clark, D.M., Salkovskis, P.M., Hackmann, A., Middleton, H., Anastasiades, P., Gelder, M. (1994). A comparison of cognitive therapy, applied relaxation and imipramine in the treatment of panic disorder. Br J Psychiatry 164: 759-69.

Cohen, S.D., Monteiro, W., Marks, I.M. (1984). Two-year follow-up of agoraphobics after exposure and imipramine. Br J Psychiatry 144: 276-81.

Cottraux, J., Note, I.D., Cungi, C., Legeron, P., Heim, F., Chneiweiss, L., Bernard, G., Bouvard, M. (1995). A controlled study of cognitive behaviour therapy with buspirone or placebo in panic disorder with agoraphobia. Br J Psychiatry 167: 635-41.

de Beurs, E., van Balkom, A.J., Lange, A., Koele, P., van Dyck, R. (1995). Treatment of panic disorder with agoraphobia: comparison of fluvoxamine, placebo, and psychological panic management combined with exposure and of exposure in vivo alone. Am J Psychiatry 152: 683-91.

Emmelkamp, P., Mersch, P. (1982). Cognition and exposure in vivo in the treatment of agoraphobia— Short-term and delayed effects. Cogn Ther Res 6: 77-88.

Hoffart, A., Due Madsen, J., Lande, B., Gude, T., Bille, H., Torgersen, S. (1993). Clomipramine in the treatment of agoraphobic impatients resistant to behavioral therapy. J Clin Psychiatry 54: 481-7.

Klosko, J.S., Barlow, D.H., Tassinari, R., Cerny, J.A. (1990). A comparison of alprazolam and behavior therapy in treatment of panic disorder. J Consult Clin Psychol 58: 77-84.

Loerch, B., Graf-Morgenstern, M., Hautzinger, M., Schlegel, S., Hain, C., Sandmann, J., Benkert, O. (1999). Randomized placebo-controlled trial of moclobemide, cognitive- behavioural therapy and their combination in panic disorder with agoraphobia. Br J Psychiatry 174: 205-12.

Marks, I., Gray, S., Cohen, D., Hill, R., Mawson, D., Ramm, E., Stern, R. (1983). Imipramine and brief therapist-aided exposure in agoraphobics having self-exposure homework. Arch Gen Psychiat 40: 153-62.

Marks, I.M., Swinson, R.P., Basoglu, M., et al. (1993). Alprazolam and exposure alone and combined in panic disorder with agoraphobia. A controlled study in London and Toronto. Br J Psychiatry 162: 776-87.

Mavissakalian, M., Michelson, L. (1986a). Agoraphobia—relative and combined effectiveness of therapist-assisted in vivo exposure and imipramine. J Clin Psych 47: 117-22.

Mavissakalian, M., Michelson, L. (1986b). Two-year follow-up exposure and imipramine treatment of agoraphobia. Am J Psych 143: 1106-12.

Mavissakalian, M., Michelson, L., Dealy, R.S. (1983). Pharmacological treatment of agoraphobia: imipramine versus imipramine with programmed practice. Br J Psychiatry 143: 348-55.

Michelson, L., Mavissakalian, M., Marchione, K. (1988). Cognitive, behavioral, and psychophysiological treatments of agoraphobia—a comparative outcome investigation. Behav Ther 19: 97-120.

O'Brien, G.T., Barlow, D.H. (1984). Agoraphobia. New York, Plenum Press.

Oehrberg, S., Christiansen, P.E., Behnke, K., et al. (1995). Paroxetine in the treatment of panic disorder. A randomized, double-blind, placebo-controlled study. Br J Psychiatry 167: 374-9.

Pollack, M.H., Otto, M.W., Kaspi, S.P., Hammerness, P.G., Rosenbaum, J.F. (1994). Cognitive behavior therapy for treatment-refractory panic disorder. J Clin Psychiatry 55: 200-5.

Sharp, D.M., Power, K.G., Simpson, R.J., Swanson, V., Anstee, J.A. (1997). Global measures of outcome in a controlled comparison of pharmacological and psychological treatment of panic disorder and agoraphobia in primary care. Br J Gen Pract 47: 150-5.

Stein, M.B., Ron Norton, G., Walker, J.R., Chartier, M.J., Graham, R. (2000). Do selective serotonin re-uptake inhibitors enhance the efficacy of very brief cognitive behavioral therapy for panic disorder? A pilot study. Psychiatry Res 94: 191-200.

Telch, M., Agras, W., Taylor, C., Roth, W., Gallen, C. (1985). Combined pharmacological and behavioral treatment for agoraphobia. Behav Res Ther 23: 325-35.

Telch, M., Lucas, R. (1994). Combined pharmacological and psychological treatment of panic disorder— current status and future directions. Washington DC American Psychiatric Press.

Tyrer, P., Seivewright, N., Murphy, S., et al. (1988). The Nottingham study of neurotic disorder: comparison of drug and psychological treatments. Lancet 2: 235-40.

van Balkom, A.J., Bakker, A., Spinhoven, P., Blaauw, B.M., Smeenk, S., Ruesink, B. (1997). A meta-analysis of the treatment of panic disorder with or without agoraphobia: a comparison of psychopharmacological, cognitive-behavioral, and combination treatments. J-Nerv-Ment-Dis 185: 510-6.

Wiborg, I.M., Dahl, A.A. (1996). Does brief dynamic psychotherapy reduce the relapse rate of panic disorder? Arch Gen Psychiatry 53: 689-94.

Zitrin, C.M., Klein, D.F., Woerner, M.G. (1980). Treatment of agoraphobia with group exposure in vivo and imipramine. Arch Gen Psychiatry 37: 63-72.

Zitrin, C.M., Klein, D.F., Woerner, M.G., Ross, D.C. (1983). Treatment of phobias. I. Comparison of imipramine hydrochloride and placebo. Arch Gen Psychiatry 40: 125-38.

Generalisierte Angststörung

3. Generalisierte Angststörung

3.1. Diagnostik und Ätiologie der generalisierten Angststörung

3.1.1. Diagnose, Differenzialdiagnose und Komorbidität

(T. Ugur, H.-P. Volz)

Die generalisierte Angststörung (engl. generalized anxiety disorder = GAD) wurde ursprünglich als Restkategorie in das DSM-III (Diagnostic and Statistical Manual der American Psychiatric Association) aufgenommen. Seit dem Wegfall der hierarchischen Ausschlussregeln in der späteren DSM-III-R bestanden jedoch erst die Voraussetzungen einer eigenständigen diagnostischen Entität, womit auch die Möglichkeit einherging, psychiatrische Komorbidität zu bestimmen. Diese Entwicklung wurde im DSM-IV fortgesetzt und fand ebenfalls Eingang in die ICD-10 (International Classification of Diseases, 10. Revision), die seit Anfang der 90-er Jahre die ICD-9 in klinischer und wissenschaftlicher Arbeit ersetzt.

> Das Hauptsymptom der GAD ist eine übersteigerte Angst und Besorgnis, die sich auf die allgemeinen oder besondere Lebensumstände bezieht. Das Auftreten dieser Angst ist situativ nicht umschrieben, sie ist nahezu ständig vorhanden.

Übertriebene Sorgen charakterisieren die Gedankeninhalte von GAD-Patienten, die in ihrer Häufigkeit, in ihrer Intensität und bezogen auf die konkrete Lebenssituation unverhältnismäßig sind. Die Wachheit ist in Form einer Hypervigilität gesteigert, welche mit gesteigerter Aufmerksamkeit, Schreckhaftigkeit, Reizbarkeit sowie Konzentrationsstörungen einhergeht. Unruhe, verbunden mit einem allgemein gesteigerten Muskeltonus bei gleichzeitiger Unfähigkeit zu körperlicher Entspannung, ist ein motorischer Ausdruck der Erkrankung. Von einigen Autoren wird in diesem Zusammenhang ein Tremor als zusätzliches Symptom angeführt. Vegetativ äußert sich die GAD in einer sympathikotonen Übererregbarkeit mit Tachykardien, einer Schweißneigung, Übelkeit, Durchfällen und abdominellen Beschwerden.

Die GAD ist durch einen chronisch-persistierenden Verlauf mit niedrigen Remissionsraten gekennzeichnet (Yonkers et al., 1996). Häufig bestehen einige Symptome bereits vor Beginn der eigentlichen Störung in milderer Ausprägung (Andersen et al., 1984) und zeigen während der Erkrankung einen fluktuierenden (Noyes et al., 1990) oder progredienten Verlauf (Durham und Allan 1993).

> Die ICD-10 verlangt als Zeitkriterium ein Vorhandensein der Symptome von mindestens sechs Monaten.

Eine andere psychiatrische Erkrankung, die Auswirkung des Gebrauchs anderer psychotroper Substanzen oder eine somatische Erkrankung (z.B. Thyreotoxikose) sollten nicht primärer Anlass der Angst sein, wenngleich komorbide psychische Störungen diagnostiziert werden können. Hierunter fallen in erster Linie andere Angstörungen wie Phobien, Panikstörungen oder auch die hypochondrische Störung. Nicht selten wird die Angstsymptomatik auch von leichten bis mittelgradigen depressiven Symptomen begleitet. Diese erreichen oft ein deutlich geringeres Ausmaß als bei anderen Angststörungen, z.B. der Panikstörung.

In der Tab. 3.1 finden sich verkürzt die ICD-10-Kriterien der GAD.

A	Ein Zeitraum von mindestens sechs Monaten mit vorherrschender Anspannung, Besorgnis und Befürchtungen in Bezug auf alltägliche Ereignisse und Probleme.
B	Mindestens vier Symptome der unten angegebenen Liste, davon obligat eins von den Symptomen 1. bis 4.:
Vegetative Symptome	
1.	Palpitationen, Herzklopfen oder erhöhte Herzfrequenz
2.	Schweißausbrüche
3.	Tremor
4.	Mundtrockenheit (nicht infolge Medikation oder Exsikkose)

Symptome, die Thorax und Abdomen betreffen	
5.	Atembeschwerden
6.	Beklemmungsgefühl
7.	Thoraxschmerzen und -missempfindungen
8.	Nausea/abdominelle Missempfindungen
Psychische Symptome	
9.	Gefühl von Schwindel, Unsicherheit, Schwäche und Benommenheit
10.	Derealisation oder Depersonalisation
11.	Kontrollverlustängste
12.	Angst zu sterben
Allgemeine Symptome	
13.	Hitzegefühle/Kälteschauer
14.	Gefühllosigkeit/Kribbelgefühle
Symptome der Anspannung	
15.	Muskelverspannung, akute oder chronische Schmerzen
16.	Ruhelosigkeit und Unfähigkeit zum Entspannen
17.	Gefühle von Aufgedrehtsein, Nervosität und psychischer Anspannung
18.	Globusgefühl oder Schluckbeschwerden
Andere unspezifische Symptome	
19.	Übertriebene Reaktion auf kleine Überraschungen/Erschrecktwerden
20.	Konzentrationsstörungen
21.	Reizbarkeit
22.	Einschlafstörungen
C.	Auschluss einer Panikstörung, phobischen Störung, Zwangsstörung oder hypochondrischen Störung
D.	Ausschluss weiterer Störungen

Tab. 3.1: ICD-10-Kriterien der GAD (verkürzt dargestellt).

3.1.1.1. Der Weg zur Diagnose einer GAD

Angst hat primär keinen Krankheitswert und gehört zu den häufigsten Beschwerden in der medizinischen Primärversorgung. In vielen Fällen sind ängstliche Erregung, Unruhe und Anspannung auf Sorgen und Befürchtungen, die mit gesundheitlichen Problemen oder Schwierigkeiten, die sich aus der Lebenssituation ergeben, erklärbar und stellt somit ein normalpsychologisches Phänomen dar. Erst bei Erreichen eines bestimmten kritischen Ausmaßes oder falls Angst nicht auf nachvollziehbare Gründe zurückzuführen ist, kommt der Symptomatik Krankheitswert zu. So sollte die gezielte Abklärung einer Angststörung dann erwogen werden, wenn Intensität, Häufigkeit und Dauer der ängstlichen Beschwerden nur schwer erklärbar oder gänzlich unangemessen erscheinen.

• Labor	Blutbild, Mineralien, Leberwerte, Blutzucker, Schilddrüsenparameter und Drogenscreening
• EKG	
• EEG*	
• (CCT, MRT)*	

Tab. 3.2: Basisdiagnostik bei Angstsyndromen.
* bei pathologischen neurologischen Befunden

Die Exploration ist das wichtigste Verfahren der diagnostischen Zuordnung von Angststörungen. Für spezielle (meist wissenschaftliche) Fragestellungen steht darüber hinaus eine Reihe weiterer Messinstrumente zur Verfügung (Beispiele in Tab. 3.3).

Das Vorliegen der o.g. phänomenologischen Voraussetzungen macht ferner den Ausschluss einer Reihe somatischer und psychiatrischer Differenzialdiagnosen, die ebenfalls mit Angstsyndromen einhergehen können, erforderlich.

Zu den körperlichen Erkrankungen, die mit Angstsyndromen einhergehen können, zählen unter anderem (Angenendt et al., 1999):

- Endokrine Störungen
  - Schilddrüsenüberfunktion und -unterfunktion
  - Karzinoidsyndrome
  - Phäochromozytome
  - Hypercortisolismus
  - Hyperparathyreoidismus

Selbstbeurteilung	• Symptom-Checkliste (SCL-90-R), Derogatis et al. 1976
Fremdbeurteilung	• Clinical Anxiety Scale (CAS), Snaith et al. 1982 • Hamilton Anxiety Scale, Hamilton 1959
Kategoriale Beurteilung	• Strukturiertes Klinisches Interview für DSM-IV (SKID), Wittchen et al. 1991 • Schedules for the Clinical Assessment in Neuropsychiatry (SCAN), van Gülick-Baileret al. 1994 • Diagnostisches Interview für Psychische Störungen (DIPS), Margraf et al. 1994

Tab. 3.3: Beispiele für Messinstrumente zur Beurteilung von Symptomatik und Verlauf der GAD. Deutsche Versionen: CIPS, 1996.

- Metabolische Störungen
  - Hypoglykämie
  - Hypokaliämie
- Kardiale Erkrankungen
  - Herzinsuffizienz
  - Myokardinfarkt
  - Herzrhythmusstörungen
  - Postkardiotomiesyndrom
- ZNS-Erkrankungen
  - Formen der Epilepsie
  - AIDS
  - Multiple Sklerose
  - Neurodegenerative ZNS-Erkrankungen
  - zerebrale Vaskulitiden und M. Wilson
- Pulmonale Erkrankungen
  - Asthma bronchiale
  - chron. obstruktive Lungenerkrankungen
  - Pneumothorax
  - Lungenembolien
  - Lungenödeme

Eine weitere differenzialdiagnostisch wichtige Ursache von Angstsymptomatik ist der schädliche Gebrauch oder eine Abhängigkeit von psychotropen Substanzen. Hierunter fallen eine Reihe von Stoffen, die unten angeführt sind und deren Missbrauch oder Abhängigkeit als mögliche Ursache ausgeschlossen werden muss. In diesem Zusammenhang sollte allerdings berücksichtigt werden, dass einige Substanzen zur Entlastung bei primär bestehenden Ängsten gebraucht werden und umgekehrt der Gebrauch oder die Unterbrechung derselben Substanzen Ängste verursachen kann:

1. Alkohol
2. Benzodiazepine
3. Amphetamine
4. Kokain
5. Cannabis
6. Designerdrogen
7. Koffein

Während die diagnostische Abgrenzung schizophrener Psychosen, die mit Angstsyndromen einhergehen können, zumeist keine Schwierigkeiten bereitet, kann die Differenzialdiagnose einer depressiven Störung manchmal nur aus dem Verlauf entschieden werden. Entscheidend ist in diesem Zusammenhang, ob die Angstsymptome oder die depressive Symptomatik primär vorhanden waren und wie sich die Angstsymptomatik nach Abklingen der depressiven Symptome verändert.

Nach Ausschluss eines sekundären Angstsyndroms erfordert die Diagnose einer GAD den Ausschluss einer Panikstörung, einer phobischen oder hypochondrischen Störung.

Die Differenzialdiagnostik innerhalb der primären Angststörungen erfolgt phänomenologisch und durch ihre jeweiligen Verlaufsmerkmale. Wie bereits in der einführenden Beschreibung der GAD dargelegt, sollte festgestellt werden, ob die Angstsymptomatik situativ nicht umschrieben ist und mit übermäßigen Sorgen und Befürchtungen einhergeht. Wichtig ist auch die Beachtung der Kriterien erhöhte Anspannung oder Erregung und Nervosität.

Die GAD unterscheidet sich von der Panikstörung durch das Fehlen jener für die Panikstörung charakteristischen, teilweise unerwarteten Angstattacken.

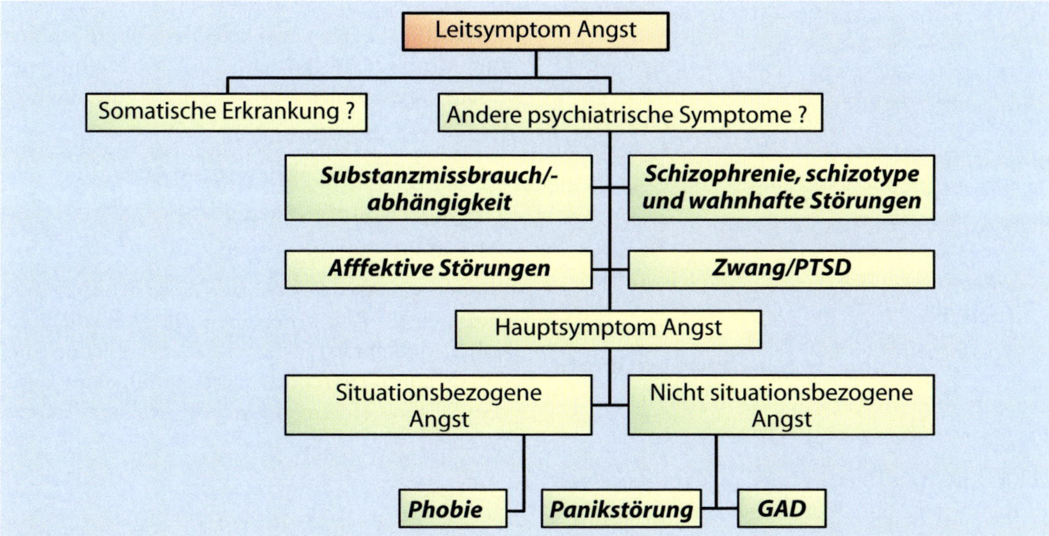

Abb. 3.1: Diagnostischer Entscheidungsweg bei der GAD (modifiziert nach Volz & Stieglitz 1999)

Phobien sind - anders als die frei flottierenden Ängste der GAD - auf spezielle Situationen bezogen und oft mit differenzierten Vermeidungsstrategien verbunden. Hypochondrische Störungen weisen, bezogen auf Krankheitsbefürchtungen und bezogen auf körperliche Beschwerden, eine gewisse Überlappung mit der GAD auf. Im Gegensatz zur GAD sind bei der hypochondrischen Störung auf die eigene Gesundheit bezogene Befürchtungen der wichtigste Gegenstand der Angst. Die Abgrenzung gelingt durch eine genaue Exploration der angstbesetzten Gedanken. Zum entfernteren Kreis der Differenzialdiagnosen innerhalb der Angststörungen werden ferner auch die Zwangsstörungen und posttraumatischen Belastungsstörungen gerechnet.

3.1.1.2. Komorbidität und Komplikationen der GAD

Auf dem Weg zur Diagnose einer GAD muss eine Reihe somatischer und psychiatrischer Erkrankungen differenzialdiagnostisch berücksichtigt werden. Zusätzliche Diagnosen werden gestellt, wenn nicht alle Symptome durch die GAD oder ihre Differenzialdiagnosen zu erklären sind. In diesen Fällen spricht man von Komorbidität. Dieser Begriff wurde in der psychiatrischen Diagnostik zeitweise weiter gefasst, um beispielsweise psychosozialen und somatischen Faktoren Rechnung zu tragen. Im Sinne der ICD-10 ist er enger gefasst und beschreibt eine Assoziation verschiedener psychischer Störungen (Bronisch, 1995). Wenn körperliche Erkrankungen ursächlich für die Angstsymptomatik sind, gelten sie als Differenzialdiagnosen.

Bei der Beurteilung von Komorbiditätstudien zur GAD muss beachtet werden, dass aufgrund unterschiedlicher Diagnoseschlüssel (z.B. DSM-III und DSM-III-R), verschiedener Messinstrumente und einer variablen Wahl des Zeitfensters Unterschiede in den Ergebnissen entstehen. Dennoch ist die Komorbidität bei der GAD relativ hoch und erreicht bis zu 90 % (Wittchen et al., 1994). Innerhalb der Angststörungen treten mit abnehmender Häufigkeit einfache Phobien, soziale Phobien, Panikstörungen und Zwangsstörungen gemeinsam mit der GAD auf (Barlow et al., 1986; Brawman-Mintzer et al., 1993; De Ruiter et al., 1989; Di Nardo et al., 1990; Sanderson et al., 1990; Brown et al., 1993).

Eine hohe Komorbidität besteht ferner zwischen der GAD und dem Auftreten einer Dysthymie oder einer Major Depression (Judd et al., 1998). Andererseits scheinen komorbide Störungen wie eine Major Depression den Verlauf einer GAD nicht wesentlich zu verändern (Hunt et al., 2002).

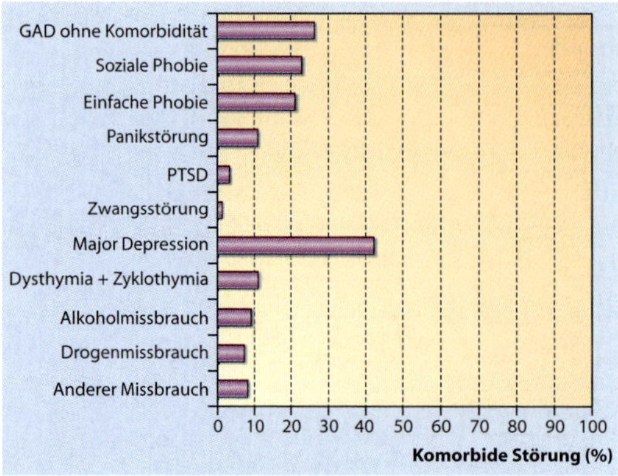

Abb. 3.2: Komorbide Diagnosen der GAD in Prozent (Brawman-Mintzer et al., 1993).

Abhängigkeit als Ursache und Folge von Angstsyndromen wurde oben bereits genannt. Speziell für die GAD wird ein erhöhtes Abhängigkeitsrisiko für psychotrope Substanzen wie beispielsweise Alkohol und Benzodiazepine angenommen (Buller und Winter 1995), wobei das Risiko, sekundär im Verlauf einer Substanzabhängigkeit eine GAD zu entwickeln, möglicherweise höher ist als umgekehrt.

Die Beziehung der GAD zu Persönlichkeitsfaktoren und Persönlichkeitsstörungen ist derzeit noch weitgehend ungeklärt (Bronisch 1995). Als Ursachen werden neben konzeptionellen Unklarheiten (z.B. Konzept der ängstlichen Persönlichkeit) die sehr geringe Anzahl empirischer Befunde genannt. Im Langzeitverlauf der GAD wurde ein gehäuftes Auftreten zwanghafter Persönlichkeitszüge beschrieben (Mancuso et al., 1993), wobei die Kausalität der Komorbidität derzeit noch unbeantwortet ist.

Jede komorbide Störung kompliziert unabhängig von der ursächlichen Zuordnung den Verlauf einer GAD. Es ist anzunehmen, dass damit sowohl Implikationen für therapeutische Möglichkeiten als auch für die Prognose (einschließlich Mortalitätsrisiko) verbunden sind.

Gegenwärtig ist die Datenlage zum Mortalitätsrisiko bzw. Suizidrisiko der GAD ohne komorbide Störungen noch inkonsistent. Während einige Autoren mit einem erhöhten Suizidrisiko rechnen, konnte eine Studie, die verschiedene Angststörungen unter dem Gesichtspunkt von Suizidgedanken und Suizidversuchen untersucht hat, kein erhöhtes Suizidrisiko feststellen (Wolfersdorf und Straub 1995; Sareen et al., 2005). Größere Studien zum Mortalitätsrisiko der GAD in Verbindung mit einem komorbiden Vorhandensein von

1. anderen Angststörungen,
2. Substanzabhängigkeit oder -missbrauch,
3. affektiven Störungen und
4. Persönlichkeitsstörungen

liegen gegenwärtig nicht vor. Da bei den einzelnen Entitäten für sich genommen unterschiedlich erhöhte Mortalitätsrisiken bestehen, ist jedoch bei einem komplizierenden Verlauf mit einer GAD ebenfalls mit einem erhöhten Mortalitätsrisiko zu rechnen.

Literatur

Angenendt J, Frommberger U, Trabert W, Stiglmayr C, Berger M (1999). Angststörungen. In Berger M (Ed). Psychiatrie und Psychotherapie. Urban und Schwarzenberg: 567-619.

Barlow DH, DiNardo PA, Vermilyea BB, Vermilyea JA, Blanchard EB (1986). Co-morbidity and depression among the anxiety disorders: issues in diagnosis and classification. J Nerv Ment Dis 174: 63-72.

Brawman-Mintzer O, Lydiard B, Emmanuel N, Payeur R, Johnson M, Roberts J, Jarrell MP, Ballenger JC (1993). Psychiatric comorbidity in patients with generalized anxiety disorders. Am J Psychiatry 150:8 1216-18.

Bronisch T (1995). Persönlichkeitsaspekte bei Angsterkrankungen. In Kasper S, Möller HJ (Eds). Angst- und Panikerkrankungen. Gustaf Fischer Verlag, Jena, Stuttgart: 52-60.

Brown TA, Moras K, Zinbarg RE, Barlow DH (1993). Diagnostic and symptom distinguishability of generalized anxiety disorder and obsessive- compulsive disorder. Behav Ther 24: 227-240.

Brown TA, Barlow DH (1992) Comorbidity among anxiety disorders: implications for treatment and DSM-IV. J Consult Clin Psychol 60: 835-44.

Buller R, Winter P (1995). Alkohol- und Medikamentenmissbrauch bei Angsterkrankungen, in Angst- und Panikerkrankungen. Edt. Kasper S, Möller HJ, Gustaf Fischer Verlag, Jena, Stuttgart.

CIPS (1996) Collegium Internationale Psychiatriae Scalarum - Internationale Skalen für Psychiatrie. Göttingen, Hogrefe.

De Ruiter C, Rijken H, Garsen B, Van Schaik A, Kraaimaat F (1989). Comorbidity among the anxiety disorders. J Anxiety Disorders 3: 57-68.

Derogatis LR, Lipman RS, Covi L (1976). Self report symptom inventory. In Guy E (Rev Ed) ECDEU Assessment Manual for Psychopharmacology. Rockville, Maryland: 313-331.

Di Nardo PA, Barlow DH (1990). Syndrom and symptom comorbidity in the anxiety disorders. In Maser JD, Cloninger Cr (Eds). Comorbidity of Mood and Anxiety Disorders. Washington, DC, American Psychiatric Press.

Durham RC, Allan T (1993). Psychological treatment of generalized anxiety disorder. A review of the clinical significance of results in outcome studies since 1980. Br J Psychiatry 163: 19-26.

Gülick-Bailer van M, Maurer K, Häfner H, WHO (1994). Schedule for Clinical Assessment. In Huber (Ed). Bern, Göttingen, Toronto etc.

Hamilton, M (1959). The assessment of anxiety states by rating. Brit J Med Psychol 32: 50-55.

Hunt CJ (2002). The current status of the diagnostic validity and treatment of generalized anxiety disorder. Current Opinion in Psychiatry 15: 157-62.

Judd LI, Kessler RC, Paulus MB (1998). Comorbidity as a fundamental feature of generalized anxiety disorders: Results from the National Comorbidity Survey. Acta Psychiatrica Scandinavica. Supplementum 393: 6-11.

Mancuso DM, Townsend MH, Mercante (1993). Long term follow-up of generalized anxiety disorder. Compr Psychiatry 34: 441-446.

Margraf J, Schneider S, Ehlers A (1994) Diagnostisches Interview bei psychischen Störungen (DIPS), Springer, Berlin.

Noyes R, Reich J, Christiansen J, Suelzer M, Pfohl B, Coryll WA (1990). Outcome of panic disorder. Relationship to diagnostic subtypes and comorbidity. Arch Gen Psychiatry 51: 24-30.

Sanderson WC, Beck AT, Beck J (1990). Syndrome comorbidity in patients with major depression or dysthymia: prevalence and temporal relationships. Am J Psychiatry 147: 1025-28.

Sareen J, Houlahan T, Cox BJ, Asmundson GJ (2005). Anxiety disorders associated with suicidal ideation and suicide attempts in the National Comorbidity Survey. J Nerv Ment Dis.;193:450-4.

Snaith RP, Baugh SJ, Clayden AD, Husain A, Sipple MA (1982). The clinical anxiety scale: An instrument derived from the Hamilton Anxiety Scale. Brit J Psychiat 141: 518-23.

Volz HP, Stieglitz RD (1999). Praxisratgeber Angststörungen. Uni-Med Verlag AG, Berlin: 12-31.

Wittchen HU, Zaudig M, Schramm E, Spengler P, Mombour W, Klug J, Horn R (1991). Strukturiertes Klinisches Interview für DSM-III-R (SKID). Beltz, Weinheim.

Wittchen HU, Zhao S, Kessler RC, Eaton WW (1994). DSM-III-R generalized anxiety disorder in the national comorbidity survey. Archives of General Psychiatry 51: 355-64.

Wolfersdorf M, Straub M (1995). Suizidalität bei Angsterkrankungen. In Kasper S, Möller HJ (Eds). Angst- und Panikerkrankungen. Gustaf Fischer Verlag, Jena, Stuttgart: 77-96.

Yonkers KA, Warshaw MG, Massion AO, Keller MB (1996). Phenomenology and course of generalized anxiety disorder. British Journal of Psychiatry 168:308-13.

3.1.2. Hypothesen zur Ätiologie

(B. Bandelow, A. Broocks)

Im Gegensatz zur Panikstörung (☞ Kap. 2.) sind mögliche kausale Faktoren bei der generalisierten Angststörung (generalised anxiety disorder = GAD) bisher noch nicht ausführlich untersucht worden. Wie bei anderen Angststörungen werden traumatische Lebenserfahrungen, Fehlkonditionierungen, genetische Einflüsse und neurobiologische Dysfunktionen als mögliche ätiologische Faktoren diskutiert.

3.1.2.1. Traumatische Lebensereignisse

Trotz der weitverbreiteten Annahme, dass Angststörungen vorwiegend durch traumatische Lebensereignisse vorwiegend in den ersten Kinderjahren hervorgerufen werden, sind Patienten mit GAD daraufhin nicht systematisch untersucht worden.

Tennant et al. (1982) untersuchten den Einfluss von Trennungserlebnissen auf Angststörungen allgemein, ohne nach den heutigen Kriterien zwischen den einzelnen Angststörungen zu differenzieren. Trennungserlebnisse in den ersten 5-15 Lebensjahren hatten einen Einfluss auf die Entwicklung von Angststörungen, nicht jedoch Ereignisse in den ersten 5 Lebensjahren.

Nicht nur traumatischen Lebenserfahrungen in der Kindheit, sondern auch aktuelle "life events" in den Monaten vor dem Auftreten der Krankheitssymptome wurde ein auslösender Faktor zugeschrieben. In einer Bevölkerungsumfrage wurden Personen mit generalisierter Angst identifiziert. Diese Personen waren also nicht unbedingt wegen ihrer Symptome in Behandlung. Hier stellte sich heraus, dass von den Patienten mit generalisierter Angst signifikant mehr relevante, unerwartete, negative Lebensereignisse in den letzten 12 Monaten vor der Umfrage berichtet wurden als von gesunden Kontrollpersonen (Blazer et al., 1987).

3.1.2.2. Fehlkognitionen

Die Sorgen von Patienten mit GAD sind zwar nicht abwegig oder unrealistisch (wie bei manchen Phobien) - dieselben Sorgen können Gesunde auch beschäftigen - sie sind aber übertrieben und werden als unkontrollierbar empfunden. Fehlkognitionen im Sinne einer Fehlbewertung möglicherweise drohender Ereignisse werden ätiologisch als bedeutsam angesehen.

3.1.2.3. Familien- und Zwillingsstudien

Die GAD tritt in Familien gehäuft auf. Noyes et al. (1987) untersuchten 20 Probanden mit GAD und fanden bei den 123 Verwandten ersten Grades 19,5 % Personen, die auch die GAD-Definition erfüllten, - im Gegensatz zu 3,5 % bei 113 Verwandten von gesunden Kontrollpersonen.

Die Ergebnisse von Zwillingsstudien sind inkonsistent. Skre et al. (1993) untersuchten 20 monozygote und 29 dizygote Zwillinge mit GAD und fanden nur für Patienten, bei denen anamnestisch nicht nur eine GAD, sondern auch gleichzeitig eine affektive Störung bekannt war, einen Beweis für die Erblichkeit. Torgersen (1983) fand für monozygote Zwillinge eine Konkordanzrate von 0 % und für dizygote von 5 %. Auch Andrews et al. (1990) fanden zwischen mono- und dizygoten Zwillingen keine signifikanten Unterschiede in den Konkordanzraten. Kendler et al. (1995) untersuchten in einer großen Studie ("Virginia-Studie") 1033 weibliche Zwillingspaare und berechneten einen signifikanten, aber nicht sehr ausgeprägten Erbfaktor von 30 % für die GAD (zum Vergleich: 70 % bei Depressionen). In einer schwedischen Studie wurden 1802 Zwillingspaare untersucht. In dieser Studie wurde die Erblichkeit der GAD auf 49.0 % geschätzt. Es wurde eine hohe genetische Korrelation zwischen GAD und Depression gefunden (Roy et al., 1995).

> Zusammenfassend kann man von einem zumindestens moderaten Erbfaktor bei der GAD ausgehen.

3.1.2.4. Neurobiologische Hypothesen

Serotonerges System

> Die Wirksamkeit von Medikamenten, die die Serotoninneurotransmission verbessern (wie z.B. die trizyklischen Antidepressiva, Serotonin-Wiederaufnahme-Hemmer oder Buspiron), führte zu Überlegungen, dass eine Störung zentraler Serotoninsysteme für die Angststörung verantwortlich sei.

Im Liquor von GAD-Patienten wurden verminderte Serotoninspiegel gefunden (☞ Brawman-Mintzer und Lydiard, 1997). Die Bindung des Serotonin-Wiederaufnahme-Hemmers 3H-Paroxetin in Thrombozyten war bei GAD-Patienten reduziert (Iny et al., 1994). M-CPP (m-Chlorophenylpiperazin), ein Serotoninrezeptoragonist, kann bei GAD-Patienten stärkere Angst auslösen als bei gesunden Kontrollen (Germine et al., 1992).

Adrenerges System

Mathew et al. (1980) fanden bei GAD-Patienten im Vergleich zu gesunden Kontrollpersonen erhöhte Spiegel der Katecholamine Adrenalin und Noradrenalin im Blut, konnten dies später aber nicht replizieren (Mathew et al., 1982). Munjack et al. (1990) konnten keine Unterschiede der Basalwerte von Adrenalin und Noradrenalin zwischen GAD-Patienten und Kontrollen feststellen. Auch die Spiegel der Katecholamin-Abbau-Enzyme, wie z.B. Monoaminoxidase, unterschieden sich bei GAD-Patienten nicht von gesunden Personen.

Adrenerge Funktionen können durch die Gabe von Clonidin oder Yohimbin untersucht werden. Bei GAD-Patienten ist die Wachstumshormon-Response auf die Gabe von Clonidin abgeschwächt - ein Hinweis für eine verminderte Sensitivität der α_2-Rezeptoren (Abelson et al., 1991). Auch eine Verminderung der α_2-Adrenozeptor-Bindungsstellen wurde gefunden (Cameron et al., 1990; Sevy et al., 1989).

Nach Yohimbingabe kam es allerdings bei GAD-Patienten und Kontrollen nicht zu unterschiedlichen Reaktionen der folgenden untersuchten Parameter: Blutdruck, Herzfrequenz, Cortisol-Plasmaspiegel sowie Angstgefühle (Charney et al., 1989). Es kam jedoch zu einem abgeschwächten MHPG-Anstieg; ein Hinweis für eine präsynaptische α_2-Rezeptor-Hyposensitivität.

Hypothalamus-Hypophysen-Nebennierenrinden-Achse (HPA-Achse)

Die basalen Cortisol-Plasmawerte sind bei GAD-Patienten nicht erhöht (Rosenbaum et al., 1983). Fossey et al. (1996) untersuchten CRF (Corticotropin releasing factor) im Liquor und fanden keine Unterschiede zwischen Patienten mit GAD, Zwangsstörung, Panikstörung und normalen Kontrollen. Der Dexamethason-Suppressionstest, auf den einmal große Hoffnungen hinsichtlich seiner Verwendung als spezifischer Marker für Depressionen gesetzt wurden, ist auch bei GAD-Patienten verändert: Avery et al. (1985) fanden eine Nonsuppressionsrate von 38 % bei GAD-Patienten. Dies unterschied sich nicht signifikant von depressiven Patienten (13 %). Tiller et al. (1988) fanden eine Nonsuppressionsrate von 27 %.

Provokationsmethoden

Mit Laktat, CO_2 und Cholezystokinin können bei Panikpatienten Attacken provoziert werden. Bei Patienten mit GAD, die niemals Panikattacken hatten, kam es nach Laktatinfusion seltener zu Panikattacken (11 %) als bei Panikpatienten (41 %); allerdings berichteten die GAD-Patienten häufiger über Angstgefühle als normale Personen (Cowley et al., 1988). Nach CO_2-Inhalation erlitten Patienten mit GAD - im Gegensatz zu Panikpatienten - keine Panikattacken (Gorman et al., 1988; Holt und Andrews, 1989; Verburg et al., 1995). Cholezystokinin (CCK) ist ein im Gehirn weit verbreiteter Peptid-Neurotransmitter, der mit Angststörungen in Verbindung gebracht worden ist. Die intravenöse Gabe des CCK_B-Agonisten Pentagastrin kann bei GAD-Patienten - wie auch bei Panikpatienten - Panikattacken auslösen (☞ Brawman-Mintzer und Lydiard, 1997).

GABA-Benzodiazepin-Rezeptor-Bindungsstelle

Benzodiazepine werden bei GAD häufig therapeutisch eingesetzt; daher wurde überlegt, ob pathologische Veränderungen der Benzodiazepinrezeptoren die Störung verursachen können.

Weizman et al. (1987) fanden eine Verminderung der Benzodiazepinrezeptor-Bindungsstellen auf den Thrombozyten, die sich nach chronischer Diazepambehandlung normalisierte. Ferrarese et al. (1990) beobachteten bei GAD-Patienten eine Verminderung der Benzodiazepinrezeptoren in den Lymphozyten im Vergleich zu gesunden Kontrollen. Nach Diazepambehandlung erreichte die Anzahl der Rezeptoren wieder Normalwerte. Auch Rocca et al. (1991) berichten ähnliche Ergebnisse. Roy-Byrne et al. (1990) fanden Hinweise für eine Veränderung der zentralen Benzodiazepinrezeptoren, gemessen durch eine reduzierte Sensitivität der sakkadischen Blickfolgebewegungen.

Bildgebende Verfahren

Die Messung des zerebralen Blutflusses mit der Xenon-Inhalationstechnik ergab unter Ruhebedingungen keine Unterschiede zwischen GAD-Patienten und Kontrollpersonen; es konnte aber eine signifikante negative Korrelation zwischen Angst und Blutfluss in den meisten Hirnregionen gemessen werden (Mathews und Wilson, 1987). Wu et al. (1991) untersuchten GAD-Patienten mit PET: Unter Ruhebedingungen wurden in bestimmten Hirnregionen (Okzipital-, Temporal-, Frontallappen und Kleinhirn) ein stärkerer Metabolismus gemessen, dagegen ein geringerer Blutfluss in den Basalganglien und anderen Regionen. Bei einer Angst aktivierenden Aufgabe kam es zu einem Anstieg in den Basalganglien und im rechten Parietallappen. Nach dreiwöchiger Benzodiazepingabe kam es zu einer Abnahme des Blutflusses in bestimmten Regionen, ohne dass allerdings eine Normalisierung der vorher gemessenen Blutfluss-Veränderungen eintrat.

3.1.2.5. Schlussfolgerungen

Wie auch bei anderen Angststörungen scheint ein Zusammenspiel verschiedener Faktoren die Entstehung der generalisierten Angststörung zu bedingen (Diathese-Stress-Modell; ☞ Tab. 3.4).

Mögliche mitverursachende oder auslösende Faktoren können psychische Traumata, z.B. Trennungserlebnisse in der (späteren) Kindheit oder belastende Lebensereignisse in den Monaten vor dem Ausbruch der ersten Krankheitssymptome sein. Ein zumindestens moderater Erbfaktor scheint zu bestehen. Obwohl die vorliegenden Befunde noch vorläufigen Charakter haben und durch weitere Untersuchungen ergänzt werden müssen, scheinen neurobiologische Faktoren eine Rolle zu spielen, wie man aus Vergleichen biologischer Parameter von GAD-Patienten und Normalpersonen sowie aus der Wirksamkeit bestimmter Medikamente schließen kann.

Ätiologische Faktoren	Hinweise
Genetische Faktoren	• nach Familien- und Zwillingsstudien zumindestens moderate Erblichkeit anzunehmen
Psychosoziale Belastungsfaktoren	• Auslösung durch traumatische Ereignisse in der Kindheit nicht ausreichend untersucht • aktuelle emotional belastende Ereignisse können Krankheitsepisoden auslösen
Neurobiologische Faktoren	• Unterschiede neurobiologischer Parameter zwischen GAD-Patienten und gesunden Kontrollpersonen sowie die Wirksamkeit bestimmter Medikamente (z.B. Antidepressiva) lassen auf die Beteiligung neurobiologischer Faktoren schließen (z.B. serotonerge oder noradrenerge Dysfunktionen)

Tab. 3.4: Überblick: Mögliche ätiologische Faktoren bei generalisierter Angststörung.

Literatur

Abelson, J.L., Glitz, D., Cameron, O.G., Lee, M.A., Bronzo, M., Curtis, G.C. (1991). Blunted growth hormone response to clonidine in patients with generalized anxiety disorder. Arch Gen Psychiatry 48: 157-62.

Andrews, G., Stewart, G., Allen, R., Henderson, A.S. (1990). The genetics of six neurotic disorders: a twin study. J Affect Disord 19: 23-9.

Avery, D.H., Osgood, T.B., Ishiki, D.M., Wilson, L.G., Kenny, M., Dunner, D.L. (1985). The DST in psychiatric outpatients with generalized anxiety disorder, panic disorder, or primary affective disorder. Am J Psychiatry 142: 844-8.

Blazer, D., Hughes, D., George, L.K. (1987). Stressful life events and the onset of a generalized anxiety syndrome. Am J Psychiatry 144: 1178-83.

Brawman-Mintzer, O., Lydiard, R.B. (1997). Biological basis of generalized anxiety disorder. J Clin Psychiatry 58: 16-25; discussion 26.

Cameron, O.G., Smith, C.B., Lee, M.A., Hollingsworth, P.J., Hill, E.M., Curtis, G.C. (1990). Adrenergic status in anxiety disorders: platelet alpha 2-adrenergic receptor binding, blood pressure, pulse, and plasma catecholamines in panic and generalized anxiety disorder patients and in normal subjects. Biol Psychiatry 28: 3-20.

Charney, D.S., Woods, S.W., Heninger, G.R. (1989). Noradrenergic function in generalized anxiety disorder: effects of yohimbine in healthy subjects and patients with generalized anxiety disorder. Psychiatry Res 27: 173-82.

Cowley, D.S., Dager, S.R., McClellan, J., Roy-Byrne, P.P., Dunner, D.L. (1988). Response to lactate infusion in generalized anxiety disorder. Biol Psychiatry 24: 409-14.

Ferrarese, C., Appollonio, I., Frigo, M., Perego, M., Piolti, R., Trabucchi, M., Frattola, L. (1990). Decreased density of benzodiazepine receptors in lymphocytes of anxious patients: reversal after chronic diazepam treatment. Acta Psychiatr Scand 82: 169-73.

Fossey, M.D., Lydiard, R.B., Ballenger, J.C., Laraia, M.T., Bissette, G., Nemeroff, C.B. (1996). Cerebrospinal fluid corticotropin-releasing factor concentrations in patients with anxiety disorders and normal comparison subjects. Biol-Psychiatry 39: 703-7.

Germine, M., Goddard, A.W., Woods, S.W., Charney, D.S., Heninger, G.R. (1992). Anger and anxiety responses to m-chlorophenylpiperazine in generalized anxiety disorder. Biol Psychiatry 32: 457-61.

Gorman, J.M., Fyer, M.R., Goetz, R., Askanazi, J., Liebowitz, M.R., Fyer, A.J., Kinney, J., Klein, D.F. (1988). Ventilatory physiology of patients with panic disorder. Arch Gen Psychiatry 45: 31-9.

Holt, P.E., Andrews, G. (1989). Provocation of panic: three elements of the panic reaction in four anxiety disorders. Behav Res Ther 27: 253-61.

Iny, L.J., Pecknold, J., Suranyi Cadotte, B.E., Bernier, B., Luthe, L., Nair, N.P., Meaney, M.J. (1994). Studies of a neurochemical link between depression, anxiety, and stress from (3H)imipramine and (3H)paroxetine binding on human platelets. Biol Psychiatry 36: 281-91.

Kendler, K.S., Walters, E.E., Neale, M.C., Kessler, R.C., Heath, A.C., Eaves, L.J. (1995). The structure of the genetic and environmental risk factors for six major psychiatric disorders in women. Phobia, generalized anxiety disorder, panic disorder, bulimia, major depression, and alcoholism. Arch Gen Psychiatry 52: 374-83.

Mathew, R.J., Ho, B.T., Francis, D.J., Taylor, D.L., Weinman, M.L. (1982). Catecholamines and anxiety. Acta Psychiatr Scand 65: 142-7.

Mathew, R.J., Ho, B.T., Kralik, P., Taylor, D., Semchuk, K., Weinman, M., Claghorn, J.L. (1980). Catechol-O-methyltransferase and catecholamines in anxiety and relaxation. Psychiatry Res 3: 85-91.

Mathews, A.M., Wilson, W.H. (1987). Cerebral blood flow changes. Psychiatry Res 23: 285-294.

Munjack, D.J., Baltazar, P.L., DeQuattro, V., et al. (1990). Generalized anxiety disorder: some biochemical aspects. Psychiatry Res 32: 35-43.

Noyes, R., Jr., Clarkson, C., Crowe, R.R., Yates, W.R., McChesney, C.M. (1987). A family study of generalized anxiety disorder. Am J Psychiatry 144: 1019-24.

Rocca, P., Ferrero, P., Gualerzi, A., Zanalda, E., Maina, G., Bergamasco, B., Ravizza, L. (1991). Peripheral-type benzodiazepine receptors in anxiety disorders. Acta Psychiatr Scand 84: 537-44.

Rosenbaum, A.H., Schatzberg, A.F., Jost, F.A.d., Cross, P.D., Wells, L.A., Jiang, N.S., Maruta, T. (1983). Urinary free cortisol levels in anxiety. Psychosomatics 24: 835-7.

Roy, M.A., Neale, M.C., Pedersen, N.L., Mathe, A.A., Kendler, K.S. (1995). A twin study of generalized anxiety disorder and major depression. Psychol Med 25: 1037-49.

Roy-Byrne, P.P., Cowley, D.S., Greenblatt, D.J., Shader, R.I., Hommer, D. (1990). Reduced benzodiazepine sensitivity in panic disorder. Arch Gen Psychiatry 47: 534-8.

Sevy, S., Papadimitriou, G.N., Surmont, D.W., Goldman, S., Mendlewicz, J. (1989). Noradrenergic function in generalized anxiety disorder, major depressive disorder, and healthy subjects. Biol Psychiatry 25: 141-52.

Skre, I., Onstad, S., Torgersen, S., Lygren, S., Kringlen, E. (1993). A twin study of DSM-III-R anxiety disorders. Acta Psychiatr Scand 88: 85-92.

Tennant, C., Hurry, J., Bebbington, P. (1982). The relation of childhood separation experiences to adult depressive and anxiety states. Br J Psychiat 141: 475-82.

Tiller, J.W., Biddle, N., Maguire, K.P., Davies, B.M. (1988). The dexamethasone suppression test and plasma dexamethasone in generalized anxiety disorder. Biol Psychiatry 23: 261-70.

Torgersen, S. (1983). Genetic factors in anxiety disorders. Arch Gen Psychiatry 40: 1085-9.

Verburg, K., Griez, E., Meijer, J., Pols, H. (1995). Discrimination between panic disorder and generalized anxiety disorder by 35 % carbon dioxide challenge. Am J Psychiatry 152: 1081-3.

Weizman, R., Tanne, Z., Granek, M., Karp, L., Golomb, M., Tyano, S., Gavish, M. (1987). Peripheral benzodiazepine binding sites on platelet membranes are increased during diazepam treatment of anxious patients. Eur J Pharmacol 138: 289-92.

Wu, J., Buchsbaum, M., Hershey, T., Hazlett, E., Sciotte, N., Johnson, J. (1991). PET in generalized anxiety disorder. Biol Psychiat 29: 1181-99.

3.2. Therapie der generalisierten Angststörung

3.2.1. Kognitive Verhaltenstherapie

(E. Becker, J. Margraf)

3.2.1.1. Einleitung

Patienten mit einer Generalisierten Angststörung (generalised anxiety disorder = GAD) leiden unter chronischer, anhaltender Angst, in deren Mittelpunkt ausgeprägte Sorgen stehen. Das Sorgen wird von den Patienten als exzessiv, aber nicht unbedingt als unrealistisch empfunden (Becker, 1995; Craske, Rapee, Jackel und Barlow, 1989). Vor allem klagen die Patienten, dass sie die Sorgen nicht kontrollieren können und einen Großteil des Tages auf sie verwenden (Hoyer, Becker und Roth, 2001). Begleitet werden diese Sorgen von einem hohen Anspannungsniveau und einigen körperlichen Symptomen.

Die Sorgen stehen im Mittelpunkt der GAD und sind ihr Hauptmerkmal. Somit sollten sie auch im Zentrum der Behandlung stehen. Dies war jedoch lange Zeit nicht der Fall. Die GAD wurde häufig mit einem unspezifischen "Anxiety-Management"-Programm behandelt, wobei der Schwerpunkt auf dem Einsatz von Entspannungsverfahren lag (Becker, 1995). Später kamen kognitive und behaviorale Behandlungsansätze zum Einsatz. Doch bis heute gibt es nur wenige Therapiestudien zur GAD, die im allgemeinen geringere Erfolge aufweisen als spezifische Therapien, die bei anderen Angststörungen zum Einsatz kommen. In letzter Zeit sind mehrere Übersichtsarbeiten und Meta-Analysen zu vorliegenden kontrollierten Studien zur Behandlung der GAD erschienen (Borkovec und Whisman, 1996; Chambless und Gillis, 1993; Fisher und Durham, 1999; Ruhmland und Margraf, 2001), aus denen sich Aussagen zur Effektivität der Behandlung und zu zukünftigen Entwicklungen in der GAD-Behandlung entnehmen lassen. Die Zahl der meta-analysierten Studien schwankt dabei um den Bereich von etwa einem Dutzend Studien weltweit. Daher sollten Schlussfolgerungen aus den Meta-Analysen nur mit Vorsicht gezogen werden. Es zeigte sich, dass alle psychotherapeutischen Behandlungsbedingungen gegenüber unbehandelten Patienten überlegen waren. Am häufigsten untersucht wurden kognitive

Verhaltenstherapien, die mit Effektstärken von 1,43 relativ erfolgreich waren (Ruhmland und Margraf, 2001). Die "Angewandte Entspannung" war ähnlich erfolgreich (Arntz, 2003). Nondirektive Therapien sowie Biofeedback und Desensibilisierung waren deutlich unterlegen. Trotz der recht guten Effektstärken bleibt ein bedeutsamer Teil der Patienten, die trotz Behandlung noch deutliche Symptome aufweisen und durch diese merkbar beeinträchtigt werden. Gerade dieser Befund wird von mehreren Autoren (Borkovec und Ruscio, 2001; Turowsky und Barlow, 1996) mit der Forderung verbunden, die Wirksamkeit der Behandlung der GAD weiter zu optimieren.

Die Therapieansätze könnten verbessert werden, indem die Behandlungen deutlich spezifischer auf die GAD zugeschnitten werden; vor allem die Sorgen bzw. das Sorgenverhalten müssen in das Zentrum der Behandlung gerückt werden. Dies ist mittlerweile in den ersten Therapieansätzen geschehen (Borkovec, Abel und Newman, 1995; Zinbarg, Craske und Barlow, 1993); zum einen wird ein eher verhaltenstherapeutisches konfrontatives Vorgehen vorgeschlagen (Becker und Margraf, 2002, Becker und Hoyer, 2005), andere Ansätze orientieren sich eher an der kognitiven Therapie (Wells und King, 2005). Diese neueren - jedoch noch nicht empirisch überprüften - Ansätze sollen im Folgenden kurz vorgestellt werden.

3.2.1.2. Praktisches Vorgehen

Diagnostik

Die Diagnose der GAD ist nicht einfach, was sich auch in der oft unzureichenden Interraterreliabilität widerspiegelt (Becker, 1997). Es ist daher zu empfehlen, die Diagnose mit Hilfe strukturierter oder standardisierter Interviews abzusichern, z.B. Skid (Wittchen, Wunderlich, Gruschwitz und Zaudig, 1997), DIPS (Margraf, Schneider und Ehlers, 1991). Diese Interviews erleichtern auch die Differenzialdiagnose. Fragebögen stellen eine zusätzliche Hilfe bei der diagnostischen Eindrucksbildung dar. Vor allem der Screening-Fragebogen für die Generalisierte Angststörung von Wittchen und Perkonigg (1997) ist als ökonomische und einfach zu handhabende Informationsquelle zu nennen. Die Differenzialdiagnose zwischen GAD und einer Depression wird durch den Einsatz eines weiteren Fragebogens, des Fragebogens zur Depressionsdiagnostik (FDD, Kühner, 1997), deutlich erleichtert. Zur Verlaufsdiagnostik eignen sich vor allem Sorgentagebücher. Eine gute Übersicht zur Diagnostik der Angststörungen geben Hoyer und Margraf (2003).

Wichtiger Bestandteil der Diagnose ist es, die Sorgen zu erkennen; doch die Abgrenzung zu "normalen" Sorgen und dem depressiven Grübeln fällt nicht immer leicht. Studien zeigen, dass Patienten sich weitgehend um die gleichen Dinge (Familie, Beziehungen und finanzielle Angelegenheiten) sorgen wie Gesunde und ihre Sorgen auch als realistisch empfinden (Hoyer, Becker und Margraf, 2002). Allerdings sind die Sorgen bei der GAD exzessiv, was sich auch in dem enormen Zeitaufwand widerspiegelt; so berichten Betroffene, dass sie im Schnitt 8 bis10 Stunden am Tag mit Sorgen zubringen (Hoyer et al., 2001; Craske et al., 1989). Ein weiteres wichtiges Unterscheidungsmerkmal ist die Unkontrollierbarkeit der Sorgen (Craske et al., 1989; Wells und Papageorgiou, 1998). Weiterhin beziehen Sorgen sich im allgemeinen auf potenziell bedrohliche Ereignisse, die in der Zukunft eintreten könnten, während das Grübeln depressiver Patienten sich eher auf Vergangenes richtet, traurige Ereignisse, verpasste Gelegenheiten oder Versagen (Becker, Goodwin, Hölting, Hoyer und Margraf, 2003).

Verhaltenstherapie - Herleitung und Vorgehen

Von zentraler Bedeutung für die Aufrechterhaltung der GAD und somit auch für die Therapie ist die mangelnde Kontrolle über die Sorgen und die zahlreichen Kontrollversuche der Betroffenen. Der Versuch, unerwünschte Gedanken zu unterdrücken, führt zu dem paradoxen Effekt, häufiger an sie zu denken (vgl. auch die Theorie von Wegner, 1994). Hier zeigt sich eine Parallele zu Patienten mit Zwangsgedanken; bei diesen werden die Kontrollbemühungen seit einiger Zeit erfolgreich mit Exposition behandelt (Salkovskis und Kirk 1996).

Aber nicht nur die Kontrollversuche weisen auf den Einsatz von konfrontativen Maßnahmen hin, sondern auch die fehlende Habituation. In zwei Studien fand die Arbeitsgruppe um Borkovec (Borkovec und Hu 1990; Borkovec, Lyon-Fields, Wiser und Deihl, 1993), dass Sorgen die kardiovaskuläre Reaktion auf phobische Konfrontation in sensu unterdrücken. Die Annahme ist, dass - da

Sorgen im allgemeinen verbale Gedankenketten sind - eine visuelle Vorstellung vermieden wird und somit auch ein stärkerer emotionaler Affekt. Borkovec kommt zu dem Schluss, dass Sorgen die emotionale Verarbeitung von angstauslösendem Material verhindern und dadurch die Sorgen langfristig die Angst aufrechterhalten, da eine Habituation verhindert wird.

Becker und Margraf (2002) haben ein Rational für eine Konfrontationsbehandlung auch bei Sorgen entwickelt. Das wichtigste Element dabei ist die "Sorgen-Exposition", bei der Patienten motiviert und angeleitet werden, ihre Sorgen "zu Ende zu denken" bis zu dem befürchteten katastrophalen Ausgang. Der wichtigste Baustein der Behandlung bildet die Sorgen-Exposition in sensu. Es werden Sorgen-Szenarien entworfen und diese - mit dem Ziel, dass der Patient möglichst starke Angst bzw. Emotionen entwickelt - vorgestellt, bis Habituation eintritt. Zunächst wird eine Sorgen-Hierarchie erstellt und eine der Sorgen, die relativ hochängstigend ist, ausgewählt. Diese wird detailliert exploriert. Mit dem Patienten wird das Ziel der Übung, möglichst viel Angst zu bekommen und diese auszuhalten, bis sie von alleine zurückgeht, noch mal besprochen. Dann erst wird mit der eigentlichen Sorgenexposition begonnen. Der Therapeut stellt die Szene vor und hilft, die Vorstellung möglichst intensiv zu gestalten ("Was sehen Sie?", "Haben Sie Herzklopfen...?") damit Angst auftritt. Anschließend wird die Vorstellung dieser Szene so oft wiederholt, bis die Angst gesunken ist. So werden die verschiedenen Sorgenbereiche bearbeitet. Zudem wird der Patient angeleitet, diese Vorstellungsübungen zu Hause alleine mit Hilfe eines Walkmans durchzuführen. Es wird davon ausgegangen, dass eine intensive und emotionale Beschäftigung mit den Sorgen zu einer Habituation führt und lange gepflegte Kontrollmechanismen aufgegeben werden können. Des weiteren kommen Verhaltensexperimente zum Einsatz; das offene Vermeidungsverhalten wird bearbeitet sowie das Rückversicherungsverhalten (z.B. Telefonate, um sicherzugehen, dass ein Angehöriger heil sein Ziel erreicht hat) abgebaut.

Kognitive Therapie - Herleitung und Vorgehen

Ein weiteres wichtiges Modell, welches die Funktionen der Sorgen auf kognitiver Ebene betrachtet, stammt von Wells (1997; 1999). Hier werden vor allem die Annahmen, die GAD-Patienten über Sorgen und deren Funktionen haben ("Meta-Kognitionen"), als aufrechterhaltender Faktor der Störung gesehen. Wells (1997, 1999) bezeichnet Alltagssorgen als "Typ-I-Sorgen"; diese gehen im allgemeinen auf externe Ereignisse zurück und aktivieren wiederum Meta-Kognitionen über die Sorgen: Zum einen positive Annahmen ("Sorgen helfen mir, mich auf Schwierigkeiten vorzubereiten"), zum anderen negative Annahmen ("Sorgen machen mir Angst"). Da bei Angstpatienten die negativen Annahmen stärker ausgeprägt sind (Wells und Papageorgiou 1998), binden sie kognitive Ressourcen und verhindern, dass das Ziel der Sorgen, zum Beispiel eine Problemlösung und gewisse Beruhigung, erreicht wird. Je länger der Sorgen-Prozess andauert, desto stärker werden die negativen Annahmen über die Sorgen aktiviert. Dies löst wiederum Sorgen aus, die sich direkt auf den Prozess des Sich-Sorgens beziehen, der in diesem Fall als unkontrollierbar oder schädigend erlebt wird; es sind also Sorgen *über* Sorgen ("Wenn ich meine Sorgen nicht unter Kontrolle bekomme, werde ich meines Lebens nicht mehr froh."), welche als Typ-II-Sorgen bezeichnet werden. An dieser Stelle des Sorgenprozesses kommt es zu Kontrollversuchen, die jedoch nicht erfolgreich sind. Vielmehr, da sie nie vollständig effizient sein können, bestätigen sie indirekt die negativen Annahmen über die Sorgen und tragen so zur Aufrechterhaltung des Systems bei.

Wells (1997, 1999) schlägt eine stark an der kognitiven Therapie orientierte Behandlung der Sorgen und der GAD vor. Zunächst wird mit den Patienten das Modell der Sorgen (Typ-I, Typ-II, Meta-Sorgen) besprochen und an Beispielen aus dem Erfahrungsbereich der Patienten nahegebracht. Dabei wird viel Zeit darauf verwendet, die Meta-Kognitionen der Patienten zu identifizieren. Die eigentliche Therapie ist kognitiv orientiert, einzelne Strategien können hier nur kurz erwähnt werden. Zum einen handelt es sich um Verhaltensexperimente, z.B. zur Gedankenunterdrückung, zum anderen wird kognitive Umstrukturierung durchgeführt. Eine noch vorläufige Therapiestudie mit guten Ergebnissen ist kürzlich erschienen (Wells und King, 2005). Wells geht davon aus, dass Meta-Kognitionen sich im Prinzip genauso umstrukturieren lassen wie andere Kognitionen auch (eine etwas ausführlichere Darstellung geben auch Hoyer und Becker, 2000).

3.2.1.3. Zusammenfassung

Die Generalisierte Angststörung ist eine häufige Angststörung, die starke Auswirkungen auf das Leben der Betroffenen hat. Um so erstaunlicher ist es, dass so wenig Therapiestudien zu dieser Störung vorliegen. Ein Grund mag darin liegen, dass es lange keine spezifischen Behandlungen für das Störungsbild gab und daher die Therapieerfolge hinter denen anderer Angststörungen zurückblieben. Doch auch schon mit den älteren kognitiven verhaltenstherapeutischen Ansätzen konnten deutliche Verbesserungen in der Symptomatik der Patienten erzielt werden. Es gibt nun zwei neuere Ansätze, die besonders vielversprechend sind.

Der eher verhaltenstherapeutische Ansatz betont vor allem die Konfrontation in sensu mit den Sorgeninhalten, während der eher kognitiv orientierte Ansatz sich auf die dysfunktionalen Annahmen über das Sorgen konzentriert.Beide Ansätze warten jedoch noch auf die empirische Überprüfung.

Literatur

Arntz, A. (2003). Cognitive therapy vs applied relaxation as treatment of generalized anxiety disorder, Behaviour Research and Therapy, 41, 633-646.

Becker, E.S. (1995). Ätiologie und Therapie des Generalisierten Angstsyndroms. Verhaltenstherapie, 5, 207-215.

Becker, E.S. (1997). Das Generalisierte Angstsyndrom und die Sorgen: Wandel einer Diagnose. Zeitschrift für Klinische Psychologie, 26, 2-12.

Becker, E.S., Goodwin, R., Hölting, C., Hoyer, J. und Margraf, J. (2003). Content of worry in the community: What do persons with GAD or other disorders worry about? Journal of Nervous and Mental Disease, 191, 688-691.

Becker, E.S. und Hoyer, J. (2005). Generalisierte Angststörung, In: D. Schulte, K. Grawe, K. Hahlweg & D. Vaitl (Hrsg.), Fortschritte der Psychotherapie, Göttingen: Hogrefe.

Becker, E.S., und Margraf, J. (2002). Generalisierte Angststörung: ein Therapiemanual. Therapie der Generalisierten Angststörung. Weinheim, Beltz

Borkovec, T.D., und Ruscio (2001). Psychotherapy for generalized anxiety disorder. Journal of Clinical Psychiatry, 62,43-5.

Borkovec, T.D., Abel, J.L., und Newman, H. (1995). Effects of psychotherapy on comorbid conditions in generalized anxiety disorder. Journal of Consulting and Clinical Psychology, 63, 479-483.

Borkovec, T.D., und Hu, S. (1990). The effect of worry on cardiovascular response to phobic imagery. Behaviour Research and Therapy, 28, 69-73.

Borkovec, T.D., Lyonfields, J.D., Wiser, S.L., und Deihl, L. (1993). The role of worrisome thinking in the suppression of cardiovascular response to phobic imagery. Behaviour Research and Therapy, 31, 321-324.

Borkovec, T.D., und Whisman, M.A. (1996). Psychosocial treatment for generalized anxiety disorder. In M. Mavissakalian und R. Prien (Eds.), Long-term Treatment for the anxiety disorders. Washington, DC.: American Psychiatric Press.

Chambless, D.L., und Gillis, M.M. (1993). Cognitive therapy of anxiety disorders. Journal of Consulting and Clinical Psychology, 61, 248-260.

Craske, M.G., Rapee, R.M., Jackel, L., und Barlow, D.H. (1989). Qualitative dimensions of worry in DSM-III-R generalized anxiety disorder subjects and nonanxious control. Behaviour Research and Therapy, 27(4), 397-402.

Fisher, P.L., und Durham, R.C. (1999). Recovery rates in generalised anxiety disorder following psychological therapy: An analysis of clinical significant change in the STAI-T across outcome studies since 1990. Psychological Medicine 29: 1425-34

Hoyer, J., Becker, E.S. (2000). Verhaltenstherapie des Sich-Sorgens und Grübelns. Verhaltenstherapie und Psychosoziale Praxis 2: 213-222

Hoyer, J., Becker, E.S., und Roth, W.T. (2001). Characteristics of worry in GAD patients, social phobics, and controls. Anxiety and Depression 13: 86-96

Hoyer, J., Becker, E. S. & Margraf, J. (2002). Generalized anxiety disorder and clinical worry episodes in young women. Psychological Medicine, 32, 1227-1237.

Hoyer, J. & Margraf, J. (Hrsg.). (2003). Angstdiagnostik. Grundlagen und Testverfahren. Berlin: Springer.

Kühner, C. (1997) Fragebogen zur Depressionsdiagnostik nach DSM-IV. Göttingen: Hogrefe.

Margraf, J., Schneider, S., und Ehlers, A. (1991). DIPS: Diagnostisches Interview bei psychischen Störungen. Berlin: Springer.

Ruhmland, M., und Margraf, J. (2001). Effektivität psychologischer Therapien von Generalisierter Angststörung und Sozialer Phobie: Meta-Analysen auf Störungsebene. Verhaltenstherapie 11: 27-40

Salkovskis, P.M., und Kirk, J. (1996). Zwangssyndrome. In J. Margraf (Eds.), Lehrbuch der Verhaltenstherapie: Band 2: Störungen, Glossar (pp. 61-85). Berlin: Springer.

Turowsky, J., und Barlow, D.H. (1996). Generalisiertes Angstsyndrom. In Lehrbuch der Verhaltenstherapie (pp. 87-106). Berlin: Springer.

Wegner, D.M. (1994). Ironic processes of mental control. Psychological Review, 101, 34-52.

Wells, A. (1997). Cognitive therapy of anxiety disorders. A practice manual and conceptual guide. Chichester: Wiley.

Wells, A. (1999). A metacognitive model and therapy for generalized anxiety disorder. Clinical Psychology and Psychotherapy, 6, 86-95.

Wells, A., und King, P. (2005). Metacognitive therapy for generalized anxiety disorder: An open trial. Journal of Behaviour Therapy and Experimental Psychiatry.

Wells, A., und Papageorgiou, C. (1998). Relationships between worry, obsessive-compulsive symptoms and meta-cognitive beliefs. Behaviour Reserarch and Therapy, 36, 899-913.

Wittchen, H.U., und Perkonigg, A. (1997). DIA-X ASQ. Frankurt: Swets und Zeitlinger.

Wittchen, H.-U., Wunderlich, U., Gruschwitz, S., und Zaudig, M. (1997). SKID-I: Strukturiertes Klinisches Interview für DSM-IV. Göttingen: Hogrefe.

Zinbarg, R.E., Craske, M. G., und Barlow, D.H. (1993). Mastery of your anxiety and worry. Graywind Publication.

3.2.2. Psychodynamische Konzepte zur Behandlung der Generalisierten Angststörung

(M. Bassler)

Leitsymptom der generalisierten Angststörung ist eine anhaltende diffuse Angst mit vorherrschender Anspannung, Besorgnis oder Befürchtungen bezüglich alltäglicher Ereignisse und Probleme. Es können diverse vegetative und psychische Symptome vorkommen, die überwiegend Angstkorrelaten bzw. -äquivalenten entsprechen. Phänomenologisch besteht eine erhebliche Überschneidung mit depressiven Symptomen, teilweise aber auch mit hypochondrischen Befürchtungen im engeren Sinn.

Aus psychodynamischer Sicht versagen bei der generalisierten Angststörung die üblichen angstbindenden Abwehrfunktionen aufgrund einer allgemeinen Ich-strukturellen Schwäche so weitgehend, dass keine neurotische Symptombildung mehr möglich ist, sondern stattdessen schon bei geringen Konfliktbelastungen heftige Angst ausgelöst wird (Bellak und Small 1972, Mentzos 1984, Bassler 2000). Bowlby (1976) konnte zeigen, dass bei vielen Patienten mit generalisierter Angststörung eine erheblich traumatisierende Kindheit nachweisbar war, wobei insbesondere widersprüchliche und bindungsverunsichernde Beziehungserfahrungen mit den Eltern vorherrschten (Silove et al., 1991; Egle et al., 1997). Es erscheint plausibel, dass Patienten, die über längere Zeit solche verunsichernden Beziehungserfahrungen gemacht haben, keine stabilen bzw. verlässlichen Objekt- bzw. Selbstrepräsentanzen ausbilden konnten, weshalb sie später als Erwachsene schon bei geringer Konfliktbelastung zu intensiven Gefühlen von Überforderung und Hilflosigkeit tendieren.

Die meisten Autoren, die über ihre Erfahrungen mit psychodynamischer Therapie bei der generalisierten Angststörung (früher "Angstneurose") publizierten, sind sich darin einig, dass zu Beginn der Behandlung zunächst die allgemeinen Ich-Funktionen verbessert werden sollten (Förderung von Ressourcen), sodann die Fähigkeit zur Spannungs- bzw. Angsttoleranz (Mentzos 1984, Hoffmann 1986, Hoffmann und Bassler 1995). Erst bei Erfüllung dieser Voraussetzungen kann auch eine konfliktaufdeckende Therapiephase stattfinden. Eine frühzeitig konfliktaufdeckende Technik ist bei der Mehrzahl dieser Patienten wegen deren Ich-strukturellen Schwäche kontraindiziert, da dadurch die Angst bis zur akuten psychischen Dekompensation verstärkt werden kann.

Bislang ist kein Manual für die psychodynamische Therapie der generalisierten Angststörung verfügbar; für die Behandlung der Panikstörung und Agoraphobie liegt ein erstes weitergehend ausgearbeitetes Manual von Milrod et al. (1997) vor. Verschiedene Autoren haben speziell zur "Angstneurose" (früher gebräuchliche Diagnose für die generalisierte Angststörung) klinische Erfahrungsberichte und Empfehlungen publiziert, von denen im folgenden einige Gesichtspunkte kurz skizziert werden sollen (vgl. Mentzos, 1984; Bassler, 2000).

Wenn Patienten ihre Ängste primär als psychovegetative (somatische) Beschwerden erleben, werden diese zunächst den somatisch orientierten Arzt aufsuchen. Meist bewerten sie jeden somatischen Bagatellbefund mit großer Besorgnis und sind begierig darauf aus, immer wieder neue Erklärungen ihrer vermeintlich körperlichen Beschwerden zu finden. Hier ist es wichtig, einen entschiedenen Standpunkt einzunehmen und nach einmalig ergebnisloser somatischer Diagnostik weitere Untersuchungen abzulehnen. In diesem Fall wäre ein Nachgeben auf Drängen des Patienten unter psychotherapeutischen Gesichtspunkten sogar kontraindiziert, weil damit die ohnehin bestehende Tendenz zur Chronifizierung und Fixierung auf körperliche Beschwerden weiter gefestigt würde. Nach wie vor unbefriedigend ist die Tatsache, dass trotz verbesserter ambulanter psychotherapeutischer Versorgung es immer noch etwa 5 Jahre braucht, bis solche Angstpatienten eine adäquate diagnostische Abklärung und Therapie erhalten (vgl. Meyer et al., 1991).

Überwiegen dagegen die verschiedenen Formen manifester Angst, sind die Patienten naturgemäß zugänglicher für eine psychotherapeutische Behandlung, da sie unter starkem inneren Leidensdruck stehen. Ein Charakteristikum vieler dieser Patienten besteht aber nun darin, dass sie weniger eine innere Veränderung als vielmehr nur eine rasche Entlastung von Angst anstreben. Aufgrund ihrer mangelhaften Angsttoleranz neigen sie frühzeitig zu mehr oder weniger starkem Medikamentenabusus (üblicherweise Tranquilizer, daneben aber auch Sedativa bzw. manche auch Alkohol), wobei bei schwerer wiegender Ich-struktureller Schwäche häufiger mit Suchttendenzen zu rechnen ist. Wenn ausgeprägter Medikamentenabusus besteht, ist es sicherlich sinnvoll, eine stationäre Psychotherapie vorzuschalten, bevor eine längerfristige ambulante Psychotherapie begonnen wird, um dadurch die Medikamentenabhängigkeit besser in den Griff zu bekommen.

Sollte eine medikamentöse Begleittherapie notwendig sein, stellt es erfahrungsgemäß eine Überforderung dar, wenn diese als Eingangsbedingung für eine psychodynamische Psychotherapie ihre Medikamente forciert absetzen sollen.

Ähnlich wie auch bei chronischen Schmerzpatienten empfiehlt sich eine konsequente schrittweise Dosisreduktion, nicht aber eine Verordnung "nach Bedarf". Grundsätzlich sollte gelten, dass der Patient mit so wenig wie möglich Medikamenten auskommen sollte, aber nicht immer Medikamentenfreiheit erreichbar ist. In einzelnen Fällen ist der Patient sogar nur unter längerfristiger Abschirmung mit Psychopharmaka in der Lage, sich erfolgreich auf eine Psychotherapie einzulassen.

Bei schwerer ängstlichen Patienten sollte zunächst im Vordergrund stehen, dass diese eine vertrauensvolle Beziehung zum Therapeuten aufbauen können. Empfehlenswert ist, schon in der Initialphase der psychotherapeutischen Behandlung die Rolle des Partners bzw. naher Bezugspersonen des Patienten sorgfältig zu berücksichtigen.

Nicht selten kann auch der Partner unbewusst Interesse daran haben, das angstneurotische Arrangement aufrechtzuerhalten, z.B. weil er unbewusst Gewinn daraus zieht, für den Patienten die Rolle einer stets fürsorglichen Mutter spielen zu können. Gesundet der Patient, kann sich dadurch das bisherige Beziehungsarrangement erheblich destabilisieren. Da gerade psychoanalytische Einzel- bzw. Gruppentherapie in der Regel den Partner nicht mit einbezieht, ist hier von Anbeginn ein Spannungsverhältnis gegeben, das in ungünstigen Fällen den therapeutischen Prozess empfindlich stören kann - z.B. weil der Patient aus unbewussten Loyalitätsbedürfnis seinem Partner gegenüber keinen wirklichen Fortschritt in Richtung mehr Eigenständigkeit bzw. Autonomie machen möchte.

Mit Blick auf die therapeutische Beziehung besteht häufig das Problem, dass sich der Patient fest an den Therapeuten klammert, seine räumliche Nähe und ständige Verfügbarkeit verlangt, innerhalb der therapeutischen Beziehung aber nur sehr widerwillig bereit ist, über Art und Grund dieser Anklammerung nachzudenken. Die meisten diesbezüglichen Deutungen des Therapeuten scheinen zunächst wirkungslos zu bleiben - er wird wie die Partner oder nahen Bezugspersonen zu einer "mechanisch stützenden Einrichtung" degradiert, die immer wieder aufs Neue den Patienten zu beruhigen hat. Trotz dieser massiven Widerstände sollte der Therapeut frühzeitig deuten bzw. beschreiben, welcher Art die Objektbeziehung ist, die der Patient zu ihm herstellt. Dies meint insbesondere, dass er das Verhalten des Patienten als ein auf äußere Hilfe abgestelltes Sichanklammern beschreibt sowie auch jeweiligen Grund, warum er es tut. Er sollte ihn konsequent mit der Vermeidung von anderen, mehr psychisch relevanten Interaktionsformen konfrontieren und damit auf seine realen Ich-Einschränkungen aufmerksam machen.

Bislang sind für die generalisierten Angststörungen kaum systematische Studien zur Erfolgsbeurteilung von psychodynamischer Psychotherapie verfügbar.

Dieser Sachverhalt hat wahrscheinlich zwei wesentliche Ursachen: zum einen die Tendenz der Psychoanalyse, sich weniger für die Ausgestaltung spezifischer Symptome als vielmehr für deren zugrundeliegenden unbewussten Phantasien zu interessieren, zum anderen das Problem, dass erst seit kürzerem verbindlichen Kriterien zur diagnostischen Eingrenzung der generalisierten Angststörung operationalisiert worden waren. Die bislang verfügbaren psychoanalytischen bzw. psychodynamischen Therapieerfolgsstudien lassen aufgrund der unsicheren diagnostischen Klassifikation der Patientenstichproben keine gesicherten Aussagen zu deren Wirksamkeit bei generalisierter Angststörung zu. Weitgehend Übereinstimmung besteht aber aus klinischer Sicht: die psychodynamische Psychotherapie dieser Angsterkrankung ist schwierig und langwierig, besonders auch wegen der oft bestehenden Komorbidität mit anderen psychischen Störungen (z.B. ausgeprägte Persönlichkeitsstörungen - vgl. Mentzos, 1984; Bassler und Hoffmann, 1994; Bassler, 2000). In diesem Zusammenhang ist erwähnenswert, dass die unsichere diagnostische Klassifikation der generalisierten Angststörung auch die Einschätzung der Wirksamkeit von kognitiv-behavioralen Therapieverfahren erschwert. Eine Expertengruppe zur Erstellung von Leitlinien zur Diagnostik und Therapie von Angsterkrankungen (vgl. Dengler und Selbmann 2000) gab bei der generalisierten Angststörung wegen dieser allgemein unsicheren Forschungslage noch keine priorisierende Empfehlung bezüglich der verfügbaren Therapieverfahren. Zusammenfassend kann als Fazit gezogen werden, dass die generalisierte Angststörung eine schwierig zu behandelnde Erkrankung ist, für die bislang noch keine ausgereiften (störungsspezifischen?) Behandlungskonzepte vorliegen.

Literatur

Bassler, M., Hoffmann, S.O. (1994). Psychoanalytisch fundierte stationäre Psychotherapie bei Angstpatienten - ein Vergleich der therapeutischen Wirksamkeit bei generalisierter Angststörung, Agoraphobie und Panikstörung. Psychother Psychosom Med Psychol: 44, 217-225.

Bassler, M. (1999). Differentialindikation von Psychotherapie und Pharmakotherapie bei Angststörungen. Psycho 7: 439-446.

Bassler, M. (2000). Psychodynamische Pathogenese und Therapie von Angststörungen. In Möller, H.-J. (Hrsg.). Therapie psychiatrischer Erkrankungen. 2. Aufl., Stuttgart, New York: Thieme.

Bellak, L., Small, L. (1972). Endogene und exogene Panikzustände. In: Ders.: Kurzpsychotherapie und Notfallpsychotherapie. Frankfurt: Suhrkamp.

Bowlby, J. (1976). Trennung. Psychische Schäden als Folge der Trennung von Mutter und Kind. München, Kindler.

Dengler, W., Selbmann, H., K. (Hrsg. - 2000). Leitlinien zur Diagnostik und Therapie von Angsterkrankungen. Ergebnis einer Konsensuskonferenz. Darmstadt: Steinkopff.

Egle, U.T., Hoffmann, S.O., Steffens, M. (1997): Pathogene und protektive Entwicklungsfaktoren in Kindheit und Jugend. In Egle, U.T., Hoffmann, S.O., Joraschky, P. (Hrsg.): Sexueller Missbrauch, Misshandlung, Vernachlässigung. Stuttgart, New York: Schattauer.

Hoffmann, S.O. (1986). Unterschiedliche psychotherapeutische Vorgehensweisen bei Angst und Depressionen. In: Helmchen, H. und Linden, M. (Hrsg.): Die Differenzierung von Anst und Depressionen. Berlin, Heidelberg, New York: Springer.

Hoffmann, S.O., Bassler, M. (1995). "Manual" für fokal orientierte psychoanalytische Psychotherapie bei Angststörungen. Erste Erfahrungen aus einer Therapiestudie. Forum der Psychoanalyse, 11: 2-14.

Hoffmann, S.O, Egle, U.T., Bassler, M., Nickel, R., Petrak, F., Porsch, U. (1998). Wechselwirkung differenter Therapieteile innerhalb einer stationären psychodynamisch-verhaltenstherapeutischen Kombinationsbehandlung. Psychotherapeut, 43: 282-287.

Mentzos, S. (1984). Angstneurose. Psychodynamische und psychotherapeutische Aspekte. Frankfurt: Fischer.

Meyer, A.-E., Richter, R., Grawe, K., Graf von der Schulenburg, J.M., Schulte, B. (1991). Forschungsgutachten zu Fragen eines Psychotherapeutengesetzes im Auftrag des Bundesministeriums für Jugend, Familie, Frauen und Gesundheit. Universitätskrankenhaus Hamburg-Eppendorf.

Milrod, B., Busch, F., Cooper, A., Shapiro, T. (1997). Manual of panic-focused psychodynamic psychotherapy. Washington: American Psychiatric Press.

Silove, D., Parker, G., Hadzi-Pavlovic, D., Manicavasgar, V., Blaszcynski, P. (1991). Parental Represenations of patientes with panic disorder and generalised anxiety disorder. Brit J Psychiatry 159: 835-841.

3.2.3. Medikamentöse Therapie

(B. Bandelow)

Es gibt zahlreiche kontrollierte Studien zur medikamentösen Behandlung der generalisierten Angststörung (Bandelow et al., 2002; Baldwin et al., 2005). Es wurden vor allem verschiedene Antidepressiva und Benzodiazepine untersucht.

> Der SSNRI Venlafaxin und SSRI wie Paroxetin gelten als Mittel der Wahl bei der generalisierten Angststörung.

3.2.3.1. Selektive Serotonin-Wiederaufnahme-Hemmer (SSRI)

In placebokontrollierten Doppelblindstudien wurde die Wirkung der SSRIs Escitalopram (Davidson et al., 2004; Goodman et al., 2005), Paroxetin (Pollack et al., 2001; Stocchi et al., 2003) und Sertralin (Allgulander et al., 2004) nachgewiesen. Bei einem Vergleich von Sertralin und Paroxetin waren beide Medikamente gleich gut wirksam (Ball et al., 2005). Ein Vergleich von Escitalopram und Paroxetin zeigte keinen Unterscheid hinsichtlich der Wirksamkeit; Escitalopram wurde allerdings besser vertragen (Bielski et al., 2005).

In einer kleinen Studie mit Kindern im Alter von 5-17 war Sertralin besser wirksam als Placebo (Rynn et al., 2001).

3.2.3.2. Selektiver Serotonin/Noradrenalin-Wiederaufnahme-Hemmer (SNRI) Venlafaxin

In mehreren großen Doppelblindstudien war die Retardform von Venlafaxin signifikant besser wirksam als Placebo (Allgulander et al., 2001; Gelenberg et al., 2000; Rickels et al., 2000b; Stein et al., 2005). In einer Studie war Venlafaxin signifikant besser wirksam als Placebo, während das Vergleichspräparat Buspiron in der Hamilton-Angst-Skala sich nicht von Placebo abhob (Davidson et al., 1999). In einem Vergleich mit Pregabalin waren beide Medikamente gleich wirksam (Kasper et al., 2002).

3.2.3.3. Trizyklische Antidepressiva (TZA)

Trizyklische Antidepressiva wurden recht selten bei einer generalisierten Angststörung untersucht. Imipramin zeigte sich im Vergleich mit Placebo (Rickels et al., 1993) und anderen Anxiolytika (Hoehn-Saric et al., 1988) als wirksam.

Das trizyklische Opipramol war in einer Studie signifikant besser wirksam als Placebo und ebenso wirksam wie das Benzodiazepin Alprazolam (Möller et al., 2001; Volz und Möller, 1998).

3.2.3.4. Serotonin-Rezeptor-Agonist Buspiron

Der zu der Gruppe der Azapirone gehörende 5-HT_{1A}-Agonist Buspiron ist ein häufig bei der generalisierten Angststörung untersuchtes Medikament. Zahlreiche Placebo-kontrollierte Studien (Davidson et al., 1999; Enkelmann, 1991; Pollack et al., 1997) und doppelblinde Vergleiche mit Referenzpräparaten (Feighner et al., 1982; Jacobson et al., 1985; Ross und Matas, 1987; Strand et al., 1990) liegen vor. In den meisten dieser Studien konnte ein positiver Wirknachweis geführt werden. In einer Studie war Buspiron jedoch der Vergleichssubstanz Hydroxyzin unterlegen und in den primären Effizienzkriterien nicht besser wirksam als Placebo (Lader und Scotto, 1998). In einer oben bereits erwähnten Studie war Buspiron im Haupteffizienzkriterium nicht besser wirksam als Placebo, im Gegensatz zu dem Vergleichspräparat Venlafaxin (Davidson et al., 1999).

3.2.3.5. Benzodiazepine

> In den USA ist die Anwendung von Benzodiazepinen bei der generalisierten Angststörung weit verbreitet. Die Gefahr einer Abhängigkeitsentwicklung wird in europäischen Ländern, z.B. Deutschland oder England, dagegen kritischer gesehen.

Der Vorteil der Benzodiazepingabe ist der rasche Wirkungseintritt. Nach dem Absetzen kann es jedoch zu Krankheitsrezidiven, "Rebound-Anxiety-Phänomenen" (stärkere Angst als vor Beginn der Behandlung) oder Entzugssyndromen kommen. Benzodiazepine werden allerdings nicht selten zur Überbrückung bis zum Eintritt der Wirkung der Antidepressiva oder in Kombination mit anderen Medikamenten bei schweren oder therapieresistenten Fällen eingesetzt.

Es existieren zahlreiche Doppelblindstudien zum Wirksamkeitsnachweis von Benzodiazepinpräparaten. Konsistent konnte für zahlreiche Substanzen aus dieser Gruppe eine Wirkung nachgewiesen werden, z.B. für Alprazolam (Chouinard et al., 1982; Enkelmann, 1991; Volz und Möller, 1998), Bromazepam (Bertolino et al., 1989; Figueira, 1999; Fontaine et al., 1983), Diazepam (Boyer und Feighner 1993; Rickels et al., 2000a; Rickels et al., 1997), Lorazepam (Fontaine et al., 1986; Laakmann et al., 1998) und andere Präparate.

3.2.3.6. Antihistaminika

Die Wirksamkeit der Antihistaminika bei Angststörungen beruht wahrscheinlich auf einem allgemeinen ZNS-dämpfenden Effekt. Hydroxyzin, Diphenhydramin und Doxylamin werden bereits seit vielen Jahren häufig als Hypnotika und Sedativa eingesetzt. Kontrollierte Studien mit DSM-definierten Angststörungen sind jedoch selten.

In einer Placebo-kontrollierten Studie konnte die Wirkung des Antihistaminikums Hydroxyzin nachgewiesen werden (Ferreri et al., 1994). In einer weiteren Multicentre-Doppelblindstudie war es signifikant besser wirksam als Placebo, während sich das als Referenzsubstanz mitgeführte Buspiron in dieser Studie im Haupteffizienzkriterium nicht von Placebo unterschied (Lader und Scotto, 1998).

3.2.3.7. Kalziummodulator Pregabalin

Pregabalin ist ein Kalziummodulator; d.h. das Medikament wirkt an der $\alpha_2\delta$-Untereinheit der Kalziumkanäle und inhibiert damit die Ausschüttung von Neurotransmittern. Das Medikament ist zur Zeit für die Behandlung neuropathischer Schmerzen und zur Kombinationsbehandlung in der Epilepsietherapie zugelassen, zum Zeitpunkt der Drucklegung aber noch nicht bei der generalisierten Angststörung. Nach einigen klinischen Studien ist es auch bei der GAD wirksam (Pande et al., 1999; Pohl et al., 2005; Rickels et al., 2005). Zu den häufigsten Nebenwirkungen unter Pregabalin zählen Schwindel und Sedierung. In präklinischen und klinischen Studien wurden Abhängigkeits- und Toleranzphänomene nicht beobachtet.

Die Wirksamkeit von Pregabalin wurde in einigen Placebo-kontrollierten Studien gezeigt (Pande et al., 1999; Pohl et al., 2005; Rickels et al., 2005). Es war in einer Studie ebenso wirksam wie Venlafaxin und besser wirksam als Placebo (Kasper et al., 2002). In einem Vergleich zweier Dosen (50 und 200 mg/d) von Pregabalin und dem Benzodiazepin Lorazepam war die 200 mg-Dosis, ebenso wie Lorazepam, Placebo überlegen; die Drop-out Rate war unter Pregabalin geringer (Feltner et al., 2003).

3.2.3.8. Neuroleptika

In Europa werden im Gegensatz zu den USA häufig niedrigdosierte Neuroleptika zur Behandlung von Angsterkrankungen eingesetzt. Neuroleptikastudien mit Angstpatienten wurden vorwiegend in den 70-er und 80-er Jahren durchgeführt. Nur zwei Studien existieren, die nach den heutigen diagnostischen Kriterien definierte Patientengruppen untersuchten: Chlorprothixen war in einer Studie mit generalisierter Angststörung ebenso gut wirksam wie das Benzodiazepin Bromazepam und unterschied sich signifikant von Placebo (Kragh-Sørensen et al., 1990). In einer Doppelblindstudie war niedrigdosiertes Flupentixol signifikant besser wirksam als Placebo (Bjerrum et al., 1992).

Die Behandlung mit Neuroleptika wird nicht empfohlen, da eine mehrmonatige Behandlung, wie sie bei der Angststörung oft notwendig ist, eventuell zu Spätdyskinesien führen könnte.

3.2.3.9. Betablocker

> Da Studien zur Behandlung von Patienten mit generalisierter Angst fehlen, kann die Anwendung von Betablockern nicht als gesichert gelten.

In einer Doppelblindstudie (Meibach et al., 1987) wurden "Angstpatienten" (nicht näher spezifiziert) untersucht. Propranolol unterschied sich nicht signifikant von Placebo.

3.2.3.10. Pflanzliche Präparate

Ein Kava-Kava-Extrakt (*Piper methysticum*) war in einer Studie von (Volz und Kieser, 1997) bei Patienten mit verschiedenen Angststörungen (Agoraphobie, generalisierte Angststörung u.a.) signifikant besser wirksam als Placebo. Die Zulassung von Kava-Kava-Präparaten wurde wegen Lebertoxizität widerrufen.

3.2.3.11. Fazit - Medikamentöse Behandlungen

> Die Behandlung der generalisierten Angststörung wird heute vor allem mit
> - SSRI
> - SNRI
> - trizyklischen Antidepressiva
> - Buspiron und
> - Benzodiazepinen
>
> durchgeführt (☞ Tab. 3.5). Hinsichtlich der Wirkung unterscheiden sich diese Gruppen wahrscheinlich nicht, so dass für die Auswahl vor allem das Nebenwirkungsprofil entscheidend ist.

Dauer der Behandlung

Die Wirkung setzt bei den Antidepressiva nach 2 bis 4 Wochen ein. In vielen Fällen kann nach einer dreimonatigen Behandlung durch Medikamente bereits eine deutliche oder komplette Symptomreduktion erreicht werden. Dennoch sollte die Behandlung mit Antidepressiva ca. 6-12 Monate weitergeführt werden, um Rezidive zu vermeiden.

Begleitung des Patienten

Die medikamentöse Therapie sollte durch ausführliche stützende Gespräche unterstützt werden. Psychotherapeutische Maßnahmen werden in den Kapiteln 3.2.1. und 3.2.2. erläutert.

Bei den Antidepressiva können eventuelle Nebenwirkungen gerade in den ersten Tagen der Behandlung störend wirken, während der Patient noch keinen Therapieerfolg sieht. Eine vorbeugende Aufklärung über die zu erwartenden Nebenwirkungen und gegebenenfalls der Wirklatenz der Antidepressiva kann die Compliance entscheidend verbessern.

Literatur

Allgulander, C., Hackett, D., Salinas, E. (2001). Venlafaxine extended release (ER) in the treatment of generalized anxiety disorder: Twenty-four-week placebo-controlled dose-ranging study. Br J Psychiatry 179: 15-22.

Allgulander C, Dahl AA, Austin C, Morris PL, Sogaard JA, Fayyad R, Kutcher SP, Clary CM (2004) Efficacy of sertraline in a 12-week trial for generalized anxiety disorder. Am J Psychiatry 161: 1642-9

Bandelow, B., Zohar, J., Hollander, E., Kasper, S., Möller, H.J. (2002). World Federation of Societies of Biological Psychiatry (WFSBP) guidelines for the pharmacological treatment of anxiety, obsessive-compulsive and post-traumatic stress disorders. World J Biol Psychiatry 3: 171-99.

Baldwin, D.S., Anderson, I.M., Nutt, D.J., Bandelow, B. et al. (2005). Evidence-based guidelines for the pharmacological treatment of anxiety disorders: recommenda-

Regelbehandlung	In therapieresistenten Fällen
• Venlafaxin* (Trevilor®, Efexor®, Trewilor®) 75-375 mg; in der Regel 75 mg • Escitalopram* (Cipralex®) 10-20 mg • Paroxetin* (Seroxat®/Tagonis®, Deroxat®) 20-60 mg; in der Regel 40 mg • Buspiron* (Bespar®, Buspar®) 15-60 mg, in der Regel 30 mg • Imipramin (Tofranil®) 75-200 mg; in der Regel 100-150 mg • Opipramol* (Insidon®) 100-300 mg; in der Regel 200 mg • Zur Überbrückung bis zum Wirkungseintritt der Antidepressiva: Alprazolam (Tafil®, Xanax®, Xanor®) 1,5-6 mg; in der Regel 3 mg	• Wechsel der verschiedenen Substanzgruppen • Benzodiazepine, z.B. - Alprazolam (Tafil®, Xanax®, Xanor®) 1,5-6 mg oder - Diazepam 5-15 mg • Neuroleptika, z.B. - Chlorprothixen (Truxal®) 15-90 mg - Fluspirilen (Imap®) 1,5 mg/Woche (nicht länger als 3 Monate)

Tab. 3.5: Therapieempfehlungen bei generalisierter Angststörung (Tagesdosen).
* vom BfArM für die Behandlung der generalisierten Angststörung zugelassen.

tions from the British Association for Psychopharmacology. J Psychopharmacol 19: 567-96.

Ball SG, Buchwald AM, Waddell MT, Shekhar A (1995) Depression and generalized anxiety symptoms in panic disorder. Implications for comorbidity. J Nerv Ment Dis 183: 304-8

Bertolino, A., Mastucci, E., Porro, V., Corfiati, L., Palermo, M., Ecari, U., Ceccarelli, G. (1989). Etizolam in the treatment of generalized anxiety disorder: a controlled clinical trial. J Int Med Res 17: 455-60.

Bielski RJ, Bose A, Chang CC (2005) A double-blind comparison of escitalopram and paroxetine in the long-term treatment of generalized anxiety disorder. Ann Clin Psychiatry 17: 65-9

Bjerrum, H., Allerup, P., Thunedborg, K., Jakobsen, K., Bech, P. (1992). Treatment of generalized anxiety disorder: comparison of a new beta- blocking drug (CGP 361 A), low-dose neuroleptic (flupenthixol), and placebo. Pharmacopsychiat 25: 229-32.

Boyer, W.F., Feighner, J.P. (1993). A placebo-controlled double-blind multicenter trial of two doses of ipsapirone versus diazepam in generalized anxiety disorder. Int Clin Psychopharmacol 8: 173-6.

Chouinard, G., Annable, L., Fontaine, R., Solyom, L. (1982). Alprazolam in the treatment of generalized anxiety and panic disorders: a double-blind placebo-controlled study. Psychopharmacology Berl 77: 229-33.

Davidson, J.R., DuPont, R.L., Hedges, D., Haskins, J.T. (1999). Efficacy, safety, and tolerability of venlafaxine extended release and buspirone in outpatients with generalized anxiety disorder. J-Clin-Psychiatry 60: 528-35.

Davidson JR, Bose A, Korotzer A, Zheng H (2004) Escitalopram in the treatment of generalized anxiety disorder: double-blind, placebo controlled, flexible-dose study. Depress Anxiety 19: 234-40

Enkelmann, R. (1991). Alprazolam versus buspirone in the treatment of outpatients with generalized anxiety disorder. Psychopharmacol 105: 428-32.

Feighner, J.P., Merideth, C.H., Hendrickson, G.A. (1982). A double-blind comparison of buspirone and diazepam in outpatients with generalized anxiety disorder. J Clin Psychiatry 43: 103-8.

Feltner, D.E., Crockatt, J.G., Dubovsky, S.J., Cohn, C.K., Shrivastava, R.K., Targum, S.D., Liu-Dumaw, M., Carter, C.M., Pande, A.C. (2003). A randomized, double-blind, placebo-controlled, fixed-dose, multicenter study of pregabalin in patients with generalized anxiety disorder. J Clin Psychopharmacol 23: 240-9.

Ferreri, M., Hantouche, E.G., Billardon, M. (1994). Interêt de l'hydroxyzine dans le trouble anxiété généralisée: étude contrôle en double aveugle versus placebo. Encéphale 20: 785-91.

Figueira, M.L. (1999). Alprazolam SR in the treatment of generalized anxiety: A multicentre controlled study with bromazepam. Human-Psychopharmacology-Clinical-and-Experimental 14: 171-177.

Fontaine, R., Annable, L., Chouinard, G., Ogilvie, R.I. (1983). Bromazepam and diazepam in generalized anxiety: a placebo-controlled study with measurement of drug plasma concentrations. J Clin Psychopharmacol 3: 80-7.

Fontaine, R., Mercier, P., Beaudry, P., Annable, L., Chouinard, G. (1986). Bromazepam and lorazepam in generalized anxiety: a placebo-controlled study with measurement of drug plasma concentrations. Acta Psychiatr Scand 74: 451-8.

Gelenberg, A.J., Lydiard, R.B., Rudolph, R.L., Aguiar, L., Haskins, J.T., Salinas, E. (2000). Efficacy of venlafaxine extended-release capsules in nondepressed outpatients with generalized anxiety disorder: A 6-month randomized controlled trial. JAMA 283: 3082-8.

Goodman WK, Bose A, Wang Q (2005) Treatment of generalized anxiety disorder with escitalopram: Pooled results from double-blind, placebo-controlled trials. submitted.

Hoehn-Saric, R., McLeod, D.R., Zimmerli, W.D. (1988). Differential effects of alprazolam and imipramine in generalized anxiety disorder: somatic versus psychic symptoms. J Clin Psychiatry 49: 293-301.

Jacobson, A.F., Dominguez, R.A., Goldstein, B.J., Steinbook, R.M. (1985). Comparison of buspirone and diazepam in generalized anxiety disorder. Pharmacotherapy 5: 290-6.

Kasper S, Blagden M, Seghers S, Veerman A, Volz HP, Geniaux A, Strub N, Marchand A, Maisonobe P, Mikkelsen H (2002) A placebo-controlled study of pregabalin and venlafaxine treatment of GAD. Poster, Congress of the American Psychiatric Association (APA)

Kragh-Sørensen, P., Holm, P., Fynboe, C., Schaumburg, E., Andersen, B., Bech, P., Pichard, J. (1990). Bromazepam in generalized anxiety. Randomized, multi-practice comparisons with both chlorprothixene and placebo. Psychopharmacol 100: 383-6.

Laakmann, G., Schule, C., Lorkowski, G., Baghai, T., Kuhn, K., Ehrentraut, S. (1998). Buspirone and lorazepam in the treatment of generalized anxiety disorder in outpatients. Psychopharmacology (Berl) 136: 357-66.

Lader, M., Scotto, J.C. (1998). A multicentre double-blind comparison of hydroxyzine, buspirone and placebo in patients with generalized anxiety disorder. Psychopharmacology-Berl 139: 402-6.

Meibach, R.C., Dunner, D., Wilson, L.G., Ishiki, D., Dager, S.R. (1987). Comparative efficacy of propranolol, chlordiazepoxide, and placebo in the treatment of anxiety: a double-blind trial. J Clin Psychiatry 48: 355-8.

Möller, H.J., Volz, H.P., Reimann, I.W., Stoll, K.D. (2001). Opipramol for the treatment of generalized anxiety disorder: a placebo- controlled trial including an alprazolam-treated group. J Clin Psychopharmacol 21: 59-65.

Pande AC, Davidson JR, Jefferson JW, Janney CA, Katzelnick DJ, Weisler RH, Greist JH, Sutherland SM (1999) Treatment of social phobia with gabapentin: a placebo-controlled study. J Clin Psychopharmacol 19: 341-8

Pohl RB, Feltner DE, Fieve RR, Pande AC (2005) Efficacy of pregabalin in the treatment of generalized anxiety disorder: double-blind, placebo-controlled comparison of BID versus TID dosing. J Clin Psychopharmacol 25: 151-8

Pollack, M.H., Worthington, J.J., Manfro, G.G., Otto, M.W., Zucker, B.G. (1997). Abecarnil for the treatment of generalized anxiety disorder: A placebo-controlled comparison of two dosage ranges of abecarnil and buspirone.

Pollack, M.H., Zaninelli, R., Goddard, A., McCafferty, J.P., Bellew, K.M., Burnham, D.B., Iyengar, M.K. (2001). Paroxetine in the treatment of generalized anxiety disorder: results of a placebo-controlled, flexible-dosage trial. J Clin Psychiatry 62: 350-7.

Rickels, K., DeMartinis, N., Aufdembrinke, B. (2000a). A double-blind, placebo-controlled trial of abecarnil and diazepam in the treatment of patients with generalized anxiety disorder. J Clin Psychopharmacol 20: 12-8.

Rickels, K., Downing, R., Schweizer, E., Hassman, H. (1993). Antidepressants for the treatment of generalized anxiety disorder. A placebo-controlled comparison of imipramine, trazodone, and diazepam. Arch Gen Psychiatry 50: 884-95.

Rickels, K., Pollack, M.H., Sheehan, D.V., Haskins, J.T. (2000b). Efficacy of extended-release venlafaxine in nondepressed outpatients with generalized anxiety disorder. Am J Psychiat 157: 968-974.

Rickels, K., Schweizer, E., DeMartinis, N., Mandos, L., Mercer, C. (1997). Gepirone and diazepam in generalized anxiety disorder: a placebo-controlled trial. J Clin Psychopharmacol 17: 272-7.

Rickels K, Pollack MH, Feltner DE, Lydiard RB, Zimbroff DL, Bielski RJ, Tobias K, Brock JD, Zornberg GL, Pande AC (2005) Pregabalin for treatment of generalized anxiety disorder: a 4-week, multicenter, double-blind, placebo-controlled trial of pregabalin and alprazolam. Arch Gen Psychiatry 62: 1022-30

Ross, C.A., Matas, M. (1987). A clinical trial of buspirone and diazepam in the treatment of generalized anxiety disorder. Can J Psychiatry 32: 351-5.

Rynn, M.A., Siqueland, L., Rickels, K. (2001). Placebo-controlled trial of sertraline in the treatment of children with generalized anxiety disorder. Am J Psychiatry 158: 2008-14.

Stein MB, Pollack MH, Bystritsky A, Kelsey JE, Mangano RM (2005). Efficacy of low and higher dose extended-release venlafaxine in generalized social anxiety disorder: a 6-month randomized controlled trial. Psychopharmacology (Berl) 177: 280-8

Stocchi F, Nordera G, Jokinen RH, Lepola UM, Hewett K, Bryson H, Iyengar MK (2003) Efficacy and tolerability of paroxetine for the long-term treatment of generalized anxiety disorder. J Clin Psychiatry 64: 250-8

Strand, M., Hetta, J., Rosen, A., et al. (1990). A double-blind, controlled trial in primary care patients with generalized anxiety: a comparison between buspirone and oxazepam. J Clin Psychiatry 51 Suppl: 40-5.

Volz, H.P., Kieser, M. (1997). Kava-kava extract WS 1490 versus placebo in anxiety disorders - a randomized placebo-controlled 25-week outpatient trial. Pharmacopsychiat 30: 1-5.

Volz, H.P., Möller, H.J. (1998). Opipramol bei Angst- und Somatisierungsstörungen. Fortschr Neurol Psychiat 66 (Sonderheft I/98): S21-S24.

3.2.4. Medikamentöse und psychotherapeutische Verfahren und Kombinationstherapie im Vergleich

(B. Bandelow)

> Pharmakotherapie und Psychotherapie werden in der täglichen Praxis bei generalisierter Angststörung häufig kombiniert.

Im Gegensatz zur Panik- und Zwangsstörung, für die zahlreiche Studien zum Wirkvergleich beider Modalitäten und zur Wirkung von Kombinationstherapie vorliegen, ist diese Fragestellung bei der generalisierten Angststörung kaum untersucht worden (zur Diskussion der Vor- und Nachteile einer Kombinationstherapie ☞ Kap. 2.3.4.). Die Tab. 3.6 enthält die vorhandenen Studien zu diesem Thema.

Über alle vorliegenden Untersuchungen zum Vergleich von Psychotherapie und Medikamenten kann gesagt werden, dass die Studien nicht mit ausreichenden Zahl von Versuchspersonen durchgeführt worden waren, so dass die zu erwartenden geringgradigen Unterschiede zwischen den aktiven Therapiebedingungen gar nicht hätten entdeckt werden können. Besonders diejenigen Ergebnisse in diesen Studien, die eine Gleichwirksamkeit zweier Behandlungsbedingungen fanden, sind daher kaum verwertbar.

Wirkt Psychotherapie besser oder schlechter als Medikamente?

Zur Frage, ob Psychotherapie besser oder schlechter wirkt als Medikamente, können die Studien von Catalan et al. (1984), Lader und Bond (1998), Lindsay et al. (1987) und Power et al. (1990) herangezogen werden. Alle vier Studien konnten keinen Vorteil der alleinigen Psycho- oder Pharmakotherapie herausarbeiten. In einer weiteren Studie von Tyrer et al. (1988) mit ebenfalls problematischem Design wurden Patienten mit einer "neurotischen Störung" untersucht. Davon hatten nur ein Drittel eine generalisierte Angststörung; daher wird die Studie nicht in der Tab. 3.6 aufgeführt. Hier waren kognitiv-behaviorale Therapie, Selbsthilfe und das trizyklische Antidepressivum Dothiepin gleich wirksam. Alle drei Therapien unterschieden sich nicht von Placebo. Die Behandlung mit Diazepam war allerdings signifikant schlechter wirksam als alle übrigen Modalitäten.

Kann eine zusätzliche Psychotherapie eine Pharmakotherapie unterstützen?

Während nach der Untersuchung von Lader und Bond (1998) ein zusätzlicher Gewinn durch diese Kombination nicht ersichtlich wurde, konnten Power et al. (1990) einen Vorteil der Kombination aus Verhaltenstherapie und Diazepam gegenüber der reinen Diazepambehandlung sehen.

Kann die zusätzliche Gabe eines Anxiolytikums eine Verhaltenstherapie unterstützen?

Während Lader und Bond (1998) dies nicht bestätigten, fanden Power et al. (1990) dagegen eine bessere Wirksamkeit bei einer Kombination von Verhaltenstherapie und Diazepam, verglichen mit reiner kognitiver Verhaltenstherapie; der Unterschied war jedoch statistisch nicht signifikant.

Schlussfolgerungen

Es fehlen noch Studien, die mit ausreichenden Gruppengrößen arbeiten und eine Beurteilung durch einen unabhängigen Untersucher vorsehen, der gegenüber der Psychotherapiebedingung "blind" ist.

> Aus den vorliegenden Studien können noch keine endgültigen Schlüsse über den Vorteil der einen gegenüber der anderen Therapieform gezogen werden. Deutliche Unterschiede sind nach den vorliegenden Studien allerdings eher unwahrscheinlich.

Auch über den Vorteil einer Kombination gegenüber einer Monotherapie kann aufgrund der vorhandenen Studien noch nichts Definitives gesagt werden. Zumindestens erscheint es unwahrscheinlich, dass die Kombination weniger gut wirkt als eine Monotherapie. Aus den Studien

Medikamente/ Verhaltenstherapie	Patientenzahlen	Wirksamkeit
Catalan et al., 1984	91	Anxiolytika = Psychotherapie (Brief Counselling)
Lader und Bond, 1998	48	Buspiron + kognitive Verhaltenstherapie = Buspiron + non-direktive Therapie (Kontrollgruppe) = Placebo + kognitive Verhaltenstherapie = Placebo + non-direktive Therapie (Kontrollgruppe)
Lindsay et al., 1987	40	kognitive Verhaltenstherapie = Angstmanagement = Lorazepam > Warteliste
Power et al., 1990	101	kognitive Verhaltenstherapie + Diazepam = kognitive Verhaltenstherapie = Placebo + kognitive Verhaltenstherapie = Diazepam > Placebo *Außerdem*: kognitive Verhaltenstherapie + Diazepam > Diazepam

Tab. 3.6: Psychotherapie und medikamentöse Behandlung bei generalisierter Angststörung.
> wirkt besser; = gleiche Wirksamkeit.

kann der vorsichtige Schluss gezogen werden, dass bei der generalisierten Angststörung - wie auch bei anderen Angststörungen - die Kombination eher Vorteile bietet.

Manche Medikamente, die bei einer generalisierten Angststörung eine wichtige Rolle spielen, z.B. Serotonin-Wiederaufnahme-Hemmer wie Paroxetin, TZA wie Imipramin oder der SSNRI Venlafaxin, wurden noch nicht in der Kombination mit Psychotherapie untersucht.

Literatur

Catalan, J., Gath, D., Edmonds, G., Ennis, J. (1984). The effects of non-prescribing of anxiolytics in general practice. I. Controlled evaluation of psychiatric and social outcome. Br J Psychiatry 144: 593-602.

Lader, M.H., Bond, A.J. (1998). Interaction of pharmacological and psychological treatments of anxiety. Br J Psychiat 173: 42-48.

Lindsay, W.R., Gamsu, C.V., McLaughlin, E., Hood, E.M., Espie, C.A. (1987). A controlled trial of treatments for generalized anxiety. Br J Clin Psychol 26: 3-15.

Power, K.G., Simpson, R.J., Swanson, V., Wallace, L.A. (1990). Controlled comparison of pharmacological and psychological treatment of generalized anxiety disorder in primary care. Br J Gen Pract 40: 289-94.

Tyrer, P., Seivewright, N., Murphy, S., et al. (1988). The Nottingham study of neurotic disorder: comparison of drug and psychological treatments. Lancet 2: 235-40.

Soziale Phobie

4. Soziale Phobie

4.1. Diagnostik und Klassifikation

(R.J. Boerner)

Die soziale Phobie wurde erstmals im DSM-III (1980) als eine auf diskrete soziale Situationen beschränkte Furcht oder Angst ohne große psychosoziale Beeinträchtigung beschrieben. In DSM-IIIR (1987) erfolgte die wesentliche Modifikation mit der Diagnose einer so genannten generalisierten sozialen Phobie. Dies erlaubte erstmals die diagnostische Beurteilung und Einordnung von Personen, die an vielfältigen sozialen Ängsten mit deutlicher psychosozialer Einordnung litten. Seitdem besteht die diagnostisch nicht unumstrittene Differenzierung in Patienten mit isolierter und generalisierter sozialphobischer Störung.

In DSM-III-R wurde erstmals auch die Kategorie der ängstlich-vermeidenden Persönlichkeitsstörung eingeführt. In Tab. 4.1 finden Sie die derzeit gültigen diagnostischen Kriterien des DSM-IV (1994) sowie ICD-10.

Während somit im DSM-IV sowohl die dauernde Furcht vor sozialen Situationen bzw. die Furcht vor Erniedrigung als auch ein Vermeidungsverhalten zur Diagnosestellung nötig sind (Kriterien a und d), wird im ICD-10 nur eine von diesen Kriterien gefordert. In DSM-IV wird zusätzlich die Evidenz einer erheblichen psychosozialen Beeinträchtigung (Kriterium e), darüberhinaus eine bestimmte Dauer der Symptomatik im Kindesalter gefordert.

Zur besseren Veranschaulichung der Diagnose soll folgendes Fallbeispiel dienen.

Kasuistik

Die 28-jährige unverheiratete Studentin der Betriebswirtschaftslehre an der Fachhochschule stellt sich in der Fachambulanz der Psychiatrischen Klinik der LMU München zur Abklärung eines Angstsyndroms vor. Die Studentin berichtet, schon immer in sozialen Situationen unangemessen ängstlich und vermeidend reagiert zu haben. Beispielsweise habe ihre Mutter sie längere Zeit sowohl in den Kindergarten, die Vorschule, aber auch in die Schule begleiten müssen, da sie eine diffuse Angst vor anderen Kindern gehabt habe. Sie habe nicht auf diese zugehen können und keinen Blickkontakt aufgenommen. Wenn sie es dennoch versucht hätte, habe sie extrem geschwitzt, sei unruhig geworden, "rot" angelaufen, habe schließlich kein Wort herausgebracht. In der Schule habe sie immer wieder darauf geachtet, dass sie als Erste den Klassenraum betrete, da sie sich somit weniger den kritischen Blicken ihrer Mitschüler ausgesetzt gefühlt habe. Die Schule habe ihr im Prinzip Freude gemacht, da sie gerne gelernt hätte, dennoch seien ihr die Jahre wie ein "Spießrutenlauf" vorgekommen. Sie habe es auch über Jahre nicht geschafft, sich in der Klasse zu Wort zu melden, obwohl sie vieles gewusst habe, aus Angst, das Falsche zu sagen und dem Lehrer in die Augen zu schauen. Sie habe sich insoweit am mündlichen Unterricht fast nie beteiligt. Ihre schriftlichen Arbeiten seien hervorragend ausgefallen, alle hätten sich gewundert, warum sie immer so still und zurückhaltend gewesen sei. Ihre Schulleistungen hätten wesentlich besser ausfallen können, doch habe sie durch ihre schlechten mündlichen Leistungen immer wieder deutliche Einbußen erfahren. Mit Mitschülern habe sie nur wenig Kontakt aufgenommen, nur einzelne Freundschaften schließen können, da sie erst nach längerer Zeit "aufgetaut" sei. Sie habe sehr unter diesen Zuständen gelitten, sei teilweise deprimiert und verzweifelt gewesen.

Auch außerhalb der Schule, beispielsweise bei Einkäufen, habe sie es kaum geschafft, in eine Bäckerei zu gehen und Brot zu kaufen, da sie ja dann mit einer fremden Person habe sprechen müssen.

In der Jugend hätten die Beeinträchtigungen fortbestanden. So sei sie fast nicht in der Lage gewesen, alleine oder auch in Begleitung z.B. ins Kino oder Theater bzw. in die Disco zu gehen. Immer wieder sei sie ängstlich, angespannt, nervös, zitternd dagestanden und habe nicht gewusst, wie sie es schaffen könne, jemanden anzusprechen.

Über Jahre habe sie sich somit durchgekämpft und versucht, eine "Fassade" aufzubauen, dass man ihr ihre nach ihrer Sicht übertriebenen Ängste nicht ansehen könne. Nach dem Abitur habe sie ihr Studium ergriffen und sei darin auch erfolgreich gewesen. Jetzt jedoch fühle sie, dass es nicht mehr weitergehe, da sie einen neuen Arbeitsplatz bekommen habe, an dem sie sehr viele soziale Kontakte aufbauen müsse, so dass sie ihren Tagesablauf minuziös planen müsse, um einigermaßen mit den sozialen Anforderungen zurecht zu kommen. Sie versuche, sich zu verstellen, gute Miene zum bösen Spiel zu machen. Jeweils nach ihrem Arbeitstag fühle sie sich komplett physisch erschöpft.

Die Patientin gibt an, sich wegen dieser Probleme noch nie in ärztliche oder psychologische Behandlung begeben zu haben, da sie ihren Zustand als "naturgegeben", unveränderbar und schicksalhaft empfunden habe.

Sie beschreibt, dass ihr Vater ebenfalls sehr empfindlich, kränkbar und sozial zurückgezogen gelebt habe, und

	DSM-IV		ICD-10
a)	Ausgeprägte und anhaltende Angst vor einer oder mehreren sozialen oder Leistungssituationen, in denen die Person mit unbekannten Personen konfrontiert ist oder von anderen Personen beurteilt werden könnte. Der Betroffene befürchtet, Verhalten (oder Angstsymptome) zu zeigen, das demütigend oder peinlich sein könnte.	a)	Entweder eine deutliche Furcht oder eine deutliche Vermeidung, im Zentrum der Aufmerksamkeit zu stehen oder vor Situationen, in denen die Angst besteht, sich peinlich oder erniedrigend zu verhalten.
b)	Die Konfrontation mit der gefürchteten sozialen Situation ruft fast immer eine unmittelbare Angstreaktion hervor, die das Erscheinungsbild einer situationsgebundenen oder situationsbegünstigten Panikattacke annehmen kann.	b)	Mindestens zwei Angstsymptome sowie zusätzlich mindestens eines der folgenden Symptome: Erröten oder Zittern, Angst zu erbrechen, Miktions- oder Defäkationsdrang bzw. Angst davor.
c)	Die Person erkennt, dass die Angst übertrieben oder unbegründet ist.	c)	Deutliche emotionale Belastung durch die Angstsymptome oder das Vermeidungsverhalten und die Ansicht, dass die Symptome oder das Vermeidungsverhalten übertrieben und unvernünftig sind.
d)	Die gefürchteten sozialen oder Leistungssituationen werden vermieden oder nur unter intensiver Angst oder Unwohlsein ertragen.	d)	Die Symptome beschränken sich ausschließlich oder vornehmlich auf die gefürchteten Situationen oder auf Gedanken an diese.
e)	Das Vermeidungsverhalten, die ängstliche Erwartungshaltung oder das strikte Unbehagen in den gefürchteten sozialen oder Leistungssituationen beeinträchtigen deutlich die normale Lebensführung der Person, ihre berufliche oder schulische Leistung oder soziale Aktivitäten oder Beziehungen, oder die Phobie verursacht erhebliches Leiden.	e)	Die Symptome sollten weder sekundär einer anderen psychiatrischen Erkrankung folgen oder nicht Folge einer kulturell akzeptierten Anschauung sein.
f)	Bei Personen unter 18 Jahren hält die Phobie über mindestens sechs Monate an.		
g)	Die Angst oder Vermeidung ist nicht sekundär auf Substanzeinnahme, einen medizinischen Krankheitsfaktor oder eine andere psychische Störung zurückzuführen.		
h)	Wenn ein medizinischer Krankheitsfaktor oder eine andere psychische Störung vorliegen, so stehen diese nicht im Zusammenhang mit der unter Kriterium a) beschriebenen Angst, z.B. nicht Angst vor Stottern, Zittern bei Parkinsonscher Erkrankung oder bei einer Essstörung.		

Tab. 4.1: Vergleich der diagnostischen Kriterien der sozial-ängstlichen Erkrankung (sozialen Phobie) im DSM-IV und ICD-10.

vermutet, dass dieser ebenfalls an einer sozialen Angst leide.

In letzter Zeit fühle sie sich zunehmend deprimiert, hilflos, ihr mache das Leben keine Freude mehr, grüble ständig über ihre Situation nach, weise massive Schlafstörungen auf, teilweise denke sie daran, dass das Leben keine Sinn mehr mache. Aktive Suizidpläne verneint die Patientin.

Bei dieser Patientin werden typische Merkmale der sozial phobischen Erkrankung deutlich: Übereinstimmend berichten die meisten epidemiologischen Studien, dass die sozialphobische Erkrankung im Kindes- und Jugendalter beginnt. So berichten Schneier et al. (1992), dass bei 26 % die Erkrankung im Alter von 11 bis 15 Jahren beginnt und nur bei 10 % jenseits des 26. Lebensjahrs erstmals auftritt. Diese Ergebnisse wurden im wesentlichen durch die Studie von Lépine et al. (1999) bestätigt. In der deutschen EDSP-Studie von Wittchen et al. (1999) ergab sich für den generalisierten Subtyp der sozialen Phobie ein Altersgipfel von 11,5 bis 12,5 Jahren. Diese Ergebnisse konnten auch durch die Studien von Magee et al. (1996) sowie Schatzberg et al. (1998) bestätigt werden.

Charakteristisch ist auch ein deutlich höherer Frauenanteil im Verhältnis 1,5 bis 2 Frauen auf einen Mann.

Kennzeichnend ist darüber hinaus ein chronischer Verlaufstyp.

In der bisher einzigen prospektiven Studie unter naturalistischen Bedingungen im Rahmen des so genannten Harvard-Projektes ermittelten Reich et al. (1994) bei 140 Patienten eine durchschnittliche Krankheitsdauer von 18 Jahren. Nur 39 % der Patienten wiesen keine zusätzliche Diagnose einer Panikstörung, Agoraphobie oder generalisierten Angststörung auf. In dieser 65-wöchigen Follow-up-Studie erzielten nur 11 % eine komplette Remission, 25 % eine Partialremission und 45 % eine minimale Remission ihrer Symptomatik.

Die Ursachen der Chronizität sind vermutlich vielfältig; neben autonomen neurobiologischen Faktoren, die primär die Störungsdauer determinieren, ist - wie der vorliegende Fallbericht zeigt - charakteristisch, dass sich die meisten Patienten aus verschiedenen Gründen nicht an eine psychosoziale, medizinische oder andere Einrichtung zur Diagnostik und Therapie wenden. Die meisten Patienten empfinden typischerweise ihre Problematik als unveränderbar, schicksalhaft, oder als charakterliches Defizit, das therapeutisch unbeeinflussbar sei. Viele haben auch Angst, ihre Befürchtungen zu artikulieren und auf Unverständnis im ärztlich-medizinischen System zu stoßen. Viele Patienten machen heute die Erfahrung, dass ihre Angst auch nicht ernst genommen und bagatellisiert wird, was dazu beiträgt, dass sich viele Patienten im Sinne eines Eigentherapieversuchs, und um sich weiteren psychosozialen Ausgrenzungen und Demütigungen zu entziehen, im Laufe der Jahre eine "Fassade" zulegen, so dass ihre Ängste nicht nach Außen treten. Viele Patienten wirken tatsächlich "unauffällig".

Folgen der unerkannten, nicht diagnostizierten und behandelten sozialen Phobie sind häufig komorbide Erkrankungen (☞ unten), wie im vorliegenden Fall eine depressive Episode mit passiven Todeswünschen.

Cox et al. (1994) wiesen nach, dass 34 % der untersuchten Sozialphobiker Suizidgedanken im vergangenen Jahr hatten. Zwei von vierzehn Patienten unternahmen einen Suizidversuch, 12 % berichteten über Suizidversuche in früheren Jahren.

Die Unterscheidung von so genannter generalisierter sozialer Phobie, wie sie derzeit getroffen wird, ist keineswegs verbindlich und eindeutig definiert. Studien von Herbert et al. (1992), Turner et al. (1992) sowie Holt et al. (1992) machten nicht nur deutlich, dass die Autoren divergente Kriterien für eine sogenannte isolierte oder generalisierte soziale Phobie verwendeten, darüber hinaus zeigte sich, dass sich die verschiedenen Subtypen je nach verwendeter Methode beispielsweise Selbstbericht, Fragebögen oder Verhaltenstests keineswegs eindeutig differenzieren ließen.

Während sich in der Studie von Mannuzza et al. (1995) für den generalisierten Subtyp Unterschiede bezüglich Heiratsstatus (34:37 %), früherem Beginn, stärkerer Komorbidität mit atypischer Depression und Alkoholabhängigkeit nachweisen ließen, konnten derartige Unterschiede in der Kohortenstudie von Weinschenker et al. (1996) nicht nachgewiesen werden. Insoweit besteht sowohl hinsichtlich der Kriterien oder Unterscheidbarkeit, als auch der klinischen Bedeutung einer derartigen Differenzierung ein weiterer Forschungsbedarf.

4.1.1. Epidemiologie und Komorbidität

Schätzungen zur Prävalenz differieren je nach verwendeter Klassifikation, Stichprobendefinition, Untersuchungsmethodik erheblich. Die Mehrheit der Studien ermittelte eine Lebenszeit-Prävalenz zwischen zwei und vier Prozent (☞ Tab. 4.2+4.3).

DSM-III		
ECA	3,7 %	Eaton 1991
Puerto Rico	1,6 %	Canino et al. 1987
Edmonton	1,7 %	Bland et al. 1988
Paris	4,1 %	Lépine et al. 1993
Zürich	3,8 %	Degonda u. Angst 1993
München	2,5 %	Wittchen et al. 1992
Florenz	1,0 %	Faravelli et al. 1989
Island	3,5 %	Lindal u. Stevenson 1993
Seoul	0,5 %	Lee et al. 1990
Taiwan	0,4-0,6 %	Hwu et al. 1989
DSM-III-R		
Basel	16,0 %	Wacker et al. 1992
NCS-Studie	13,3 %	Kessler et al. 1994
DSM-IV		
EDSP-Studie	3,5 %	Wittchen et al. 1999
Frankreich-Studie		Lépine u. Pelissolo 1997
Moderate soziale Angst	7,3 %	
Schwere soziale Angst	1,9 %	

Tab. 4.2: Lebenszeitprävalenz der sozialen Phobie.

Die wesentlichsten Unterschiede hinsichtlich der ermittelten Prävalenz bestehen zwischen der NCS-Studie (1994) und der ECA-Studie (1991).

Die wesentlich höhere Prävalenz der NCS-Studie erklärt sich hierbei einerseits durch sensitivere Befragungsinstrumente mit Exploration mehrerer sozialer Situationen, andererseits durch die Verwendung eines breiteren, aber auch unschärferen diagnostischen Konzepts.

Andrews et al. (1999) konnten nachweisen, wie unterschiedlich Prävalenzschätzungen ausfallen, je nachdem, welche diagnostischen Konzepte verwendet werden. In dieser Studie wurden unter Zugrundelegung von DSM-IV eine Prävalenz von 10,5 (strengeres Konzept) im Vergleich zu 12,9 bei Verwendung von ICD-10-Kriterien ermittelt, hierbei betrug die diagnostische Übereinstimmung lediglich 66 %. Interessant hinsichtlich der Kontinuitätshypothese sozialphobischer Erkrankungen ist, dass unter Berücksichtigung des Schweregrades mit deutlicher psychosozialer Beeinträchtigung mit Krankheitswert wesentlich niedrigere Prävalenzzahlen ermittelt werden, ähnlich den Ergebnissen früher Studien der 80-er Jahre; so zeigten Lépine und Pelissolo eine Prävalenz für sogenannte schwere soziale Angststörungen von lediglich 1,9 % auf.

Die Komorbididät der Sozialphobie mit anderen psychiatrischen Störungen ist hoch, in der ECA-Studie von Schneier et al. (1992) wiesen nur 29 % der untersuchten Personen mit Sozialphobie keine weitere psychiatrische Erkrankung in ihrer Lebenszeit auf, Magee et al. (1996) konnte in der NCS-Studie nur einen Anteil von 19 % "reiner" Sozialphobiker nachweisen.

Der Begriff Komorbidität beschreibt hierbei verschiedene Formen der Beziehung psychischer Störungen, von einer bloßen Assoziation bis hin zu so engen Beziehungen, so dass die vielen subsumierten Störungen als Ausdruck ein und derselben Erkrankung aufgefasst werden könnten (Tyrer, 1999). Hier muss insbesondere die Bedeutung hierarchischer Regeln in der Diagnostik beachtet werden, um eine eher zufällige von einer echten Komorbidität zu differenzieren. In den meisten neueren epidemiologischen Studien ist die Existenz einer depressiven Störung oder anderen Angsterkrankung kein Ausschlusskriterium für eine sozial ängstliche Erkrankung. Dies ist jedoch problematisch und kann auch zu einer Überschätzung der echten Komorbidität führen, da beispielsweise viele Patienten mit depressiven Störungen syndromal gleichzeitig ein sozial phobisches Verhalten aufweisen, das jedoch durch die Depression erklärt ist und nach Abklingen der depressiven Symptomatik remittiert. Insoweit handelt es sich hier um ein methodisches Artefakt.

Studien	Autoren	N	Einfache Phobie	Panikstörung	Agoraphobie	Generalisierte Angststörung	PTSD	Dysthymie	Major Depression
ECA	Schneier et al. 1992	10344	9,2	3,2	11,8			44	4,3
ECA	Davidson et al. 1993	3801	8,3	10,6	12,1	4,2	8,4	-	6,8
Zürich	Angst 1993	591	5,8	3,1	16,7	5,8		3,4	2,8
NCS	Magee et al. 1996	8048	7,7	4,8	7,1	3,8		3,1	3 +

Tab. 4.3: Odds Ratios der Lebenszeitprävalenz von Sozialphobie, anderen Angststörungen und prospektiven Erkrankungen in epidemiologischen Studien.

Störungen	Agoraphobie	Einfache Phobie	Soziale Phobie
	%	%	%
Affektive Störungen			
Major Depression	45,9	42,3	37,2
Dysthymie	16,0	15,8	14,6
Manie	8,6	8,0	5,1
Andere affektive Störungen	50,9	46,8	41,4
Angsterkrankungen			
Generalisierte Angststörung	19,8	16,0	13,3
Agoraphobie	...	27,0	23,3
Einfache Phobie	45,6	...	37,6
Soziale Phobie	46,5	44,5	...
Panikstörung	21,6	14,8	10,9
Panikattacken	35,8	27,0	20,7
PTSD	22,6	19,7	15,8
Irgendeine Angststörung	74,1	68,7	56,9
Substanzmissbrauch			
Alkoholmissbrauch ohne Abhängigkeit	9,3	11,3	10,9
Alkoholabhängigkeit	21,2	23,6	23,9
Drogenmissbrauch ohne Abhängigkeit	4,2	5,0	5,3
Drogenabhängigkeit	17,3	14,8	14,8
Irgendein Substanzmissbrauch	36,3	39,4	39,6
Zusammenfassung			
Irgendeine andere Störung	87,6	83,4	81,0
Eine Störung	15,1	17,1	18,9
Zwei Störungen	18,5	13,7	14,1
Drei Störungen	54,0	52,5	48,0

Tab. 4.4: Komorbidität von Angststörungen mit anderen psychischen Störungen (Magee et al., 1996).

Auch methodische Gesichtspunkte, wie beispielsweise die Datenerhebung epidemiologischer Studien mit klinischen Interviews durch Experten, so genannten informierten Ratern oder lediglich mit Fragebogeninstrumenten, führen zu unterschiedlichen Schätzungen der Komorbidität.

Unter Berücksichtigung dieser methodenkritischen Aspekte konnten für die sozialen Phobie hohe Komorbiditätsziffern insbesondere mit Angsterkrankungen und depressiven Störungen (Lebenszeitprävalenz) ermittelt werden.

Tab. 4.4 zeigt einen Vergleich der Komorbidität von sozialer Phobie mit der Agoraphobie und der einfachen Phobie und anderen psychiatrischen Störungen.

In der NCS-Studie (Magee et al., 1996) wiesen nun 39,6 % der sozial ängstlichen Patienten keinen Typus von Substanzabusus oder Abhängigkeit (Odds Ratio 2.0) auf, bei 24 % bestand eine Lifetime-Diagnose einer Alkoholabhängigkeit. Umgekehrt ermittelten Kessler et al. (1997) unter Patienten mit Alkoholabhängigkeit in der NCS-Studie eine Prävalenz der Sozialphobie von 19 % bei den Männern und 30 % bei den Frauen.

Diese Komorbiditätsziffern besitzen eine besondere therapeutische Relevanz, da davon ausgegangen werden kann, dass vor allem bei längerer Krankheitsdauer Komorbidität eher die Regel als die Ausnahme ist, sich insoweit auch therapeutische Behandlungsstrategien diesem Problem stellen müssen.

4.1.2. Differenzialdiagnose

Die wichtigste, wenn auch schwierigste Differenzialdiagnose auf dem Hintergrund bisher ungelöster konzeptueller Schwierigkeiten in der Klassifikation sozial phobischer Störungen ist die sogenannte *vermeidend-selbstunsichere Persönlichkeitsstörung*, deren Kriterien in Tab. 4.5 aufgeführt sind.

Ein tiefgreifendes Muster von sozialer Gehemmtheit, Insuffizienzgefühl und Überempfindlichkeit gegenüber negativer Beurteilung. Der Beginn liegt im frühen Erwachsenenalter, die Störung manifestiert sich in verschiedenen Situationen. Mindestens vier der folgenden Kriterien müssen erfüllt sein:	
1.	Vermeidend aus Angst vor Kritik, Missbilligung oder Zurückweisung beruflicher Aktivitäten, die engere zwischenmenschlich Kontakt mit sich bringen.
2.	Lässt sich nur widerwillig mit Menschen ein, sofern er sich nicht sicher ist, dass er/sie gemocht wird.
3.	Zeigt Zurückhaltung in intimeren Beziehungen, aus Angst, beschämt oder lächerlich gemacht zu werden.
4.	Ist stark davon eingenommen, in sozialen Situationen kritisiert oder abgelehnt zu werden.
5.	Ist auf Grund der eigenen Unzulänglichkeit in neuen zwischenmenschlichen Beziehungen gehemmt.
6.	Hält sich für gesellschaftlich unbeholfen, persönlich unattraktiv oder anderen gegenüber unterlegen.
7.	Nimmt außergewöhnlich ungern persönliche Risiken auf sich oder irgendwelche neuen Unternehmungen in Angriff, weil dies sich als beschämend erweisen könnte.

Tab. 4.5: Diagnostische Kriterien der vermeidend-selbstunsicheren Persönlichkeitsstörung nach DSM-IV.

Die Validität dieser Diagnose in Abgrenzung zur sozialen Phobie muss als fraglich angesehen werden; schon die Studien von Herbert et al. (1992), Turner (1992) sowie Holt et al. (1992) zeigten, dass zahlreiche Patienten mit generalisierter sozialer Phobie keine ängstlich-vermeidende Persönlichkeitsstörung aufwiesen, und nur wenige Patienten mit dieser Diagnose keine sozial phobische Erkrankung. Hieraus wird die Vermutung, dass es sich bei der ängstlich-vermeidenden Persönlichkeitsstörung um eine chronifiziertere Variante der sozialen Phobie mit stärkerer Krankheitsausprägung handelt, abgeleitet. Vergleicht man die diagnostischen Kriterien unter phänomenologischen Gesichtspunkten, so zeichnen sich Patienten mit dieser Störung eher dadurch aus, dass soziale Kontakte unter dem Aspekt der Kritik, Zurückweisung oder sozialen Akzeptanz gewertet werden, weniger unter dem Aspekt der primären Kontaktaufnahme. Somit lassen sich unter klinischem Aspekt sehr wohl wichtige Unterschiede benennen, dennoch erscheint der Übergang zwischen beiden Störungen, sofern sie als Endpunkte eines Kontinuums konzipiert würden, fließend. Wenn eine Persönlichkeitsstörung als primär überdauerndes Muster konzipiert wird, könnte die Unterscheidung zur Sozialphobie mit chronischer Dauer vor allem in den oben angesprochenen psychopathologischen Merkmalen bestehen.

Dass die unter dieser Diagnose gefassten psychopathologischen Merkmale störungsrelevant sind, zeigt die nachgewiesene hohe Komorbidität; beispielsweise wiesen in der Studie von Reich et al. (1994) der Hälfte der untersuchten Fällen beide Diagnosen auf.

Eine weitere Differenzialdiagnose stellt die Panikstörung mit und ohne Agoraphobie dar. Viele Patienten erleben bei der Annäherung oder Konfrontation mit sozialen Situationen "panikartige" Zustände mit psychovegetativen Merkmalen. Die Unterscheidung zur Panikstörung ergibt sich dadurch, dass Panikattacken per definitionem nicht sozialkontextabhängig ausgelöst werden.

Eine wichtige Abgrenzung stellt die Unterscheidung zur wahnhaften bzw. schizophrenen Störung dar. Es kann besondere diagnostische Sorgfalt erfordern, um die von vielen Sozialphobikern erlebte kritische Beobachtung durch Andere von unkorrigierbar wahnhaften Überzeugungen im Sinne eines Beobachtungserlebens oder Beobachtungswahns abzugrenzen.

Kasuistik

Der 29-jährige verheiratete Unternehmer stellt sich in Begleitung seiner Freundin in der Angstambulanz der Psychiatrischen Klinik der LMU zur diagnostischen Einordnung eines sozialphobischen Syndroms vor.

Der Patient kontaktet die Angstambulanz, weil er über Medienberichte hiervon erfahren hat und durch eigene Lektüre glaubt, eine sozialphobische Erkrankung aufzuweisen.

Im Aufnahmegespräch berichtet der Patient, dass er seit ca. 9 Jahren progredient zunehmend Ängste im Kontakt mit anderen Menschen aufgebaut habe, die er sich nicht erklären könne. Er sei jetzt kaum noch in der Lage, Behördengänge zu erledigen, sich mit Freunden oder Bekannten zu treffen, ein Restaurant aufzusuchen. Telefonate mit ihm nicht bekannten Personen fielen ihm schwer. Er erlebe jedes Mal eine ausgeprägte innere Unruhe, er beginne zu zittern, habe Schweißausbrüche, laufe rot an. Er könne den Menschen nicht mehr in die Augen schauen. Er habe Angst vor der kritischen Prüfung durch Andere. Er fühle sich auch auf der Straße beobachtet, habe hierbei ein "komisches Gefühl", wenn er spazieren gehe. Manchmal glaube er, er sei "wie durchsichtig". Er glaube zu bemerken, dass andere Menschen ihn gezielt anschauen und "mustern". Er sei in solchen Situationen vor allem verärgert, baue eine Spannung auf, wenn ihn jemand anschaut; manchmal habe er eine solche Wut, dass er das Bedürfnis habe, zu schreien oder an die Wand zu schlagen, wenn er sich beobachtet fühle.

Auslöser für diese Ängste lassen sich nicht eruieren.

Fremdanamnestisch beschreibt die Freundin einen Wesenswandel, da der Patient vor Beginn seiner Erkrankung ausgesprochen kontaktfreudig, humorvoll und frei von jeden sozialen Ängsten gewesen sei.

Beurteilung: Bei diesem Patienten liegt eine wahnhafte Störung vor. Typischerweise begann diese Erkrankung erst im Alter von 20 Jahren, prämorbid wird der Patient als gesellig und kontaktfreudig beschrieben.

Für die wahnhafte Störung spricht das Gefühl des unkontrollierten Beobachtetwerdens, des sich als "durchsichtig" Erlebens, sowie die emotionalen Reaktionen von Wut, Ärger bis hin zum Bedürfnis nach verbal aggressiven oder anderen tätlichen aggressiven Handlungen in sozialen Kontakten.

4.1.3. Komplikationen und Folgen der Erkrankung

Neben den klinischen Folgen von Komorbidität und Suizidalität zeigten sich in epidemiologischen Studien beträchtliche psychosoziale Beeinträchtigungen bei den Patienten; so konnte in den Studien von Schneier et al. (1992) sowie Magee et al. (1996) nachgewiesen werden, dass Patienten mit sozialer Phobie eher einen geringen sozioökonomischen Status und niedrige Ausbildungsstandards aufwiesen und auch eher unverheiratet waren.

In der Studie von Davidson et al. (1993) konnte belegt werden, dass in den letzten sechs Monaten unabhängig vor vorliegender Komorbidität 32,6 % der Patienten medizinische Dienste wegen psychologischer Probleme aufsuchten, jedoch nur 3 % wegen sozialer Angstprobleme. Im Vergleich zu Patienten mit Agoraphobie (41 %), suchten nur 19 % mit sozialer Angst in der NCS-Studie (Schneier et al., 1992) professionelle Hilfe auf, nur 6,2 % nahmen medikamentöse Hilfe in Anspruch im Vergleich zu 21,6 % der Patienten mit Agoraphobie. In der EDSP-Studie von Wittchen et al. (1999) zeigten sich bei Jugendlichen und jungen Erwachsenen signifikante Beeinträchtigungen der Patienten im Bereich Arbeit, Schule und Haushaltsmanagement, wobei Patienten mit komorbider Störung besonders stark betroffen waren. Ein Fünftel der komorbiden generalisierten Sozialphobiker waren beispielsweise mehr als zwei Tage im vergangenen Monat nicht in der Lage, wegen ihrer Erkrankung eine Schule oder Universität zu besuchen.

Literatur

Andrews, G., Slade, T., Peters, L. (1999). Classification in psychiatry: ICD-10 versus DSM-IV. Br. J. Psychiatry 174: 3-5.

Angst, J. (1993). Comorbidity of anxiety, compulsions, and depression. Int Clin Psychoneuropharmacology 8: 21-25.

Bland, R.C., Orn, H., Newman, S.C. (1988). Lifetime prevalence of psychiatric disorders in Edmonton. Acta Psychiatrica Scandinavica 77, Suppl. 338: 24-32.

Canino, G.J., Bird, H.R., Shrout, P.E., Rubio-Stipec, M., Bravo, M., Martinez, R., Sesman, M., Guevara, L.M. (1987). The prevalence of specific psychiatric disorders in Puerto Rico. Arch Gen Psychiatry 44: 727-735.

Cox, B.J., Dierfeld, D.M., Swinson, R.P., Norton, G.R. (1994). Suicidal ideation and suicide attempt in panic disorder and social phobia. Am J Psychiatry 151: 882-887.

Davidson, J.R.T., Hughes, D.C., George, L.K., Blazer, D.G. (1993). The epidemiology of social phobia: findings from the Duke Epidemiologic Catchment Area Study. Psychological Med 23: 709-718.

Degonda, M., Angst, J. (1993). The Zurich study: XX. Social phobia and agoraphobia. Eur Arch Psychiatry Clin Neuroscience 243: 95-102.

Faravelli, C., Degl'Innocenti, B.G., Aiazuzi, L., Incerpi G., Pallanti, S. (1989). Epidemiology of anxiety disorder in Florence. J Affective Disorder 19: 1-5.

Herbert, J.D., Hope, D.A., Bellack, A.S. (1992). Validity of the distinction between generalised social phobia and avoidant personality disorder. J Abnormal Psychology, 101 (2): 340-343.

Holt, C.S., Heimberg, R.G., Hope, D.A. (1992). Avoidant personality disorder and the generalized subtype of social phobia. J. Abnormal Psychology, 101: 318-325.

Hwu, H.G., Yeh, E.K., Chang, L.Y. (1989). Prevalence of psychiatric disorders in Taiwan defined by the Chinese Diagnostic Interview Schedule. Acta Psychiatrica Scandinavica 79: 136-147.

Kessler, R.C., McGonagle, K.A., Zhao, S., Nelson, C.B., Hughes, M., Eshleman, S., Wittchen, H.U., Kendler, K.S. (1994). Lifetime and 12-month prevalence of DSM-III-R psychiatric disorders in the United States. Results from the National Comorbidity Survey. Arch Gen Psychiatry 51: 8-19.

Kessler, R.C., Crum, R.M., Warner, L.A., Nelson, C.B., Schulenberg, J., Anthony, J.C. (1997). Lifetime co-occurence of DSM-III-R alcohol abuse and dependence with other psychiatric disorders in the National Comorbidity Survey. Arch Gen Psychiatry 54: 313-321.

Lee, C.K., Kwak, Y.S., Yamamoto, J., Rhee, H., Kim, Y.S., Han, J.H., Choi, J.O., Lee, Y.H. (1990). Psychiatric epidemiology in Korea Part I: Gender and age differences in Seoul. J Nerv Mental Disease 178: 242-246.

Lépine, J.P., Lellouch, J., Lovell, A., Téhérani, M., Pariente, P. (1999). L'épidémiologie des troubles anxieux et dépressifs dans une population générale française. Confrontations Psychiatriques 35: 1-23.

Lépine, J.P., Wittchen, H.U., Essau, C.A. (1996). Lifetime and current comorbidity of anxiety and affective disorders: results from the international WHO/ADAMHA CIDI field trials. Int J Methods Psychiatry Res 3: 67-77.

Lépine, J.P., Pélissolo, A. (1997). Diagnostic thresholds and definition of social phobia. Paper presented during the 6th World congress of Biological Psychiatry, Nice, June 22-27 1997. Abstr in Biol Psychiatry 42 (Suppl 1S): 133 S.

Lindal, E, Stefansson, J.G. (1993). The lifetime prevalence of anxiety disorders in Iceland as estimated by the US National Institute of Mental Health Diagnostic Interview Schedule. Acta Psychiatrica Scandinavica 88: 29-34.

Magee W.J., Eaton, W.W., Wittchen, H.U., McGonagle, K.A., Kessler, R.C. (1996). Agoraphobia, simple phobia, and social phobia in the National Comorbidity Survey. Arch Gen Psychiatry 53: 159-168.

Mannuzza, S., Schneier, F.R., Chapman, T.F., Liebowitz, M.R., Klein, D.F., Fyer, A.J. (1995). Generalized social phobia. Reliability and validity. Arch Gen Psychiatry 52: 230-237.

Reich, J., Perry, J.C., Shera, D., Dyck, I., Vasile, R., Goisman, R.M., Rodriguez Villa, F., Massion, A.O., Keller, M. (1994). Comparison of personality disorders in different anxiety disorder diagnoses: panic, agoraphobia, generalized anxiety, and social phobia. Annals Clin Psychiatry 6: 125-134.

Reich, J., Goldenberg, I., Vasile, R., Goisman, R., Keller, M. (1994a). A prospective, follow-along study of the course of social phobia. Pychiatry Res 54: 249-258.

Schatzberg, A.S., Samson, J.A., Rothschild, A.J., Bond, T.C., Regier, D.A. (1998). McLean Hospital research facility: early-onset phobic disorders and adult-onset major depression. Br J Psychiatry 173 (suppl. 34): 29-34.

Schneier, F.R., Johnson, J., Hornig, C.D., Liebowitz, M.R., Weissman, M.M. (1992). Social phobia. Comorbidity and morbidity in an epidemiological sample. Arch Gen Psychiatry 49: 282-288.

Turner, S.M., Beidel, D.C, Townsley, R.M. (1992). Social phobia: a comparison of specific and generalized subtypes and avoidant personality disorder. J Abnormal Psychology 101: 326-331.

Tyrer, P. (1999). Anxiety and its disorders: a sideways glance. London: Imperial College Press.

Wacker, H.R., Müllejeans, R., Klein, K.H., Battegay, R. (1992). Identification of cases of anxiety disorders and affective disorders in the community according to ICD-10 and DSM-III-R by using the Composite International Diagnostic Interview (CIDI). Int J Methods Psychiatry Res 2: 91-100.

Weinshenker, N.J., Goldenberg, I., Rogers, M.P., Goisman, R.M., Warshow, M.G., Fierman, E.J., Vasile, R.G., Keller, M.B. (1996). Profile of a large sample of patients with social phobia: comparison between generalised and specific social phobia. Depr. Anx. 4: 209-216.

Wittchen, H.U., Essau, C.A., Zerssen, D. v., Krieg, J.C., Zaudig, M. (1992). Lifetime and sixmonth prevalence of mental disorders in the Munich follow-up study. Eur Arch Psychiatry Clin Neurosciences 241: 247-258.

Wittchen, H.U., Stein, M., Kessler, R.C. (1999). Social fears and social phobia in a community sample of adolescents an young adults: prevalence, risk factors and comorbidity. Psycholog Med 29. 309-323.

4.2. Hypothesen zur Ätiologie

(B. Bandelow)

Die ausführliche wissenschaftliche Beschäftigung mit der sozialen Phobie hat erst in den letzten Jahren begonnen. Daher existieren im Vergleich zu anderen Angststörungen, wie z.B. der Panikstörung, nur wenige Studien, die sich mit der Aufklärung der Ätiopathogenese der Sozialphobie befassen.

> Wie bei anderen Angststörungen werden traumatische Kindheitserlebnisse, bestimmte Eltern-Kind-Interaktionen, Erziehungsstile, traumatisch erlebte soziale Situationen, Modell-Lernen, genetische Faktoren sowie neurobiologische Ursachen diskutiert (Bandelow et al., 2004a).

4.2.1. Traumatische Kindheitserfahrungen

David et al. (1995) und Stein et al. (1996) untersuchten Patienten mit Sozialphobie und anderen Angststörungen. Kindheitstraumata wurden häufiger als in der Kontrollgruppe berichtet; allerdings wurden die Ergebnisse für Sozialphobiepatienten in diesen Studien nicht von den anderen Angstpatienten getrennt aufgeführt. Tweed et al. (1989) fanden keinen Zusammenhang zwischen einer Trennung durch Scheidung bzw. Tod der Eltern und einer Sozialphobie, allerdings in einer nichtklinischen Stichprobe. In einer eigenen retrospektiven Untersuchung berichteten Patienten mit einer sozialen Phobie signifikant häufiger als Kontrollpersonen, schwerwiegende Traumata (wie längere Trennung von den Elteren oder sexueller Missbrauch) erlitten zu haben (Bandelow et al., 2004b).

4.2.2. Elterliche Interaktions- und Erziehungsstile

In einigen Studien konnte gezeigt werden, dass Patienten mit einer Sozialphobie - verglichen mit Kontrollpersonen - ihre Eltern als überbehütend oder zurückweisend einschätzten und sie als Kinder nach ihren Aussagen wenig Wärme und Zuneigung bekommen hatten (Arrindell et al., 1983; Arrindell et al., 1989; Bruch und Heimberg, 1994; Parker, 1979). Studien, die Patienten mit Sozialphobie oder "schüchterne Individuen" mit anderen diagnostischen Gruppen verglichen, fanden gewisse Unterschiede zu Patienten mit Agoraphobie oder spezifischer Phobie, ohne dass sich ein übereinstimmendes Bild ergab - mit der Ausnahme, dass Überbehütung bei sozialer Phobie konsistenter als bei anderen Angststörungen berichtet wurde (Arrindell et al., 1983; Arrindell et al., 1989; Parker, 1979). In einer eigenen Untersuchung gaben Patienten mit sozialer Angststörung retrospektiv an, dass ihre Eltern im Vergleich zu gesunden Kontrollpersonen autoritärer, dominanter und strenger gewesen seien und weniger Zuneigung gezeigt hatten (Bandelow et al., 2004b).

Das Problem solcher retrospektiver Einschätzungen elterlichen Interaktionsverhaltens ist, dass nicht sicher festgestellt werden kann, ob die im Vergleich zu Kontrollgruppen häufigeren Berichte über ungünstiges Interaktionsverhalten auf einem tatsächlichen Fehlverhalten der Eltern beruhen oder nur subjektiv so wahrgenommen werden, da ja auch bei den Patienten eine rein biologisch begründbare oder persönlichkeitsbedingte Überempfindlichkeit gegen zurückweisendes Verhalten bestehen könnte. Außerdem besteht die Möglichkeit, dass Patienten im Gegensatz zu Gesunden Vermutungen zur Entstehung ihrer Krankheit anstellen und eher geneigt sind, landläufige Theorien zur Genese durch das Elternverhalten zu übernehmen - sei es aus der Laienpresse oder durch Vorerfahrungen in der Psychotherapie.

4.2.3. Psychodynamische Erklärungen

Schamerfahrungen in der Kindheit, Separationsangst, Schuldgefühle wegen aggressiver Gefühle gegenüber anderen und eine Einschränkung der Autonomie durch die Mutter wurden mit der Entwicklung sozialer Ängste in Verbindung gebracht (Gabbard, 1992). Psychodynamische Überlegungen zur Ätiologie der Sozialphobie werden in Kap. 4.3.2 ausführlich beleuchtet.

4.2.4. Traumatisch erlebte soziale Situationen

Die Möglichkeit, dass soziale Ängstlichkeit durch traumatische Erlebnisse in sozialen Situationen auf dem Wege der Konditionierung entstanden sein kann, wurde retrospektiv untersucht. In einer Untersuchung berichteten 56 % der Patienten mit einer spezifischen sozialen Phobie und 40 % mit einer generalisierten sozialen Phobie, dass ein traumatisches soziales Ereignis zum Ausbruch oder zu einer starken Zunahme ihre Symptome geführt hatte. Folgende Ereignisse wurden berichtet: ausgelacht werden oder einen Fehler machen, wenn man in der Schule aufgerufen wird, beim ersten "date", beim Sprechen in der Öffentlichkeit oder auf einer Party. Nur die Gruppe mit der spezifischen sozialen Phobie unterschied sich signifikant von der gesunden Kontrollgruppe, nicht jedoch die Patienten mit der generalisierten sozialen Phobie (Stemberger et al., 1995). Auch diese Ergebnisse können wegen ihrer Retrospektivität einem systematischen Fehler unterliegen.

4.2.5. Familienstudien

Mehrere Studien fanden konsistent eine größere Häufigkeit sozialer Phobien bei den Verwandten von Patienten mit sozialer Phobie (Fyer et al., 1993; Fyer et al., 1995; Last et al., 1991; Reich und Yates, 1988). Auch wiesen die Ergebnisse darauf hin, dass nicht nur ein "allgemeiner Neurosefaktor" übermittelt wird, sondern eine spezielle Disposition für soziale Phobie. Fyer et al. (1995) fanden z.B. bei den Verwandten von Sozialphobie-Patienten ein höheres Risiko für soziale Phobie als für spezifische oder Agoraphobie. Reich und Yates (1988) fanden wiederum bei den Verwandten von Sozialphobikern ein höheres Risiko für Sozialphobie und ein geringeres für generalisierte Angststörung oder Panikstörung als bei den Verwandten von Patienten mit einer Panikstörung.

Last et al. (1991) dagegen fanden kein erhöhtes Risiko für eine Sozialphobie bei den Verwandten von Kindern mit einer Sozialphobie, verglichen mit Kindern ohne Sozialphobie. In dieser Studie war die Anzahl der untersuchten Kinder mit Sozialphobie (n=9) jedoch zu klein, um das Risiko eines Typ-II-Fehlers auszuschließen. Auch Stemberger et al. (1995) fanden keine Häufung sozialer Ängste in den Verwandten von Patienten mit sozialer Phobie. In unserer eigenen Untersuchung zeigte sich eine deutliche Häufung von familiären Angststörungen bei Patienten mit sozialer Angststörung (Bandelow et al., 2004b).

4.2.6. Modell-Lernen

> Die Übertragung sozial ängstlichen Verhaltens von den Eltern auf die Kinder ist allein noch kein Beleg für eine Vererbbarkeit der Störung, da sozialphobische Eltern ja auch durch Modell-Lernen Verhaltensmuster auf ihre Kinder übertragen können.

Die Kinder könnten lernen, dass soziale Situationen angstbesetzt sind und man sie am besten vermeiden sollte. Es gibt Hinweise für die Beteiligung von Modell-Lernen bei der Entstehung der sozialen Phobie. So berichteten Sozialphobiepatienten retrospektiv, dass ihre Eltern die Meinung anderer Menschen überbetonten, die Bedeutung sozialer Kompetenz dagegen weniger hervorheben und stärker versuchten, ihre Kinder zu isolieren als die Eltern von Agoraphobikern oder gesunden Kontrollen (Bruch und Heimberg, 1989; Bruch und Heimberg, 1994).

Auch hier ist die Verwendung retrospektiver Daten zur Untersuchung möglicher psychosozialer

Ätiologiefaktoren kritisch zu sehen. Nur wenige Studien zur Sozialphobie wurden prospektiv durchgeführt. Zum Beispiel wurden in einer Studie von Schwartz et al. (1999) 79 Kinder im Alter von 13 Jahren untersucht, die bereits im Alter von 21 bzw. 31 Monaten untersucht worden waren. Hier zeigte sich eine starke Assoziation zwischen "Behavioral-Inhibition-Verhalten" im Kleinkindesalter, das durch die systematische Beobachtung der Interaktion der Kinder mit fremden Personen gemessen wird, und sozialer Angst im Adoleszentenalter. Die Autoren werteten die Ergebnisse als Hinweis auf die Existenz eines überdauernden, vererbten, biologisch begründeten "Temperaments". Rosenbaum et al. (1991) fanden bei den Eltern von Kindern mit "Behavioral Inhibition" höhere Sozialphobieraten. Mick und Telch (1998) fanden eine Assoziation zwischen "Behavioral Inhibition" mit Sozialphobie, nicht aber mit generalisierter Angst.

Die Unterscheidung, ob die familiäre Übertragung einer Störung eher durch Modell-Lernen oder durch Vererbung erklärbar ist, kann jedoch letztendlich nur durch Zwillingsstudien getroffen werden.

4.2.7. Zwillingsstudien

Es gibt einige Hinweise für eine Beteiligung genetischer Faktoren (Übersicht bei Stein et al., 2004). Andrews et al. (1990) führten eine große Befragung bei Zwillingspaaren durch. Die Stichprobe enthielt auch 33 Patienten mit sozialer Phobie. Nach dieser Studie ergaben sich keine Hinweise für eine spezielle Vererbbarkeit der sozialen Phobie; vielmehr scheinen die Ergebnisse nach Andrews für eine allgemeine Erblichkeit eines generellen Neurosefaktors zu sprechen. Nach einer anderen Zwillingsstudie ergaben sich jedoch Hinweise für spezifische genetischer Faktoren bei sozialer Phobie (Kendler et al., 1992). In dieser Studie mit 2163 weiblichen Zwillingspaaren fanden die Autoren für monozygoten Zwillingspaare eine höhere Konkordanzrate (24 %) als bei monozygoten Zwillingen (15 %). Nach dieser Untersuchung konnten 21 % der Varianz durch einen speziellen genetischen Faktor für soziale Phobie erklärt werden und 10 % durch einen Faktor, der allgemein für alle Phobien gilt. 68 % der Varianz wurde in dieser Studie Milieufaktoren zugeschrieben.

Andere Studien beschäftigten sich nicht mit einer nach den heutigen diagnostischen Kriterien definiert sozialen Phobie, sondern mit "Schüchternheit". Zwei Zwillingsstudien zeigten bei sozialen Ängsten und Schüchternheit eine höhere Konkordanz bei monozygoten als bei dizygoten Zwillingen (Rose und Ditto, 1983; Torgersen, 1979).

In einer Adoptionsstudie wurden adoptierte und nicht adoptierte Kinder 12 und 24 Monate nach der Geburt untersucht (Daniels und Plomin, 1985). Bei den nicht-adoptierten Kindern wurde eine Korrelation zwischen der Schüchternheit der Mütter und der Kinder festgestellt, nicht aber zwischen der Schüchternheit der adoptierten Kinder und derjenigen der Pflegemütter.

4.2.8. Neurobiologische Faktoren

Während z.B. bei der Panikstörung zahlreiche Befunde neurobiologische Veränderungen nahelegen, existieren bisher nur wenige Untersuchungen, die neurobiologische Unterschiede zwischen Sozialphobie-Patienten und gesunden Kontrollpersonen entdeckten. Bisher wurden kaum Normabweichungen neurobiologischer Parameter gefunden, die für Patienten mit sozialer Phobie typisch sind (van Ameringen u. Mancini, 2004).

Aus der Wirkung bestimmter Psychopharmaka kann jedoch indirekt auf bestimmte neurobiologische Dysfunktionen geschlossen werden.

4.2.8.1. Katecholamine

Da einige der Symptome der sozialen Phobie möglicherweise adrenerg vermittelt sein können (z.B. Erröten, Harndrang, Schwitzen), wurden in einigen Studien die Katecholamine untersucht. Für eine Beteiligung von Katecholaminsystemen spricht auch die Wirksamkeit der selektiven Serotonin-Wiederaufnahme-Hemmer und des Monoaminoxidase-Hemmers Moclobemid bei der sozialen Phobie (☞ Kap. 4.3.3.).

Reden vor Publikum erhöht bei gesunden Personen den Adrenalinspiegel. Bei Patienten mit Sozialphobie wurden in dieser Situation allerdings keine Veränderungen der Katecholamine gefunden. Nach Adrenalingabe kommt es bei Sozialphobiepatienten nicht zu Angstsymptomen. Nach orthostatischer Belastung kommt es bei Sozialphobiepatienten zu höheren Noradrenalinspiegeln als bei Gesunden oder Panikpatienten. Nach Yohimbingabe erhöht sich die Ausscheidung des Noradrenalin-Metaboliten MHPG (☞ Übersicht bei Potts et al., 1996 und Bayle et al., 1999).

Bei anderen Angststörungen, z.B. der Panikstörung, wird eine Störung der Serotonin-Neurotransmission als eine der wahrscheinlichsten biologischen Hypothesen angesehen. Für eine Dysfunktion des Serotoninsystems gibt es erste Hinweise. Nach der Gabe von Fenfluramin, das indirekt zu einer Serotoninfreisetzung führt, kam es bei Sozialphobie-Patienten zu einer abgeschwächten Cortisolresponse (Übersicht bei Potts et al., 1996). Die Dichte der $5HT_2$-Rezeptoren in den Thrombozyten war bei Sozialphobikern zwar nicht signifikant erhöht, korrelierte aber hoch mit dem Schweregrad (Chatterjee et al., 1997).

4.2.8.2. Provokationsmethoden

Bei Patienten mit einer Panikstörung besteht eine Hypersensitivität für 35 %-CO_2-Inhalation. In Vergleichen von Panik- mit Sozialphobiepatienten zeigten beide Gruppen die gleiche Hypersensitivität und unterschieden sich signifikant von gesunden Kontrollen (Caldirola et al., 1997; Gorman et al., 1988).

Laktatinfusionen können bei Panikpatienten Panikattacken auslösen. Dies scheint aber spezifisch für die Panikstörung zu sein: Verglichen mit Panikpatienten, hatten Patienten mit einer sozialen Phobie eine relativ normale Sensititivität für Laktat (Liebowitz et al., 1985). Nach Koffeinprovokation zeigten Sozialphobiker eine normale Laktatresponse, aber stärkere Angstreaktionen als Gesunde (Tancer et al., 1994).

Pentagastrin, ein Cholezystokin-B-Rezeptor-Agonist, löst nicht nur bei Panikpatienten, sondern auch bei Patienten mit sozialer Phobie Panikattacken aus, allerdings in geringerem Maße (McCann et al., 1997).

4.2.8.3. Neuroendokrinologie

Das Schilddrüsensystem zeigte bei Sozialphobiepatienten keine Normabweichungen (Potts und Davidson, 1992; Tancer et al., 1990). Die Wachstumshormon-Response nach Clonidingabe war bei Sozialphobikern ebenso wie bei Panikpatienten abgeschwächt (Tancer et al., 1993). Die Messung des freien Cortisols im Urin zeigte keine Unterschiede zu Normalpersonen (Uhde et al., 1994) - im Gegensatz zu Panikpatienten (Bandelow et al., 1997). Der Dexamethasonsuppressionstest zeigte ebenfalls keine Auffälligkeiten (Potts et al., 1996).

4.2.8.4. Bildgebende Verfahren

Nur einige wenige Untersuchungen mit bildgebenden Verfahren wurden durchgeführt, die insgesamt noch keine Rückschlüsse auf spezifische Dysfunktionen zulassen (Frederikson u. Furmark, 2004). Davidson et al. (1993) und Tupler et al. (1997) fanden mit Hilfe der Magnetresonanzspektroskopie Unterschiede in der Anreicherung verschiedener Aminosäuren bei Sozialphobiepatienten und Kontrollen. Potts et al. (1996) beobachteten in der Kernspintomographie anatomische Veränderungen des Putamen im Vergleich zu Kontrollen. Tiihonen et al. (1997) fanden bei Sozialphobiepatienten eine verminderte Dichte von Dopamin-Wiederaufnahmestellen. Miner et al. (1995) fanden in SPECT-Untersuchungen bei Sozialphobiepatienten, die unter einer Therapie mit Fluoxetin gebessert wurden, eine stärkere Anreicherung des Medikaments - ein weiterer Hinweis für eine Beteiligung des Serotoninsystems. Furmark et al. (2002) fanden eine Verminderung des Blutflusses in der Amygdala und im Hippocampus bei Patienten mit einer sozialen Phobie, die mit Citalopram oder kogntiver Verhaltenstherapie erfolgreich behandelt worden waren. In einer Untersuchung von Phan et al. (2005) zeigte sich bei Patienten mit einer sozialen Angststörung eine im Vergleich zu Kontrollen stärkere Aktivierung der Amygdala, wenn den Probanden Bilder mit ärgerlichen Gesichtern gezeigt wurden.

4.2.9. Schlussfolgerungen

Die Erkenntnisse zu möglichen Ursachen der Sozialphobie sind in Tab. 4.6 zusammengefasst. Wie auch bei anderen psychischen Störungen scheint die soziale Phobie am ehesten durch ein Diathese-Stress-Modell erklärbar zu sein.

Faktoren wie Heretabilität, neurobiologische traumatische Kindheitserlebnisse, traumatische Lernerfahrungen und elterliche Erziehungsstile hängen auf vielfältige Weise miteinander zusammen. Wenn durch mathematische Verfahren die Interkorrelationen der Risikofaktoren kontrolliert werden, kristallisiert sich die familiäre Übertragung dieser Angsterkrankung als der mit Abstand deutlichste Risikofaktor heraus (Bandelow et al., 2004b).

Ätiologische Faktoren	Kommentar
Traumatische Kindheitsereignisse	Traumatische Kindheitsereignisse (z.B. Trennung von den Eltern oder sexueller Missbrauch) wurde in retrospektiven Untersuchungen gehäuft von Patienten mit einer sozialen Angststörung berichtet.
Elterliche Interaktions- und Erziehungsstile	Hinweise auf Assoziation bestimmter Interaktionsstile mit der sozialen Phobie; wegen Retrospektivität kritisch zu bewerten.
Traumatische Lernerfahrungen (z.B. in sozialen Situationen versagt zu haben)	Hinweise auf Auslösung durch "blamable" Situationen; wegen Retrospektivität kritisch zu bewerten.
Genetische Faktoren	Familienstudien, Zwillings- und Adoptionsstudien sprechen für Mitbeteiligung genetischer Faktoren.
Neurobiologische Faktoren	Die Untersuchung neurobiologischer Funktionen steht noch am Anfang. Die Wirksamkeit der Serotonin-Wiederaufnahme MAO-Hemmer lässt Störungen serotonerger oder noradrenerger Systeme vermuten. Bildgebende Verfahren lassen auf eine Beteiligung von Amygdala und Hippocampus bei der Entstehung sozialer Angst schließen.

Tab. 4.6: Übersicht: Mögliche Ursachen der sozialen Phobie.

Literatur

Andrews, G., Stewart, G., Allen, R., Henderson, A.S. (1990). The genetics of six neurotic disorders: a twin study. J Affect Disord 19: 23-9.

Arrindell, W.A., Emmelkamp, P.M., Monsma, A., Brilman, E. (1983). The role of perceived parental rearing practices in the aetiology of phobic disorders: a controlled study. Br J Psychiatry 143: 183-7.

Arrindell, W.A., Kwee, M.G., Methorst, G.J., van der Ende, J., Pol, E., Moritz, B.J. (1989). Perceived parental rearing styles of agoraphobic and socially phobic in- patients. Br J Psychiatry 155: 526-35.

Bandelow, B., Sengos, G., Wedekind, D., Huether, G., Pilz, J., Broocks, A., Hajak, G., Ruther, E. (1997). Urinary excretion of cortisol, norepinephrine, testosterone, and melatonin in panic disorder (published erratum appears in Pharmacopsychiatry 1997 Nov;30(6):278). Pharmacopsychiat 30: 113-7.

Bandelow, B., Charimo Torrente, A., Rüther, E. (2004a). The role of environmental factors in the etiology of social anxiety disorder. In: B. Bandelow und D.J. Stein (Hrsg.). Social Anxiety Disorder (pp. 131-142). New York, N.Y., Marcel Dekker.

Bandelow, B., Charimo Torrente, A., Wedekind, D., Broocks, A., Hajak, G., Rüther, E. (2004b). Early traumatic life events, parental rearing styles, family history of mental disorders, and birth risk factors in patients with social anxiety disorder. Eur Arch Psychiatry Clin Neurosci 254: 397-405.

Bayle, F.J., Millet, B., Andre, C. (1999). Biologie des phobies sociales. L'Encéphale 25: 345-52.

Bruch, M.A., Heimberg, R.G. (1989). Social phobia and perceptions of early parental and personal characteristics. Anxiety Research 2: 57-65.

Bruch, M.A., Heimberg, R.G. (1994). Differences in perceptions of parental and personal characteristics between generalized and nongeneralized social phobics. J Anxiety Dis 8: 155-168.

Caldirola, D., Perna, G., Arancio, C., Bertani, A., Bellodi, L. (1997). The 35 % CO2 challenge test in patients with social phobia. Psychiatry Res 71: 41-8.

Chatterjee, S., Sunitha, T.A., Velayudhan, A., Khanna, S. (1997). An investigation into the psychobiology of social phobia: personality domains and serotonergic function. Acta Psychiatr Scand 95: 544-50.

Daniels, D., Plomin, R. (1985). Origins of individual differences in infant shyness. Developmental Psychology 21: 118-121.

David, D., Giron, A., Mellman, T.A. (1995). Panic-phobic patients and developmental trauma. J Clin Psychiatry 56: 113-7.

Davidson, J.R., Krishnan, K.R., Charles, H.C., Boyko, O., Potts, N.L., Ford, S.M., Patterson, L. (1993). Magnetic resonance spectroscopy in social phobia: preliminary findings. J Clin Psychiatry 54 Suppl: 19-25.

Fredrikson, M., Furmark, T. (2004). Brain Imaging Studies in Social Anxiety Disorder. In: B. Bandelow und D.J. Stein (Hrsg.). Social Anxiety Disorder (pp. 215-233). New York, N.Y., Marcel Dekker.

Furmark, T., Tillfors, M., Marteinsdottir, I., Fischer, H., Pissiota, A., Langstrom, B., Fredrikson, M. (2002). Common changes in cerebral blood flow in patients with social phobia treated with citalopram or cognitive-behavioral therapy. Arch Gen Psychiatry 59: 425-33.

Fyer, A.J., Mannuzza, S., Chapman, T.F., Liebowitz, M.R., Klein, D.F. (1993). A direct interview family study of social phobia. Arch Gen Psychiatry 50: 286-93.

Fyer, A.J., Mannuzza, S., Chapman, T.F., Martin, L.Y., Klein, D.F. (1995). Specificity in familial aggregation of phobic disorders. Arch Gen Psychiatry 52: 564-73.

Gabbard, G.O. (1992). Psychodynamics of panic disorder and social phobia. Bull Menninger Clin 56: A3-13.

Gorman, J.M., Fyer, M.R., Goetz, R., Askanazi, J., Liebowitz, M.R., Fyer, A.J., Kinney, J., Klein, D.F. (1988). Ventilatory physiology of patients with panic disorder. Arch Gen Psychiatry 45: 31-9.

Kendler, K.S., Neale, M.C., Kessler, R.C., Heath, A.C., Eaves, L.J. (1992). The genetic epidemiology of phobias in women. The interrelationship of agoraphobia, social phobia, situational phobia, and simple phobia. Arch Gen Psychiatry 49: 273-81.

Last, C.G., Hersen, M., Kazdin, A., Orvaschel, H., Perrin, S. (1991). Anxiety disorders in children and their families. Arch Gen Psychiatry 48: 928-34.

Liebowitz, M.R., Fyer, A.J., Gorman, J.M., Dillon, D., Davies, S., Stein, J.M., Cohen, B.S., Klein, D.F. (1985). Specificity of lactate infusions in social phobia versus panic disorders. Am-J-Psychiatry 142: 947-50.

McCann, U.D., Slate, S.O., Geraci, M., Roscow Terrill, D., Uhde, T.W. (1997). A comparison of the effects of intravenous pentagastrin on patients with social phobia, panic disorder and healthy controls. Neuropsychopharmacol 16: 229-37.

Mick, M.A., Telch, M.J. (1998). Social anxiety and history of behavioral inhibition in young adults. J Anxiety Disord 12: 1-20.

Miner, C.M., Davidson, J.R., Potts, N.L., Tupler, L.A., Charles, H.C., Krishnan, K.R. (1995). Brain fluoxetine measurements using fluorine magnetic resonance spectroscopy in patients with social phobia. Biol Psychiatry 38: 696-8.

Parker, G. (1979). Reported parental characteristics of agoraphobics and social phobics. Br J Psychiatry 135: 555-60.

Phan, K.L., Fitzgerald, D.A., Nathan, P.J., Tancer, M.E. (2005). Association between Amygdala Hyperactivity to Harsh Faces and Severity of Social Anxiety in Generalized Social Phobia. Biol Psychiatry

Potts, N.L., Book, S., Davidson, J.R. (1996). The neurobiology of social phobia. Int Clin Psychopharmacol 11 Suppl 3: 43-8.

Potts, N.L., Davidson, J.R. (1992). Social phobia: biological aspects and pharmacotherapy. Prog Neuropsychopharmacol Biol Psychiatry 16: 635-46.

Reich, J., Yates, W. (1988). Family history of psychiatric disorders in social phobia. Compr Psychiatry 29: 72-5.

Rose, R.J., Ditto, W.B. (1983). A developmental-genetic analysis of common fears from early adolescence to early adulthood. Child Development 54: 361-8.

Rosenbaum, J.F., Biederman, J., Hirshfeld, D.R., Bolduc, E.A., Faraone, S.V., Kagan, J., Snidman, N., Reznick, J.S. (1991). Further evidence of an association between behavioral inhibition and anxiety disorders: results from a family study of children from a non- clinical sample. J Psychiatr Res 25: 49-65.

Schwartz, C.E., Snidman, N., Kagan, J. (1999). Adolescent social anxiety as an outcome of inhibited temperament in childhood. J Am Acad Child Adolesc Psychiatry 38: 1008-15.

Stein, M.B., Walker, J.R., Anderson, G., Hazen, A.L., Ross, C.A., Eldridge, G., Forde, D.R. (1996). Childhood physical and sexual abuse in patients with anxiety disorders and in a community sample. Am J Psychiatry 153: 275-7.

Stein, M.B., Gelernter, J., Smoller, J.W. (2004). Genetics of Social Anxiety Disorder and related traits. In: B. Bandelow und D.J. Stein (Hrsg.). Social Anxiety Disorder (pp. 197-214). New York, N.Y., Marcel Dekker.

Stemberger, R.T., Turner, S.M., Beidel, D.C., Calhoun, K.S. (1995). Social phobia: an analysis of possible developmental factors. J Abnorm Psychol 104: 526-31.

Tancer, M.E., Stein, M.B., Gelernter, C.S., Uhde, T.W. (1990). The hypothalamic-pituitary-thyroid axis in social phobia. Am J Psychiatry 147: 929-33.

Tancer, M.E., Stein, M.B., Uhde, T.W. (1993). Growth hormone response to intravenous clonidine in social phobia: comparison to patients with panic disorder and healthy volunteers. Biol Psychiatry 34: 591-5.

Tancer, M.E., Stein, M.B., Uhde, T.W. (1994). Lactic acid response to caffeine in panic disorder: comparison with social phobics and normal controls. Anxiety 1: 138-40.

Tiihonen, J., Kuikka, J., Bergstrom, K., Lepola, U., Koponen, H., Leinonen, E. (1997). Dopamine reuptake site densities in patients with social phobia. Am J Psychiatry 154: 239-42.

Torgersen, S. (1979). The nature and origin of common phobic fears. Br J Psychiatry 134: 343-51.

Tupler, L.A., Davidson, J.R., Smith, R.D., Lazeyras, F., Charles, H.C., Krishnan, K.R. (1997). A repeat proton magnetic resonance spectroscopy study in social phobia. Biol Psychiatry 42: 419-24.

Tweed, J.L., Schoenbach, V.J., George, L.K., Blazer, D.G. (1989). The effects of childhood parental death and divorce on six-month history of anxiety disorders (see comments). Br J Psychiatry 154: 823-8.

Uhde, T.W., Tancer, M.E., Gelernter, C.S., Vittone, B.J. (1994). Normal urinary free cortisol and postdexamethasone cortisol in social phobia: comparison to normal volunteers. J Affect Disord 30: 155-61.

van Ameringen, M., Mancini, C. (2004). The promise of neurobiology in Social Anxiety Disorder. In: B. Bandelow und D.J. Stein (Hrsg.). Social Anxiety Disorder (pp. 181-196). New York, N.Y., Marcel Dekker.

4.3. Therapie der sozialen Phobie

4.3.1. Kognitive Verhaltenstherapie

(S. Munsch, J. Margraf)

4.3.1.1. Grundlagen kognitiv-verhaltenstherapeutischer Behandlungsansätze

Untersuchungen zur Ätiologie der Sozialen Phobie aus kognitiv-verhaltenstherapeutischer Sicht (Harlan et al., 1995) legen nahe, dass die Soziale Phobie bei Menschen entsteht, die sich exzessiv mit sich selbst beschäftigen.

Dieser Aufmerksamkeitsfokus verstärkt den Wunsch nach positiver Selbstdarstellung und erhöht gleichzeitig die Furcht vor Misserfolg in sozialen Situationen.

Es resultiert die zentrale Befürchtung von Personen mit Sozialer Phobie, von anderen negativ bewertet zu werden. Die bisher umfassendste kognitiv-verhaltenstherapeutische Konzeption der Sozialen Phobie liegt mit dem Erklärungsmodell von Clark & Wells (1995) vor. In diesem Modell stellt die kognitive Repräsentation des Selbst den Kern der Störung dar. Patienten mit einer Sozialen Phobie konstruieren eine verzerrte Vorstellung davon, wie andere sie sehen und über sie denken. Die betroffene Person stellt sich z.B. vor, in kritischen Situationen zu erröten und dadurch entstellt und hässlich auszusehen. Weiter antizipiert sie möglicherweise, dass andere das bemerken und sich hinter ihrem Rücken über sie unterhalten.

Beim Erleben angstauslösender Situationen laufen zudem spezifische Informationsverarbeitungsprozesse ab, in denen die antizipierten Anforderungen des Umfelds mit dem eigenen Verhalten verglichen werden (Rapee & Heimberg, 1997). Diese Bewertungsprozesse werden von mentalen Repräsentationen des Selbst abgeleitet und unterliegen störungsspezifischen kognitiven Verzerrungen. Bei einer wahrgenommenen Diskrepanz zwischen Anforderungen des Umfelds und eigenem Verhalten wird die Befürchtung ausgelöst, von anderen negativ beurteilt zu werden. Dies führt zu einer erhöhten Selbstaufmerksamkeit und das eigene Verhalten wird intensiv und kontinuierlich beobachtet. Die Selbstbeobachtung fokussiert dabei ausschließlich auf mögliche Anzeichen eigenen Versagens, eigener Fehler, Blamagen und Peinlichkeiten. Dabei kommt es oft zu sogenannten Fehlattributionen, indem eigene Angstsymptome oder körperliche Erregung als Hinweise auf die negative Bewertung anderer interpretiert werden. Diese Metakognitionen interferieren wiederum mit der geforderten Leistung. Im Sinne einer sich selbsterfüllenden Prophezeiung können dann tatsächlich Verhaltensweisen auftreten, die zu Misserfolgserlebnissen führen. Dieser Prozess wird verschärft, wenn die negative Bewertung der eigenen Person mit der steigenden Aktivierung interagiert. Daraus kann ein Aufschaukelungsprozess resultieren, der bis hin zur Panikattacke führen kann.

Als Reaktion auf die subjektiv als unkontrollierbar empfundenen Situationen entwickeln viele Personen mit Sozialer Phobie ein sogenanntes Sicherheitsverhalten, das zum Ziel hat, in kritischen Situationen Angst zu reduzieren und negative Bewertungen zu vermeiden. Das Erfassen von Sicherheitsverhaltensweisen und die Einordnung als wesentlichen aufrechterhaltenden Faktor stellt die Grundlage eines effektiven Behandlungsvorgehens dar (Clark & Wells, 1995). Denn wagt sich eine Person mit Sozialer Phobie z.B. nur mit an sich gepressten Armen außer Haus, da sie befürchtet, ihr Schwitzen falle auf, so kann dieses Verhalten nicht nur die Angst vor der betreffenden Situation aufrechterhalten, sondern es kann sein, dass das Sicherheitsverhalten selbst (die Arme an den Körper pressen) zu einer Steigerung der befürchteten Symptomatik führt (Schwitzen unter den Armen).

Sicherheitsverhaltensweisen können verschiedene Funktionen erfüllen (Clark, 1997):

- Antizipatorisch:
  - Übermäßige Vorbereitung auf eine Situation, um Versagen zu vermeiden
  - Versuche, die Angst vorab zu reduzieren (z.B. durch Alkohol)

- Versuche, die befürchteten Körpersymptome zu verhindern (z.B. Trinken kühler Getränke oder umhergehen bei Schwitzen)
- Versuche, die befürchteten Körpersymptome zu verstecken (z.B. bei Angst vor Erröten: Kopf abwenden, Make-up tragen)
- Versuche, der negativen Bewertung vorzubeugen (z.B. Hitze als Grund für Schwitzen angeben)
- Versuche, das eigene Verhalten zu kontrollieren (z.B. durch erhöhte Selbstaufmerksamkeit, ständiges Beobachten der eigenen Verhaltensweisen)

Erlebt und bewertet eine Person mit Sozialer Phobie kritische soziale Situationen wiederholt auf dieselbe Art, entwickelt sich ein immer negativeres Bild der eigenen Person in sozialen Situationen und die Erwartungsangst vor dem erneuten Erleben des befürchteten Ereignisses steigt.

Zu Beginn der Behandlung werden die zentralen Befürchtungen, die auslösenden und die aufrechterhaltenden Faktoren der aktuellen Problematik gemeinsam mit dem Patienten hergeleitet. Dieses Vorgehen erfüllt zwei Funktionen: Einerseits bewirkt die Einordnung der subjektiv als unkontrollierbar und unerklärlich empfundenen Symptomatik oft eine erste Entlastung. Andererseits stellt das individuelle Störungsmodell die Grundlage dar, mit der verhaltensbezogene und kognitive Interventionen hergeleitet und durchgeführt werden können.

4.3.1.2. Kognitiv-verhaltenstherapeutische Behandlungsansätze

Zu Beginn der kognitiven Verhaltenstherapie der Sozialen Phobie standen Trainingsprogramme zum Aufbau sozialer Kompetenzen im Vordergrund (z.B. Pfingsten & Hirsch, 1985). Diese Behandlungskonzepte beruhten auf der Annahme eines generalisierten Defizits sozialer Kompetenzen. Obwohl dies seltener der Fall ist als ursprünglich angenommen, empfiehlt es sich für die individuelle Therapieplanung aufgrund des Ausmaßes der Generalisierung der Problematik eine Unterteilung in zwei Subtypen vorzunehmen.

Sozialphobie im engeren Sinne	Generalisierter Typ der Sozialen Phobie
• plötzlicher Beginn • spezifische angstauslösende Situationen • keine sozialen Kompetenzdefizite	• früher Beginn (oft schon in der Kindheit) • schleichender Verlauf • Vielzahl angstauslösender Situationen • tatsächliches soziales Kompetenzdefizit

Tab. 4.7: Subtypen der Sozialen Phobie.

Je nach klinischem Erscheinungsbild sind unterschiedliche therapeutische Interventionen indiziert. Patienten mit einer Sozialphobie im engeren Sinne profitieren am besten von Therapieprogrammen, bei denen Übungen zur Konfrontation und Angstbewältigung enthalten sind. Soziale Kompetenztrainings bewirken bei diesen Patienten nur geringfügige Verbesserungen der Symptomatik. Bei Patienten mit generalisierten Kompetenzdefiziten gilt wiederum, dass das alleinige Durchführen von Konfrontationsübungen nicht ausreicht, um das Störungsbild zu behandeln.

Zu Beginn der individuellen Planung des therapeutischen Vorgehens sollten die tatsächlich vorhandenen sozialen Fertigkeiten des Patienten diagnostisch erfasst werden. Dies kann durch sogenannte Verhaltenstests im Alltag, durch Selbstbeobachtung oder Beobachtungen anderer Personen sowie durch die Anwendung diagnostischer Verfahren erfolgen. Selbstbeobachtungsprotokolle erlauben eine wichtige Orientierung über die bestehende Problematik und geben Rückmeldungen über den Therapieverlauf. Um genaue Informationen zu erhalten, sollten Selbstbeobachtungsprotokolle unmittelbar nach dem Erleben einer angstauslösenden Situation ausgefüllt werden. Skalen und deren Anwendung, die sich auf die einzelnen Aspekte des kognitiven Modells beziehen oder die Unterscheidung in die beiden Subtypen ermöglichen, werden von Stangier & Heidenreich (1999) ausführlich beschreiben.

Aufbauend auf die individuelle Problem- und Zielanalyse erfolgen die einzelnen therapeutischen Interventionen. Im Unterschied zur Behandlung anderer Angststörungen, die vorzugsweise im Einzelsetting behandelt werden, hat sich bei der Sozialen Phobie die Behandlung in Gruppen als das Setting der Wahl erwiesen (Ruhmland & Margraf, 2001). Das Gruppensetting ist besonders dann geeignet, relevante angstauslösende Situationen herzustellen und übend zu verändern, wenn die Zusammensetzung der Patienten, Therapeuten und Kotherapeuten gemischtgeschlechtlich ist. Damit ausreichend auf die einzelnen Personen eingegangen werden kann, empfiehlt sich eine Gruppengröße von ca. 6 Personen. Eine Behandlung umfasst im Durchschnitt ca. 8-10 Sitzungen, die je nach Durchführungsart (stationär oder ambulant) ein- oder mehrmals die Woche während ca. 60-90 Minuten stattfinden.

Konfrontationsverfahren

Konfrontationsverfahren sind Ansätze, bei denen die Konfrontation mit und die dauerhafte Habituation an angstauslösende Situationen angestrebt wird. Die Wirkfaktoren bestehen in der Gewöhnung an körperliche und psychische Angstsymptome (Habituation) und der Realitätsprüfung (Vergleich zwischen Befürchtungen, z.B.: "Ich werde rot werden, wenn ich eine Person anspreche", und dem tatsächlichen Verlauf, z.B.: spricht die Person an und es entwickelt sich ein normales Gespräch). Damit sich die Wirkprinzipien entfalten können, muss eine ausreichend lange Übungsdauer gewährleistet sein. Ist diese Voraussetzung unter natürlichen Bedingungen nicht gegeben, so sollte ausreichend oft geübt werden, um eine Habituation zu erreichen. Konfrontationsübungen können sich auf externe Angstauslöser wie z.B. vor anderen sprechen, alleine in ein Lokal gehen oder auf interne Reize wie z.B. Herzklopfen, Schwitzen oder Erröten usw. beziehen. Die Konfrontation kann in vivo (im realen Alltag) oder in sensu (in der Vorstellung) durchgeführt werden. Zudem kann massiert oder graduell geübt werden. Beim massierten Vorgehen wird der Patient zuerst mit dem maximal angstauslösenden Reiz konfrontiert. Dieses Vorgehen, auch Flooding genannt, beruht auf der Erwartung, mit der Habituation an am meisten angstauslösende Reize die Gewöhnung an weniger angstauslösende Reize zu erleichtern. Im Unterschied dazu wird beim graduellen Verfahren zunächst eine Hierarchie der angstauslösenden Reize erstellt, bevor in aufsteigender Folge immer angstauslösendere Situationen aufgesucht werden. Auch wenn die Vorstellung des massierten Vorgehens bei vielen Patienten abschreckend wirkt, stellt sich diese Methode oftmals als die weniger belastendere heraus. So erleben Patienten die Habituation an maximal angstauslösende Situationen als äußerst selbstwertstärkend und es entfällt der Aufbau der Erwartungsangst von einer Stufe der Hierarchie zur anderen.

Kognitive Verfahren

Mittels kognitiver Verfahren werden störungsspezifische dysfunktionale kognitive Prozesse wie z.B. die negative Bewertung der eigenen sozialen Fähigkeiten, negative Interpretation von sozialem Feedback, negative Selbstinstruktionen oder unrealistische Anforderungen an die eigenen Person identifiziert und anschließend umstrukturiert. Dabei ergeben sich teilweise Schwierigkeiten, denen mit gezielten Interventionen begegnet werden kann (☞ Tab. 4.8).

Um das kognitive Umstrukturieren im Alltag zu erleichtern, werden standardisierte Selbstbeobachtungsbogen eingesetzt. Mittels Protokolle automatischer Gedanken (☞ Tab. 4.9) werden auslösende Bedingungen, automatische Gedanken, begleitende Gefühle und das Ausmaß der Überzeugung von dysfunktionalen Gedanken erfragt. Anschließend werden alternative Überzeugungen, die die Bewältigung der Situation unterstützen und das Ausmaß der Überzeugung hinsichtlich der alternativen Interpretation erarbeitet.

Soziales Kompetenztraining

Im sozialen Kompetenztraining werden soziale Verhaltensweisen wie z.B. Forderungen stellen, Ablehnen, Kritisieren oder Kontakte herstellen, im Rollenspiel geübt und aufgebaut.

Die individuellen Verhaltensübungen werden für die einzelnen Teilnehmer entsprechend der Schwierigkeit hierarchisch geordnet. Beim Einüben von Verhaltensweisen nehmen Therapeut und Kotherapeut eine Modellfunktion ein. Anschließend üben die Teilnehmer und werden vom Therapeuten für jeden Schritt in Richtung gewünschte Verhaltensänderung verstärkt (*shaping*). Im Anschluss werden die Rollenspiele nachbesprochen und mögliche Korrekturen vorgenommen. Es empfiehlt sich, die Sequenzen auf Video oder Audio aufzunehmen, so dass einzelne Interaktionsabschnitte nochmals durchgegangen werden können. Bereits früh im Therapieverlauf wird

Schwierigkeiten	Empfehlungen zum Vorgehen
• Fehlende Erinnerung an automatische Gedanken oder automatische Gedanken als Gedankenblitze und Vorstellungsbilder	• Konfrontation mit der angstauslösenden Situation in der Vorstellung und direktes Erfragen von Gedankengängen
• Schamgefühle verhindern den Bericht automatischer Gedanken	• Entlastendes Nachfragen wie z.B.: "Manche Menschen erleben Situationen, in denen Sie befürchten peinlich aufzufallen, z.B. rot zu werden. Kennen Sie ähnliche Situationen?"
• Inhalte automatischer Gedanken werden als Banalitäten gewertet oder nicht als automatische Gedanken identifiziert	• Auswirkungen automatisch ablaufender Bewertungen und Selbstinstruktionen auf den Verlauf der Problematik anhand Modell herleiten

Tab. 4.8: Schwierigkeiten bei der Identifikation automatischer Gedanken.

Datum	Auslöser (Situation/ Gedanken/ Bilder)	Gefühl (welches?/ Intensität 0-100)	automatischer Gedanke (welcher?/ Überzeugung 0-100)	Auswirkungen (Gedanken/ Gefühle/ Verhalten/ Körper)	alternativer Gedanke (welcher?/ Überzeugung 0-100)	Ergebnis (tatsächlicher Verlauf/ welche Gefühle/ Intensität 0-100)

Tab. 4.9: Protokoll automatischer Gedanken.

dazu angeleitet, neu erworbenes Verhalten in den Alltag zu integrieren und sich selbst für Bemühungen und Schritte in Richtung Veränderung zu verstärken (Ullrich de Muynck & Ullrich, 1993). Die zentralen Wirkmechanismen des sozialen Kompetenztrainings bestehen im Modell-Lernen und im übenden Charakter des Verfahrens. Weiter sind Methoden zur Hierarchisierung der Problemsituationen, der Selbstverstärkung und das Diskriminationslernen wirksam. Weitere konkrete Anregungen sind bei Stangier und Fydrich (2002) zu finden.

In Tab. 4.10 wird die Planung eines kognitiv-verhaltenstherapeutischen Therapiekonzepts der Sozialen Phobie im engeren Sinne veranschaulicht.

Sitzung	Inhalt
Vorgespräch	• Diagnose, Differenzialdiagnose • Information über den übenden Charakter der Therapie • Selbstbeobachtung des problematischen Verhaltens • Fragebögen
1	• individuelles Störungsmodell erarbeiten
2	• individuelles Behandlungsmodell erarbeiten • differenzielle Indikation und Planung der Interventionen (Konfrontation, kognitive Techniken, soziales Kompetenztraining)
3-6	• Durchführung der therapeutischen Interventionen in der Therapie • Übungen für zu Hause
7-8	• Information über das Wesen von Veränderungsprozessen und Rückfällen • Planen des Umgangs mit Schwierigkeiten, Rückfallprophylaxe

Tab. 4.10: Therapieplanung bei Sozialer Phobie.

4.3.1.3. Effektivität kognitiv-verhaltenstherapeutischer Behandlungsprogramme

Therapieverfahren, die kognitiv-verhaltenstherapeutische Elemente beinhalten, sind am besten dokumentiert und erweisen sich sowohl kurz- wie auch langfristig als effektiv. Bei ca. 84 % der Patienten kann eine Besserung der Hauptsymptomatik, eine deutliche Verbesserung anderer Ängste, der Depressivität, der allgemeinen Psychopathologie und darüber hinaus eine Verbesserung der Lebensqualität in den Bereichen Familie, Beruf und Freizeit erreicht werden. Diese Verbesserung erweist sich über einen Zeitraum von bis zu fünf Jahren als stabil (Fehm & Margraf, 1999, Ruhmland & Margraf, 2001; Vriends & Margraf, 2005).

> Im langfristigen Verlauf zeigt sich die Anwendung kognitiv-verhaltenstherapeutischer Elemente den Reizkonfrontationsverfahren und dem sozialen Kompetenztraining als überlegen (Juster et al., 1996).

Für die therapeutische Praxis kann somit empfohlen werden, bei der Behandlung der Sozialen Phobie auf kognitiv-verhaltenstherapeutische Verfahren zurückzugreifen.

Literatur

Clark, D., M. & Wells, A. (1995). A cognitive model for social phobia: In Heimberg, R., G. & Schneider, F. (Eds.). Social phobia: Diagnosis, assessment, and treatment. Guilford. New York: 69-93.

Clark, D., M. (1997). Cognitive Therapy for Social Phobia: Some notes for therapists. Unpublished manuscript. University of Oxford, Department of Psychiatry, Oxford.

Fehm, L. & Margraf, J. (1999). Kognitive Verhaltenstherapie bei sozialphobischen Patienten. In Margraf, J. & Rudolf, K (Hrsg.). Soziale Kompetenz, Soziale Phobie. Anwendungsfelder, Entwicklungslinien, Erfolgsaussichten. Hohengrehen: Schneider Verlag: 238-248.

Harlan, R., J., Brown, E., J. & Heimberg, R., G. (1995). Sozialphobie. In Margraf, J. (Hrsg.). Lehrbuch der Verhaltenstherapie, Band 2. Heidelberg: Springer: 43-59.

Juster, H., R., Brown, E., J. & Heimberg, R., G. (1996). Sozialphobie. In Margraf, J. (Hrsg.). Lehrbuch der Verhaltenstherapie, Band 2. Heidelberg: Springer: 43-59.

Pfingsten, U. & Hirsch, R. (1983). Gruppentraining sozialer Kompetenzen (GSK). München: Urban & Schwarzenberg.

Ruhmland, M. & Margraf, J. (2001). Effektivität psychologischer Therapien bei generalisierter Angststörung und sozialer Phobie: Meta-Analysen auf Störungsebene. Verhaltenstherapie, 11, 27-40.

Stangier, U. & Heidenreich, T. (1999). In Margraf, J. & Rudolf, K (Hrsg.). Soziale Kompetenz, Soziale Phobie. Anwendungsfelder, Entwicklungslinien, Erfolgsaussichten. Baltmannsweiler: Schneider Verlag Hohengehren: 40-61.

Stangier, U. & Fiederich, T. (Hrsg.) (2002). Soziale Phobie und Soziale Angststörungen. Göttingen: Hogrefe.

Ullrich de Muynck, R. & Ullrich, R. (1996). Aufbau der sozialen Kompetenz. In: Linden, M. & Hautzinger, M. (Hrsg.). Verhaltenstherapie. Berlin: Springer: 85-92.

Vriends, N. & Margraf, J. (Hrsg.) (2005). Soziale Kompetenz, Soziale Unsicherheit, Soziale Phobie – Verstehen und Verändern, 3. Aktualisierte und vollständig überarbeitete Auflage. Baltmannsweiler: Schneider Verlag Hohengehren.

4.3.2. Psychodynamische Ätiologie und Therapie der Sozialen Phobie

(M. Bassler)

Das klinische Phänomen sozialer Ängste ist in der Psychoanalyse und den von ihr abgeleiteten psychodynamischen Therapieverfahren schon seit langem bekannt. In den Lehrbüchern zur psychoanalytischen Behandlungstechnik jedoch wurden soziale Ängste bislang kaum gesondert erwähnt, was wahrscheinlich darauf zurückzuführen ist, dass die Psychoanalyse von ihrem Grundverständnis her den Symptomen keine eigenständige Bedeutung zuordnet, sondern diese vor allem als Ausdruck ("Epiphänomen") unbewusster Konflikte interpretiert. Entsprechend dieser Auffassung haben sich die Psychoanalyse bzw. psychodynamischen Therapieverfahren bis vor kurzem nur wenig um die Entwicklung von störungs- bzw. symptomspezifischen Behandlungskonzepten bemüht.

Diese grundsätzlichen Bemerkungen seien vorausgeschickt, um besser verständlich zu machen, warum bislang seitens der psychodynamischen Therapieverfahren keine spezielle Strategien zur spezifischen Behandlung sozialer Ängste vorgeschlagen bzw. für nötig gehalten wurden. Die Empfehlungen zur Behandlungstechnik richten sich stattdessen eher auf die zugrundeliegenden Konflikte bzw. internalisierten Beziehungserfahrungen, die ätiopathogenetisch als relevant angesehen werden.

Unter Berücksichtigung dieser einschränkenden Aspekte sind gegenwärtig drei psychodynamische Erklärungsmodelle zur Entstehung sozialer Ängste von Bedeutung:

- das triebtheoretische Konzept
- das affektpsychologische Konzept
- das Objektbeziehungs-Konzept

4.3.2.1. Triebpsychologisches Konzept

Die psychoanalytische Entwicklungspsychologie charakterisiert den unbewussten Inhalt sozialer Ängste als infantile "Kastrationsbefürchtungen", die aus unbewältigten Konflikten der infantil-genitalen Phase herrühren. Diese Entwicklungsphase wird in der psychoanalytischen Entwicklungspsychologie für den Zeitraum zwischen dem 4. und 6. Lebensjahr angenommen und wird vor allem von ersten sexuellen Triebwünschen an den gegengeschlechtlichen Elternteil und aggressiver Rivalität mit dem gleichgeschlechtlichen Elternteil geprägt. Vor allem diese Rivalität bedingt beim Kind Kastrationsängste (als phantasierte Strafmaßnahmen des gleichgeschlechtlichen Elternteils), wobei sich diese in der infantil-genitalen Phase häufig als konkrete Furcht um die Integrität des eigene Körpers äußern, beim Erwachsenen später meist in symbolisch abgewandelter Form in Phantasien, wie z.B. in sozialen Situationen von anderen "entwertet", "fertig gemacht" oder "beschämt" zu werden.

4.3.2.2. Affektpsychologisches Konzept

Bei dem eben skizzierten triebpsychologischen Konzept wurde im Zusammenhang mit der "Kastrationsangst" implizit die besondere Bedeutung des Schamaffektes angesprochen. Eine physiologische Begleitreaktion von Scham besteht in einer mehr oder weniger ausgeprägten Rötung von Hals- und Gesichtspartien ("Schamesröte"), wobei das vom Patienten befürchtete Ausmaß der Errötung (Erythrophobie) meist unrealistisch ist. Schamgefühle lassen sich etwa ab dem 6.-8. Lebensmonat nachweisen (Izard 1981, Tomkins 1987, Dornes 1993). Aufgrund der jüngeren Ergebnisse der empirischen Säuglingsforschung wird angenommen, dass ab diesen Zeitraum dem Säugling erste deutliche Wahrnehmungen des eigenen Selbst möglich sind.

▶ Welche spezifische Funktion erfüllt nun der Schamaffekt?

Aus Sicht der psychoanalytischen Affektpsychologie tritt Scham vor allem dann auf, wenn das Ich den Anforderungen des Ich-Ideals nicht genügt. Beispielsweise könnte dies dann der Fall sein, wenn das Ich verpönten Triebregungen nachgibt bzw. sich von solchen andrängenden Triebimpulsen bedroht fühlt. Solche Triebkonflikte treten häufig während der Pubertät bzw. Adoleszenz auf, da hier das Ich noch nicht so erstarkt und autonom ist, dass es bereits über eine ausreichende Triebkontrolle verfügt. Das Ich-Ideal entwickelt sich dabei ursprünglich von verinnerlichten elterlichen Wünschen bzw. Erwartungen zu einer eigenständigen intrapsychischen "Instanz", welche ähnlich wie das Gewissen in ihren Anforderungen dem Patienten (oft) nur teilweise bewusst ist. Häufig stellt sich gerade bei sozial ängstlichen Patienten während einer psychodynamischen Psychotherapie heraus, dass sie unbewusst überhöhte Erwartungen bzw. Anforderungen an sich selbst stellen, wobei sie diese oft in andere Menschen hineinprojizieren. Vor dem Hintergrund dieser unbewussten Projektion eigener überhöhter Erwartungen wird verständlich, weshalb solche Patienten so anfällig für vermutete bzw. befürchtete Kritik von anderen sind. Letztlich handelt es sich also bei der Scham immer auch um eine Affektreaktion infolge eines Selbstwertkonfliktes.

4.3.2.3. Objektbeziehungskonzept

Im Rahmen der psychoanalytischen Objektbeziehungstheorie steht vor allem im Vordergrund, wie soziale Angst als Folge früher negativer Beziehungserfahrungen entsteht: ein Kind, das sich von seinen Eltern abgelehnt fühlt, wird über Verinnerlichung solcher negativer Beziehungserfahrungen ein Selbstbild entwickeln, das von Selbstzweifel bzw. Selbstunsicherheit geprägt ist. Oder mit anderen Worten: so wie man als Kind behandelt wurde, so wird man sich später selbst sehen. Selbstzweifel und Selbstunsicherheit stehen in enger Beziehung zu Scham. In diesem Zusammenhang interpretiert Wurmser (1981) Scham vor allem interaktionell als Beschämung, wobei das Kind, das ein von seinen Eltern missbilligtes Verhalten zeigt, von ihnen als ganze Person z.B. durch erniedrigenden, entwertenden Spott bloßgestellt wird. Nicht das konkrete Verhalten des Kindes wird verurteilt

("Dein Verhalten finden wir nicht gut"), sondern das Kind selbst ("Du bist schlecht", "genügst nicht", "schäm dich"). Man kann sich leicht vorstellen, welche Sicht von sich das Kind durch solche Beschämungen seiner Eltern verinnerlichen wird, wie wenig es unter diesen Bedingungen ein positives Selbstwertgefühl bzw. Selbstsicherheit entwickeln kann.

Kommen solche Kinder später als ängstliche und unter Selbstzweifeln leidende Erwachsene in psychotherapeutsiche Behandlung, wird es vor allem darum gehen, die überhöhten (und zugleich sie ständig entwertenden und beschämenden) Anforderungen ihres Ich-Ideals zu korrigieren, etwa indem sie erleben, dass sich in der Beziehung zu ihrem Therapeuten nicht die beschämenden Erfahrungen mit ihren Eltern wiederholen, sondern sie stattdessen wohlwollend und fördernd behandelt werden - sogar noch dann, wenn sie vermeintlich "über die Stränge schlagen" oder von ihnen vermuteten Erwartungen des Therapeuten nicht entsprechen. Diese korrigierende emotionale Erfahrung ermöglicht die Verinnerlichung eines gemäßigten Ich-Ideals, was zugleich begünstigt, sich in Zukunft unabhängiger von äußerer Wertschätzung und Bestätigung fühlen zu können. Damit ist zugleich die phantasierte Befürchtung gemildert, in sozialen Situationen sich "hoffnungslos zu blamieren", da mit der verbesserten Selbstannahme auch die befürchtete (projizierte Selbst-) Ablehnung durch andere nach und nach abgeschwächt wird.

Der besondere Akzent dieser psychoanalytischen Sicht liegt also darauf, dass die wiederholte Erfahrung, bei forcierter Exposition in sozialen Situationen die befürchteten Blamagen nicht zu erleben, erst dann wirksam verinnerlicht werden kann, wenn parallel dazu eine strukturelle Veränderung des gestörten Selbstbildes in Gang kommt - was vor allem im Rahmen von Beziehunsgerfahrungen mit dem Therapeuten geschieht. Aus Sicht der Psychoanalyse, und dies ist sicher ein Kernstück ihrer Behandlungstechnik, können durch gezielte Deutungen ängstigende Übertragungsfantasien auf die ursprünglich ängstigenden Erfahrungen in der Kindheit zurückgeführt werden - was zugleich deren pathogene Potenz auflöst, da sich der Patient nunmehr mit der eigentlichen Quelle seiner sozialen Angst bewusst auseinandersetzen kann (vgl. Jacoby 1991).

Soweit zu den drei psychoanalytischen Grundkonzepten zur Genese sozialer Ängste. Wie sich zeigte, bestehen inhaltlich erhebliche Überschneidungen, was aber auch ein Problem der Sache selbst ist: die drei skizzierten Konzepte repräsentieren verschiedene Perspektiven, die sich wechselseitig sinnvoll ergänzen.

4.3.2.4. Psychodynamische Behandlungstechnik

Zur psychoanalytischen Behandlungstechnik sozialer Phobien finden sich in der einschlägigen Literatur kaum spezifische Empfehlungen, was im wesentlichen dadurch erklärbar ist, dass hierfür keine besonderen Behandlungstechniken für erforderlich gehalten wurden.

Die folgenden Überlegungen können daher nur holzschnittartig einige Grundprinzipien psychodynamischer Behandlungstechnik andeuten:

In den diagnostischen Vorgesprächen sollte zunächst abgeklärt werden, ob hinter den manifesten Angstsymptomen eher unbewusste Konflikte um abgewehrte sexuelle oder aggressive Strebungen oder mehr Selbstwertkonflikte, d.h. narzisstische Probleme, im Vordergrund stehen. Im ersten Fall wird man je nach Schweregrad der Symptomatik die üblichen psychodynamischen Therapieverfahren anwenden können (1-2 stündig pro Woche, insgesamt zwischen 50 bis 100 Stunden); im zweiten Fall sollte man jedoch stärker Empfehlungen berücksichtigen, wie sie sich besonders in der Therapie narzisstischer Persönlichkeitsstörungen bewährt haben. Hierbei ist wesentlich, dass sich der Patient in der therapeutischen Beziehung vom Therapeuten in besonderem Maß empathisch wahrgenommen und emotional angenommen fühlt (vgl. Wurmser 1981), was in der Regel eine längere Therapiedauer erforderlich macht. Wenn die Patienten insgesamt nicht zu sehr beeinträchtigt sind, kann gerade für soziale Ängste die analytische Gruppentherapie zweckmäßig sein - wie sich z.B. im Rahmen von stationärer Psychotherapie gezeigt hat.

Aufgrund unserer eigenen klinischen Erfahrungen (vgl. Hoffmann & Bassler, 1995; Bassler, 2000) halte ich bei auch bei sozialen Ängsten grundsätzlich eine aktivere Haltung des Therapeuten für sinnvoll, unabhängig davon, ob mehr "klassische" Triebkonflikte oder eher Selbstwertprobleme pathogenetisch relevant sind. Damit ist explizit auch die Einbindung von angstkonfrontierenden Maßnahmen in das allgemeine psychodynamische Behandlungskonzept angesprochen. Wir haben diese therapeutischen Strategien vor allem im Umfeld von stationärer Psychotherapie entwickelt, da hier am leichtesten schulenübergreifende Therapiekonzepte zu verwirklichen sind. In der praktischen Vorbereitung und Durchführung der Expositionsübungen bestehen keine wesentlichen Unterschiede zum Vorgehen, wie es in der kognitiv-behavioralen Psychotherapie üblich ist. Ein besonderer Akzent liegt jedoch nach wie vor in der zusätzlichen Fokussierung auf die angenommenen unbewussten Konflikte, die den manifesten sozialen Ängsten zugrunde liegen - aus Sicht der Psychoanalyse gewinnen sie erst von dort her ihre eigentliche virulente Dynamik. Dass sich hier in Zukunft auf einer mehr klinischen Ebene eine weitere Annäherung zwischen den verschiedenen Therapieschulen ergibt, halte ich eher für wahrscheinlich: seit der "kognitiven Wende", die vor etwa 2 Jahrzehnten begann, wird in der Verhaltenstherapie zunehmend die Bedeutung bewusster Kognitionen für die Ätiopathogenese psychischer Störungen anerkannt, aufgrund der neueren neurobiologischen Erkenntnisse verstärkt nun auch die eminente Wirksamkeit unbewusster Kognitionen. In diesem Zusammenhang ist erwähnenswert, dass Heimberg & Juster (1995) in einem jüngst erschienenen Buch zur sozialen Phobie zu dem vorsichtigen Schluss gelangen, dass die vorliegenden Ergebnisse der differenziellen Wirksamkeit von kognitiv-behavioralen Therapieverfahren die entscheidende Bedeutung von kognitiven Faktoren für die Ausbildung sozialer Ängste dokumentieren, was auch erkläre, weshalb ausschließlich angewandte Expositionstechniken keinen zufriedenstellenden Therapieerfolg erreichen konnten.

▶ Wie steht es mit dem empirischen Wirksamkeitsnachweis von psychodynamischer Therapie bei sozialen Ängsten?

Vorweg ist an das eingangs Erwähnte zu erinnern, dass die von der Psychoanalyse abgeleiteten Therapieverfahren primär nicht symptom- bzw. störungsspezifisch orientiert waren und von daher bislang nur einige wenige störungsspezifische Therapiestudien vorliegen. Die Wirksamkeit von psychodynamischen Therapieverfahren ist insgesamt bei Angststörungen noch nicht befriedigend empirisch untersucht, mit Sicherheit jedoch nicht so alarmierend ungünstig, wie dies Grawe et al. (1994) in ihrer bekannten Berner Therapievergleichsstudie unterstellten. Eine ausführlichere Bewertung der vorliegenden empirischen Studien findet sich in diesem Buch im Kap. 2. zur Panikstörung und Agoraphobie, im übrigen liegt eine zusammenfassende Stellungnahme von Experten bei Dengler & Selbmann (2000) vor.

Literatur

Bassler, M. (2000). Psychodynamische Therapie bei Patienten mit Angststörungen. In Möller, H., J. (Hrsg.): Psychiatrische Therapie. 2. Aufl. Berlin, Göttingen, Heidelberg: Springer: 722-731.

Dengler, W., Selbmann, H., K. (Hrsg. - 2000). Leitlinien zur Diagnostik und Therapie von Angsterkrankungen. Ergebnis einer Konsensuskonferenz. Darmstadt: Steinkopff.

Dornes, M. (1993). Der kompetente Säugling. Die präverbale Entwicklung des Menschen. Frankfurt: Fischer.

Fenichel, O. (1945). The Psychoanalytic Theory of Neurosis. New York: Norton 1945; dt. Psychoanalytische Neurosenlehre. Olten, Freiburg: Walter 1974.

Grawe, K., Donati, R., Bernauer, F. (1994). Psychotherapie im Wandel. Von der Konfession zur Profession. Göttingen, Bern, Toronto, Seattle: Hogrefe.

Grawe, K. (1998). Psychologische Therapie. Göttingen, Bern, Toronto, Seattle: Hogrefe.

Heimberg, R.,G., Juster, H., R. (1995). Cognitive-behavioral treatments: literature review. In Heimberg, R., G., Liebowitz, M., R., Hope, D., A., Schneier, F.R. (Eds.). Social Phobia. Diagnosis, assessment and treatment. New York, London: Guilford Press.

Hoffmann, S.O., Bassler, M. (1995). "Manual" für fokal orientierte psychoanalytische Psychotherapie bei Angststörungen. Erste Erfahrungen aus einer Therapiestudie. Forum Psa 11: 2-14.

Izard, C., E. (1977). Human emotions. New York: Plenum Press. Dt: Die Emotionen des Menschen. Eine Einführung in die Grundlagen der Emotionspsychologie. Weinheim und Basel: Beltz 1981.

Jacoby, M. (1991). Scham-Angst und Selbstwertgefühl. Ihre Bedeutung in der Psychotherapie. Olten und Freiburg: Walter.

Tomkins, S., S. (1987). Shame. In Nathanson, D., L. (Ed.). The many faces of shame. New York: Guilford: 133-161.

Wurmser, L. (1981). The mask of shame. New York, John Hopkins University Press; dt: Die Maske der Scham. Die Psychoanalyse von Schamaffekten und

Schamkonflikten. Berlin, Heidelberg, u.a.: Springer 1990.

4.3.3. Medikamentöse Therapie

(B. Bandelow)

Man mag einwenden, dass Schüchternheit nicht ohne weiteres mit Psychopharmaka behandelt werden sollte. Eine Sozialphobie geht jedoch über das hinaus, was man noch als Schüchternheit, Zurückhaltung, Gehemmtheit oder Menschenscheu bezeichnen kann. Viel zu oft "behandeln" sich Sozialphobie-Patienten auch selbst - mit Alkohol. Oft verbirgt sich hinter einer Alkoholabhängigkeit eine soziale Angststörung.

Die Entscheidung über eine medikamentöse Behandlung sollte vom Leidensdruck und von drohenden Komplikationen (Depression, Suizidalität, Alkohol-, Drogen- oder Medikamentenmissbrauch) abhängig gemacht werden. In vielen Fällen kann durch eine adäquate medikamentöse Therapie eine deutliche Verbesserung der Lebensqualität erreicht werden.

In den letzten Jahren wurden zunehmend kontrollierte Studien zur medikamentösen und psychotherapeutischen Behandlung der sozialen Phobie durchgeführt (Bandelow et al., 2002; Baldwin et al., 2005). Da im Bereich der Angststörungen Spontanheilungs- und Placeboeffekte zu erwarten sind, erlauben nur kontrollierte Studien eine verlässliche Aussage über die Wirksamkeit einer Behandlungsmethode.

4.3.3.1. Vorliegende Studien

Selektive Serotonin-Wiederaufnahme-Hemmer (SSRI)

In der Behandlung der sozialen Angststörung (SAS) konnte eine Wirksamkeit für die folgenden SSRIs nachgewiesen werden: *Escitalopram* (Kasper et al., 2005; Montgomery et al., 2005), *Fluvoxamin* (Davidson et al., 2004a; Stein et al., 1999; van Vliet et al., 1994; Westenberg et al., 2004)}, *Paroxetin* (Allgulander, 1999; Baldwin et al., 1999; Liebowitz et al., 2005; Stein et al., 1998) - auch in der Retardform (Lepola et al., 2004) - und *Sertralin* (Blomhoff et al., 2001; Katzelnick et al., 1995; Liebowitz et al., 2003; van Ameringen et al., 2001). Diese Medikamente wurden in placebokontrollierten Doppelblindstudien untersucht. *Escitalopram* wurde auch mit einer Referenzsubstanz verglichen (Lader et al., 2004). Obwohl einige offene Studien mit *Fluoxetin* eine mögliche Wirkung von Fluoxetin bei SAS nahe legten, zeigte sich in zwei Doppelblindstudien keine Überlegenheit gegenüber Placebo (Clark et al., 2003; Kobak et al., 2002). In einer weiteren Doppelblindstudie war Fluoxetin jedoch signifikant besser wirksam als Placebo (Davidson et al., 2004b).

Serotonin-Noradrenalin-Wiederaufnahme-Hemmer (SNRI) Venlafaxin

Der Serotonin-Noradrenalin-Wiederaufnahmehemmer *Venlafaxin* war in Doppelblindstudien (Boyer et al., 2004; Katzelnick et al., 1995; Stein et al., 2004; Stein et al., 2005; van Ameringen et al., 2001) besser wirksam als Placebo und in Vergleichsstudien ebenso wirksam wie Paroxetin, wobei beide aktiven Medikamente besser wirksam waren als Placebo (Allgulander et al., 2004; Liebowitz et al., 2005).

Reversibler Hemmer der Monoamin-Oxidase A (RIMA) Moclobemid

Die Ergebnisse mit *Moclobemid* waren zum Teil inkonsistent. In zwei Studien war die Substanz Placebo überlegen (IMCTGMSP, 1997; Stein et al., 2002). In einer Studie war die Substanz wirksamer als Placebo und ebenso wirksam wie Phenelzin (Versiani et al., 1992). In einer vierten Studie war die Überlegenheit gegenüber Placebo relativ geringfügig (Schneier et al., 1998), und in einer weiteren Studie konnte keine Überlegenheit gegenüber Placebo gezeigt werden (Noyes et al., 1997). In einer Meta-Analyse zeigte sich, dass die Responseraten und Effektstärken für RIMAs geringer waren als bei den SSRIs (van der Linden et al., 2000).

Irreversible Monoaminooxidase-Hemmer (MAOH)

Der irreversible MAOH *Phenelzin* war wirksamer als Placebo, Atenolol und Moclobemid (Heimberg et al., 1998; Liebowitz et al., 1988; Versiani et al., 1992). Phenelzin wurde weniger gut vertragen als Moclobemid (Versiani et al., 1992).

In einer offenen Studie konnte die Wirksamkeit von *Tranylcypromin* bei der sozialen Angststörung nachgewiesen werden; es traten jedoch relativ viele Nebenwirkungen auf (Versiani et al., 1988).

Kalziummodulator Pregabalin

Das neue Anxiolytikum *Pregabalin*, das seine Wirkung über die $\alpha_2\delta$-Untereinheit der spannungsabhängigen Kalziumkanäle ausübt, war in Doppelblindstudien besser wirksam als Placebo (Feltner et al., 2000; Pande et al., 2004).

Weitere Wirkstoffe

> Betablocker (z.B. Atenolol), die in der klinischen Praxis nicht selten bei sozialer Phobie eingesetzt werden, um die peripheren Angstsymptome wie Tremor oder Herzrasen zu bekämpfen, erwiesen sich in den Placebo-Vergleichsstudien nicht als wirksam.

Obwohl bisher nur kleine Studien durchgeführt wurden, kann die Wirksamkeit von Benzodiazepinen wie Clonazepam als nachgewiesen gelten. Benzodiazepine sollten allerdings wegen der Möglichkeit einer Abhängigkeitsentwicklung vorsichtig eingesetzt werden.

Die einzige verfügbare Studie zur Therapie mit einem pflanzlichen Präparat (Johanniskraut) ergab keinen Vorteil gegenüber Placebo (Kobak et al., 2005).

Die medikamentösen Therapieempfehlungen werden in Tab. 4.11 zusammengefasst.

Medikamente	Dosisempfehlung
SSRI Escitalopram (Cipralex®)	10-20 mg/die
SSRI Paroxetin (Seroxat®)	20-40 mg/die
SNRI Venlafaxin (Trevilor®)	75-225 mg/die
RIMA Moclobemid (Aurorix®)	600 mg/die
Zur Überbrückung bis zum Wirkeintritt der Antidepressiva oder in therapieresistenten Fällen Benzodiazepine; z.B. Clonazepam (Rivotril®)	1,5-6 mg/die

Tab. 4.11: Medikamentöse Behandlungsmaßnahmen bei sozialer Phobie.

4.3.3.2. Fazit: medikamentöse Behandlungen

Dauer der Behandlung

Über die notwendige Dauer der Behandlung liegen keine gesicherten Erkenntnisse vor. Klinische Erfahrungen zeigen, dass bei vielen Patienten die medikamentöse Therapie nach etwa 3-6 Monaten bereits wieder abgesetzt werden konnte. Zum Schutz vor Rezidiven wird aber in der Regel eine mindestens 12-monatige Therapie empfohlen. Nur in wenigen Fällen ist eine Behandlung über 1-2 Jahre notwendig.

Schlussfolgerungen

Nicht alle Menschen, die im Umgang mit anderen Menschen unsicher, gehemmt oder schüchtern sind, sollten sofort einer Psychopharmakatherapie zugeführt werden. Wenn allerdings großer Leidensdruck besteht oder aber Komplikationen wie Depression, Suizidalität, Alkohol- oder Medikamentenmissbrauch drohen, sollte eine Behandlung eingeleitet werden. Hier kommt eine medikamentöse Therapie mit dem SNRI **Venlafaxin,** einem SSRI (z.B. **Escitalopram** oder **Paroxetin**) oder mit dem RIMA **Moclobemid** in Frage. Diese Medikamente werden in der Regel gut vertragen. In therapieresistenten Fällen können Benzodiazepine (z.B. Clonazepam) gegeben werden, wenn eine Abhängigkeitsentwicklung auszuschließen ist.

Zur Unterstützung der Behandlung mit psychotherapeutischen Maßnahmen ☞ Kap. 4.3.4.

Literatur

Allgulander, C. (1999). Paroxetine in social anxiety disorder: a randomized placebo-controlled study. Acta Psychiatr Scand 100: 193-8.

Allgulander, C., Mangano, R., Zhang, J., Dahl, A.A., Lepola, U., Sjodin, I., Emilien, G. (2004). Efficacy of venlafaxine ER in patients with social anxiety disorder: a double-blind, placebo-controlled, parallel-group comparison with paroxetine. Hum Psychopharmacol 19: 387-96.

Bandelow, B., Zohar, J., Hollander, E., Kasper, S., Möller, H.J. (2002). World Federation of Societies of Biological Psychiatry (WFSBP) guidelines for the pharmacological treatment of anxiety, obsessive-compulsive and post-traumatic stress disorders. World J Biol Psychiatry 3: 171-99.

Baldwin, D., Bobes, J., Stein, D.J., Scharwachter, I., Faure, M. (1999). Paroxetine in social phobia/social anxiety disorder. Randomised, double- blind, placebo-controlled study. Paroxetine Study Group. Br J Psychiatry 175: 120-6.

Baldwin, D.S., Anderson, I.M., Nutt, D.J., Bandelow, B. et al. (2005). Evidence-based guidelines for the pharmacological treatment of anxiety disorders: recommendations from the British Association for Psychopharmacology. J Psychopharmacol 19: 567-96.

Blomhoff, S., Tangen Haug, T., Hellstrom, K., Holme, I., Humble, M., Madsbu, H.P., Wold, J.E. (2001). Randomised controlled general practice trial of sertraline, exposure therapy and combined treatment in generalised social phobia. Br J Psychiatry 179: 23-30.

Boyer, P., Mahe, V.V., Hackett, D. (2004). Social adjustment in generalised anxiety disorder: a long-term placebo-controlled study of venlafaxine extended release. Eur Psychiatry 19: 272-279.

Clark, D.M., Ehlers, A., McManus, F., Hackmann, A., Fennell, M., Campbell, H., Flower, T., Davenport, C., Louis, B. (2003). Cognitive therapy versus fluoxetine in generalized social phobia: a randomized placebo-controlled trial. J Consult Clin Psychol 71: 1058-67.

Davidson, J., Yaryura-Tobias, J., DuPont, R., Stallings, L., Barbato, L.M., van der Hoop, R.G., Li, D. (2004a). Fluvoxamine-controlled release formulation for the treatment of generalized social anxiety disorder. J Clin Psychopharmacol 24: 118-25.

Davidson, J.R., Foa, E.B., Huppert, J.D., et al. (2004b). Fluoxetine, comprehensive cognitive behavioral therapy, and placebo in generalized social phobia. Arch Gen Psychiatry 61: 1005-13.

Feltner, D.E., Pollack, M.H., Davidson, J.R.T. (2000). A placebo-controlled study of pregabalin in the treatment of social phobia. Abstract, Anxiety Disorders Of America's 20th Annual Conference, Washington

Heimberg, R.G., Liebowitz, M.R., Hope, D.A., et al. (1998). Cognitive behavioral group therapy vs phenelzine therapy for social phobia: 12-week outcome. Arch Gen Psychiatry 55: 1133-41.

IMCTGMSP (1997). The International Multicenter Clinical Trial Group on Moclobemide in Social Phobia. Moclobemide in social phobia. A double-blind, placebo-controlled clinical study. Eur Arch Psychiatry Clin Neurosci 247: 71-80.

Kasper, S., Stein, D.J., Loft, H., Nil, R. (2005). Escitalopram in the treatment of social anxiety disorder: randomised, placebo-controlled, flexible-dosage study. Br J Psychiatry 186: 222-6.

Katzelnick, D.J., Kobak, K.A., Greist, J.H., Jefferson, J.W., Mantle, J.M., Serlin, R.C. (1995). Sertraline for social phobia: placebo-controlled crossover study. Am J Psychiat 152: 1368-1371.

Kobak, K.A., Greist, J.H., Jefferson, J.W., Katzelnick, D.J. (2002). Fluoxetine in social phobia: a double-blind, placebo-controlled pilot study. J Clin Psychopharmacol 22: 257-62.

Kobak, K.A., Taylor, L.V., Warner, G., Futterer, R. (2005). St. John's wort versus placebo in social phobia: results from a placebo-controlled pilot study. J Clin Psychopharmacol 25: 51-8.

Lader, M., Stender, K., Burger, V., Nil, R. (2004). Efficacy and tolerability of escitalopram in 12- and 24-week treatment of social anxiety disorder: randomised, double-blind, placebo-controlled, fixed-dose study. Depress Anxiety 19: 241-8.

Lepola, U., Bergtholdt, B., St Lambert, J., Davy, K.L., Ruggiero, L. (2004). Controlled-release paroxetine in the treatment of patients with social anxiety disorder. J Clin Psychiatry 65: 222-9.

Liebowitz, M.R., DeMartinis, N.A., Weihs, K., Londborg, P.D., Smith, W.T., Chung, H., Fayyad, R., Clary, C.M. (2003). Efficacy of sertraline in severe generalized social anxiety disorder: results of a double-blind, placebo-controlled study. J Clin Psychiatry 64: 785-92.

Liebowitz, M.R., Gelenberg, A.J., Munjack, D. (2005). Venlafaxine extended release vs placebo and paroxetine in social anxiety disorder. Arch Gen Psychiatry 62: 190-8.

Liebowitz, M.R., Gorman, J.M., Fyer, A.J., Campeas, R., Levin, A.P., Sandberg, D., Hollander, E., Papp, L., Goetz, D. (1988). Pharmacotherapy of social phobia: an interim report of a placebo- controlled comparison of phenelzine and atenolol. J Clin Psychiatry 49: 252-7.

Montgomery, S.A., Nil, R., Durr-Pal, N., Loft, H., Boulenger, J.P. (2005). A 24-week randomized, double-blind, placebo-controlled study of escitalopram for the prevention of generalized social anxiety disorder. J Clin Psychiatry 66: 1270-8.

Noyes, R., Jr., Moroz, G., Davidson, J.R., et al. (1997). Moclobemide in social phobia: a controlled dose-response trial. J Clin Psychopharmacol 17: 247-54.

Pande, A.C., Feltner, D.E., Jefferson, J.W., et al. (2004). Efficacy of the novel anxiolytic pregabalin in social anxiety disorder: a placebo-controlled, multicenter study. J Clin Psychopharmacol 24: 141-9.

Schneier, F.R., Goetz, D., Campeas, R., Fallon, B., Marshall, R., Liebowitz, M.R. (1998). Placebo-controlled trial of moclobemide in social phobia. Br J Psychiatry 172: 70-7.

Stein, D.J., Berk, M., Els, C., Emsley, R.A., Gittelson, L., Wilson, D., Oakes, R., Hunter, B. (1999). A double-blind placebo-controlled trial of paroxetine in the management of social phobia (social anxiety disorder) in South Africa. S-Afr-Med-J 89: 402-6.

Stein, D.J., Cameron, A., Amrein, R., Montgomery, S.A. (2002). Moclobemide is effective and well tolerated in the long-term pharmacotherapy of social anxiety disorder with or without comorbid anxiety disorder. Int Clin Psychopharmacol 17: 161-70.

Stein, M.B., Liebowitz, M.R., Lydiard, R.B., Pitts, C.D., Bushnell, W., Gergel, I. (1998). Paroxetine treatment of generalized social phobia (social anxiety disorder): a randomized controlled trial. Jama 280: 708-13.

Stein, M.B., Pollack, M.H., Bystritsky, A., Kelsey, J.E., Mangano, R.M. (2004). Efficacy of low and higher dose extended-release venlafaxine in generalized social anxiety disorder: a 6-month randomized controlled trial. Psychopharmacology (Berl)

Stein, M.B., Pollack, M.H., Bystritsky, A., Kelsey, J.E., Mangano, R.M. (2005). Efficacy of low and higher dose extended-release venlafaxine in generalized social anxiety disorder: a 6-month randomized controlled trial. Psychopharmacology (Berl) 177: 280-8.

van Ameringen, M.A., Lane, R.M., Walker, J.R., et al. (2001). Sertraline treatment of generalized social phobia: a 20-week, double- blind, placebo-controlled study. Am J Psychiatry 158: 275-81.

van der Linden, G.J., Stein, D.J., van Balkom, A.J. (2000). The efficacy of the selective serotonin reuptake inhibitors for social anxiety disorder (social phobia): a meta-analysis of randomized controlled trials. Int Clin Psychopharmacol 15 Suppl 2: S15-23.

van Vliet, I., den Boer, J.A., Westenberg, H.G.M. (1994). Psychopharmacological treatment of social phobia - a double blind placebo controlled study with fluvoxamine. Psychopharmacol 115: 128-134.

Versiani, M., Mundim, F.D., Nardi, A.E., Liebowitz, M.R. (1988). Tranylcypromine in social phobia. J Clin Psychopharmacol 8: 279-83.

Versiani, M., Nardi, A.E., Mundim, F.D., Alves, A.B., Liebowitz, M.R., Amrein, R. (1992). Pharmacotherapy of social phobia. A controlled study with moclobemide and phenelzine. Br J Psychiatry 161: 353-60.

Westenberg, H.G., Stein, D.J., Yang, H., Li, D., Barbato, L.M. (2004). A double-blind placebo-controlled study of controlled release fluvoxamine for the treatment of generalized social anxiety disorder. J Clin Psychopharmacol 24: 49-55.

4.3.4. Medikamentöse und psychotherapeutische Verfahren und Kombinationstherapie im Vergleich

(B. Bandelow)

Nach einer Umfrage in der Bevölkerung hielten 68 % der Befragten eine Psychotherapie, aber nur 4 % eine medikamentöse Therapie bei sozialer Phobie für wirksam (Graf-Morgenstern und Benkert, 2001). Es scheint daher ratsam, anhand wissenschaftlicher Daten zu überprüfen, ob dies der Realität entspricht.

Pharmakotherapie und Psychotherapie werden in der Praxis bei sozialer Phobie häufig kombiniert. Die Diskussion der Vor- und Nachteile einer Kombinationstherapie bei Angststörungen ist in Kap. 2.3.4. ausführlich dargestellt. Neben Wirksamkeitserwägungen sind auch andere Gesichtspunkte für die Wahl einer Behandlungsmodalität entscheidend:

- Präferenz des Patienten
- Nebenwirkungen der Medikamente
- Schweregrad
- Komorbidität
- Verfügbarkeit der Psychotherapie
- Qualifizierung des Therapeuten
- Ökonomische Überlegungen

Im Gegensatz zur Panikstörung, für die zahlreiche Studien zum Vergleich beider Behandlungsmodalitäten und zur Kombinationstherapie vorliegen, ist diese Fragestellung bei der sozialen Phobie kaum untersucht worden. Nur in sechs Studien wurden psychotherapeutische und psychopharmakologische Behandlungsmaßnahmen verglichen (☞ Tab. 4.12). Wegen geringer Versuchspersonenanzahl ist die Teststärke für den Vergleich zweier aktiver Bedingungen in einigen dieser Studien zu gering; d.h., dass eventuell tatsächlich vorhandene Unterschiede möglicherweise nicht erkannt wurden. Auch andere methodologische Mängel erschweren den Vergleich.

Die Frage, ob eine *medikamentöse oder eine psychotherapeutische Behandlung besser* ist, kann unglücklicherweise durch die zwei direkten Vergleichsstudien von Clark und Agras (1991) und Turner et al. (1994) nicht beantwortet werden, da Medikamente als Vergleich gewählt wurden, die ohnehin nicht bei sozialer Phobie wirksam sind - Buspiron und Atenolol -, so dass deren schlechtes Abschneiden nicht überrascht. Atenolol passiert die Blut-Hirn-Schranke nicht ausreichend, um eine zentrale Wirkung zu entfalten. In der Untersuchung von Clark wurden keine Sozialphobiepatienten, sondern Musiker mit Bühnenangst untersucht - diese Befunde können nicht ohne weiteres auf Sozialphobiker übertragen werden.

Die Untersuchung von Gelernter et al. (1991) ist wegen der geringen Stichprobengröße problema-

Autoren	Medikamente/Verhaltenstherapie (eingeschlossene/auswertbare Patienten)	Wirksamkeit	Tagesdosis der Medikamente
Falloon et al., 1981	Exposition + Propranolol 8/6, Exposition + Placebo 8/6	Exposition + Propranolol = Exposition + Placebo	Propranolol 160-320 mg
Turner et al., 1994	Exposition 26/21, Atenolol 24/21, Placebo 21/20	Exposition > Atenolol = Placebo	Atenolol 25-100 mg
Clark und Agras, 1991	Kognitive Therapie + Placebo 9/7, Kognitive Therapie + Buspiron 8/8, Buspiron 9/7, Placebo 8/7	Kognitive Therapie > Buspiron = Placebo	Buspiron 15-50 mg
Gelernter et al., 1991	Kognitive Therapie 20/17, Phenelzin 15/13, Alprazolam 15/14, Placebo 15/15 (alle Pat. zusätzlich Selbstexposition)	Kognitive Therapie = Phenelzin = Alprazolam = Placebo	Phenelzin 30-90 mg, Alprazolam 2,1-6,3 mg
Heimberg et al., 1998	Phenelzin 31/26, Placebo 33/27, Kognitive Therapie 36/28, psychologisches Placebo 33/26	Phenelzin > Placebo Kognitive Therapie > psychologisches Placebo Phenelzin > kognitive Therapie	Phenelzin 15-90 mg
Clark et al. 2003	Kognitive Therapie 20/20, Fluoxetin + Selbstexposition 20/20, Placebo + Selbstexposition 20/20	Kognitive Therapie > Fluoxetin + Selbstexposition = Placebo + Selbstexposition	Fluoxetin 20-60 mg
Davidson et al. 2004	Kognitive Therapie (60/48), Fluoxetin (57/13), kognitive Therapie + Fluoxetin (59/42), kognitive Therapie + Placebo (59/46), Placebo (60/36)	Kognitive Therapie = Fluoxetin = kognitive Therapie + Fluoxetin = kognitive Therapie + Placebo > Placebo	Fluoxetin 20-60 mg
Follow-up-Untersuchungen			
Liebowitz et al. 1999	Phenelzin 14/10, kognitive Therapie 14/11	Phenelzin = kognitive Therapie	Phenelzin 15-90 mg
Haug et al. 2003	Sertralin + Exposition 98/93, Sertralin 96/91, Exposition + Placebo 98/94, Placebo 95/94	Sertralin + Exposition = Sertralin = Placebo = Exposition + Placebo = Placebo	Sertralin 50-150 mg
Clark et al. 2003	Kognitive Therapie 20/20, Fluoxetin + Selbstexposition 20/20 Selbstexposition 20/20	Kognitive Therapie > Fluoxetin + Selbstexposition	Fluoxetin 20-60 mg

Tab. 4.12: Kontrollierte Studien bei sozialer Phobie: Verhaltenstherapie vs. Medikamente. Patientenzahlen in Klammern (eingeschlossene/auswertbare Patienten); > wirkt besser; = gleiche Wirksamkeit.

tisch. Insgesamt fand sich kein Unterschied zwischen allen Therapiebedingungen. Allerdings reicht aber die Teststärke bei 13-17 Probanden pro Bedingung kaum aus, um Unterschiede zwischen aktiven Bedingungen nachzuweisen. Im Stait-Trait Anxiety Inventory war allerdings nur Phenelzin und im globalen Arzturteil nur Phenelzin und Alprazolam, nicht aber die kognitive Verhaltenstherapie, besser wirksam als Placebo (☞ Abb. 4.1).

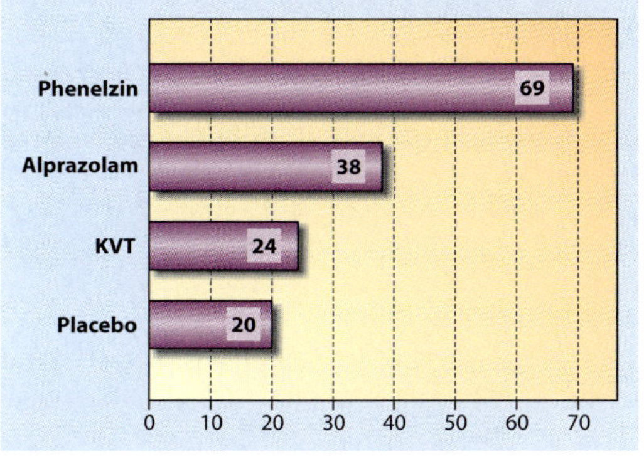

Abb. 4.1: Responderraten in % (Gelernter et al., 1991). **KVT** = kognitive Verhaltenstherapie.

In einer anderen Studie mit ausreichender Stichprobengröße war der irreversible MAO-Hemmer Phenelzin besser wirksam als die kognitive Therapie (Heimberg et al., 1998)(☞ Abb. 4.2).

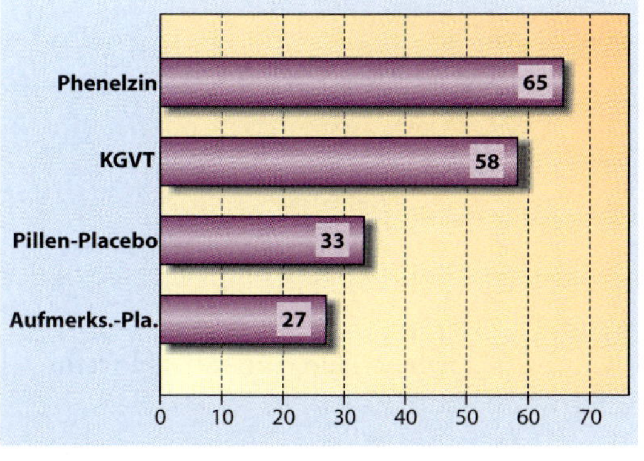

Abb. 4.2: Responderraten in % (Heimberg et al., 1998). **KGVT** = kognitive Gruppen-Verhaltenstherapie, **Aufmerks.-Pla.** = Aufmerksamkeitsplacebo ("Pseudopsychotherapie").

In einer weiteren Studie wurden nur die Patienten, die den SSRI Sertralin erhielten, gegenüber Placebo signifikant gebessert, nicht aber die Patienten, die mit Exposition behandelt wurden (Blomhoff et al., 2001). In dieser Studie wurde die Expositionstherapie allerdings nicht von erfahrenen Verhaltenstherapeuten durchgeführt, was ihre Aussagekraft stark einschränkt (☞ Abb. 4.3).

Die Untersuchungen von Clark et al. und Davidson et al. waren widersprüchlich: in der ersteren war Fluoxetin nicht besser wirksam als Placebo, während in der letzteren Fluoxetin und Verhaltenstherapie gleich wirksam waren.

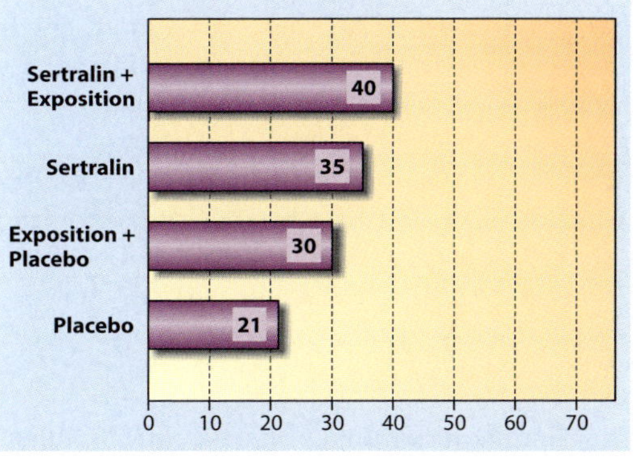

Abb. 4.3: Responderraten in % (Blomhoff et al., 2001).

Die Frage, ob es sinnvoll ist, eine Psychotherapie mit einer medikamentösen zu unterstützen, kann durch die Untersuchung von Falloon et al. (1981) nicht beantwortet werden. Hier wurde die Expositionstherapie durch die zusätzliche Gabe des Betablockers Propranolol nicht verbessert. Da aber vorher nicht untersucht wurde, ob Propranolol überhaupt allein wirksam ist und außerdem die Probandenanzahl zu gering war, kann aus dieser Untersuchung nicht generell geschlossen werden, dass eine zusätzliche Medikamentengabe eine Verhaltenstherapie nicht verbessert. In der Untersuchung von Blomhoff et al. (2001) war die Kombination aus Medikament und Exposition besser wirksam als Exposition plus Placebo; der Unterschied war allerdings nicht signifikant. In der Studie von Davidson et al. war die Kombination aus Fluoxetin und kognitiver Therapie nicht wirksamer als die Monotherapien. In einer weiteren, noch nicht publizierten Studie von Liebowitz und Heimberg (persönliche Mitteilung) war die Kombination von Phenelzin und kognitiver Therapie den Monotherapien überlegen.

Drei Studien untersuchten die Wirkung von Medikament und Psychotherapie im Follow-up. Patienten der obengenannten 12-Wochen-Studie (Heimberg et al., 1998) wurden zunächst 6 Monate lang entweder mit Phenelzin oder kognitiver Therapie behandelt. Nach einer behandlungsfreien Periode von weiteren 6 Monaten wurde die beiden Gruppen erneut verglichen. Die Rückfallraten beider Behandlungen unterschieden sich nicht signifikant, obwohl sich sich ein Trend für eine höhere Rückfallrate unter Phenelzin zeigte (Liebowitz et al., 1999). In der Untersuchung von Clark et al. war die kognitive Therapie im Follow-up Fluoxetin überlegen, während in der Untersuchung von Haug et al. kein Vorteil der Expositionstherapie gegenüber Sertralin im Follow-up anhand der Haupteffizienzkriterien nachweisbar war.

Die Erkenntnisse aus den vorliegenden Studien sind also bisher unzureichend. Weitere Studien sind notwendig, um das Verhältnis der medikamentösen zur Psychotherapie und den Sinn einer Kombinationstherapie besser beurteilen zu können.

Die klinische Erfahrung spricht für eine Kombination beider Verfahren. Bei anderen Angststörungen, die besser untersucht sind (z.B. Panikstörung), ergaben kontrollierte Studien, dass eine Kombination psychotherapeutischer und medikamentöser Maßnahmen vorteilhaft ist (☞ Kap. 2.3.4.).

Literatur

Blomhoff, S., Tangen Haug, T., Hellstrom, K., Holme, I., Humble, M., Madsbu, H.P., Wold, J.E. (2001). Randomised controlled general practice trial of sertraline, exposure therapy and combined treatment in generalised social phobia. Br J Psychiatry 179: 23-30.

Clark, D.B., Agras, W.S. (1991). The assessment and treatment of performance anxiety in musicians. Am J Psychiatry 148: 598-605.

Clark, D.M., Ehlers, A., McManus, F., Hackmann, A., Fennell, M., Campbell, H., Flower, T., Davenport, C., Louis, B. (2003). Cognitive therapy versus fluoxetine in generalized social phobia: a randomized placebo-controlled trial. J Consult Clin Psychol 71: 1058-67.

Davidson, J.R., Foa, E.B., Huppert, J.D., et al. (2004). Fluoxetine, comprehensive cognitive behavioral therapy, and placebo in generalized social phobia. Arch Gen Psychiatry 61: 1005-13.

Falloon, I.R.H., Lloyd, G.G., Harpin, R.E. (1981). The treatment of social phobia. J Nerv Ment Dis 169: 180-184.

Gelernter, C.S., Uhde, T.W., Cimbolic, P., Arnkoff, D.B., Vittone, B.J., Tancer, M.E., Bartko, J.J. (1991). Cognitive-behavioral and pharmacological tretments of social phobia. Arch Gen Psychiat 48: 938-945.

Graf-Morgenstern, M., Benkert, O. (2001). Urteile und Meinungen zur Pharmakotherapie und Psychotherapie in der Bevölkerung - eine repräsentative Bevölkerungsumfrage. ZNS-Journal 5: 22-31.

Haug, T.T., Blomhoff, S., Hellstrom, K., Holme, I., Humble, M., Madsbu, H.P., Wold, J.E. (2003). Exposure therapy and sertraline in social phobia: I-year follow-up of a randomised controlled trial. Br J Psychiatry 182: 312-8.

Heimberg, R.G., Liebowitz, M.R., Hope, D.A., et al. (1998). Cognitive behavioral group therapy vs. phenelzine therapy for social phobia: 12-week outcome. Arch Gen Psychiatry 55: 1133-41.

Liebowitz, M.R., Heimberg, R.G., Schneier, F.R., et al. (1999). Cognitive-behavioral group therapy versus phenelzine in social phobia: long-term outcome. Depress Anxiety 10: 89-98.

Turner, S.M., Beidel, D.C., Jacob, R.G. (1994). Social phobia: a comparison of behaviour therapy and atenolol. J Consult Clin Psychol 62: 350-358.

Ausblick

5. Ausblick

5.1. Zukünftige Entwicklungen in der medikamentösen Behandlung von Angststörungen

(B. Bandelow)

Der wachsenden Bedeutung der Angststörungen entsprechend werden zunehmend mehr klinische Studien zur Erprobung neuer Medikamente durchgeführt. Auch wenn durch die bisherige Angsttherapie bereits deutliche Erfolge erzielt werden konnten, so gibt es noch bestimmte Probleme, die in der Zukunft gelöst werden sollten: Es werden Medikamente gesucht, die

- sicher und verträglich in der Anwendung sind
- keine Abhängigkeit auslösen
- sofort oder wenigstens innerhalb weniger Tage wirken und
- auf die ein hoher Prozentsatz der Patienten anspricht

5.1.1. Neue Substanzen mit möglicher Bedeutung in der Therapie der Angststörungen

Die Tab. 5.1 enthält neben den genannten Medikamenten weitere Substanzen mit möglicher anxiolytischer Wirksamkeit. Angriffspunkte möglicher anxiolytischer Substanzen, die zur Zeit im Fokus der Angstforschung stehen, sind Serotoninrezep-

Angriffspunkt	Bezeichnung	Substanzen
Serotonin-rezeptoren	Agomelatin	5-HT_{2C}-Antagonist, 5-HT_{2B}-Antagonist, Melatonin-M_1/M_2-Rezeptor-Agonist
	Gepiron	partieller 5-HT_{1A}-Agonist
	Elzasonan	5-HT_{1B}- und 5-HT_{1D}-Rezeptor-Antagonist
	ORG 4420	NaSSA (noradrenerg/spezifisch-serotonerges Antidepressivum)
	MN-305	partieller 5-HT_{1A}-Agonist
	Vilazodon	partieller 5-HT_{1A}-Agonist, Serotonin-Wiederaufnahmehemmer
	AZD8129, AR-A2	5-HT_{1B}-Antagonist
	DOV 216,303	Dopamin/Serotonin/Noradrenalin-Wiederaufnahmehemmer
	PRX-00023	5-HT_{1A}-Agonist, Sigma-Rezeptor-Agonist
Adrenozeptoren	SR 58611	Beta-3-Adrenozeptor-Agonist
GABA-Benzodiazepin-Bindungsstelle	Ocinaplon	GABA-A-Modulator
	XBD173	Peripherer mmitochondrialer Benzodiazepin-Rezeptor-Agonist
	SEP-174559	GABA-A-Modulator, nikotinischer Azetylcholin-Rezeptor-Antagonist, NMDA-Antagonist
Tachykinin-Rezeptoren	Saredutant (SR 48968)	NK_2-Antagonist
	CP-122,721	NK_1-Antagonist
	Vestipitant (GW597599)	NK_1-Antagonist
	GW679769	NK_1-Antagonist
	R673	NK_1-Antagonist
Metabotrophische Glutamatrezeptoren	LY354740	$mGlu_{R2}$-, $mGlu_{R3}$-Agonist

Tab. 5.1: Neue Substanzen mit möglicher anxiolytischer Wirkung.

toren, Adrenozeptoren, GABA-Benzodiazepin-Bindungsstelle, Tachykinin-Rezeptoren und metabotrophische Glutamatrezeptoren. Von den ersten präklinischen Studien bis zur Marktreife ist allerdings ein langer Weg. Die in der Tabelle aufgeführten Substanzen befinden sich zum großen Teil in der Phase II der klinischen Erprobung.

Index